T0134345

V&Runipress

Aventiuren

Band 4

herausgegeben von
Martin Baisch, Johannes Keller, Elke Koch,
Florian Kragl, Michael Mecklenburg, Matthias Meyer
und Andrea Sieber

Andrea Sieber / Antje Wittstock (Hg.)

Melancholie – zwischen Attitüde und Diskurs

Konzepte in Mittelalter und Früher Neuzeit

V&R unipress

Gedruckt mit freundlicher Unterstützung durch den Fachbereich Philosophie und Geisteswissenschaften der Freien Universität Berlin (Fonds für leistungsorientierte Mittelvergabe Gleichstellung)

„Dieses Hardcover wurde auf FSC-zertifiziertem Papier gedruckt. FSC (Forest Stewardship Council) ist eine nichtstaatliche, g e m e i n n ü t z i g e Organisation, die sich für eine ökologische und sozialverantwortliche Nutzung der Wälder unserer Erde einsetzt."

Bibliografische Information der Deutschen Nationalbibliothek

Die Deutsche Nationalbibliothek verzeichnet diese Publikation in der Deutschen Nationalbibliografie; detaillierte bibliografische Daten sind im Internet über http://dnb.d-nb.de abrufbar.

ISBN 978-3-89971-519-4

Gedruckt auf alterungsbeständigem Papier.

Inhalt

Andrea Sieber / Antje Wittstock
Einleitung

›Melancholie‹ unterliegt einem permanenten Imagewandel und ist längst in der Postmoderne angekommen. Als vermeintlich anthropologische Konstante durchlebt das Phänomen in seinen wissenschaftlichen Kategorisierungen und ästhetischen oder populärkulturellen Konzeptualisierungen immer neue ungeahnte Konjunkturen. Das Spektrum reicht von melancholischen Ego-Dokumenten in Blogs der ›digitalen Bohème‹ über das resignativ-trotzige Lebensgefühl in Zeiten der aktuellen Finanz- und Wirtschaftskrise bis hin zum *self-fashioning* der Sängerin Soap&Skin als ›Sirene der Melancholie‹.

Ausführlich hat die in Paris und Berlin 2005/2006 realisierte Ausstellung »Melancholie. Genie und Wahnsinn in der Kunst« zu Ehren Raymond KLI-BANSKYs (1905-2005) der Aktualität und Überkomplexität von Melancholie gehuldigt und dabei nicht nur das ungebrochene Faszinationspotenzial von Melancholie dokumentiert, sondern durch den weiten Fokus der Ausstellung auch einen neuralgischen Punkt in der Auseinandersetzung mit Melancholie von der Antike bis zur Postmoderne getroffen: Ob Gemütslage, Sternenkonstellation, Temperament oder Krankheit; Göttin oder Teufel; Wahnsinn oder Genie; Antriebshemmung oder Katalysator schöpferischer Potenz – wie kaum ein anderes Konzept basiert Melancholie geradezu programmatisch auf dem Nebeneinander von Disparatem und der Dialektik des Gegensätzlichen. Melancholie ändert dabei ›ihr Gesicht‹, verfügt über oszillierende Semantiken und zeichnet sich durch eine konstitutive Ambivalenz aus, die durch wissenschaftliche Rationalisierungen immer wieder eingeebnet wurde, während im Resultat postmoderner Allgegenwärtigkeit gleichzeitig alles ›zum Melancholischen‹ zu gerinnen droht.

Während Zeitgeist und Medienpräsenz suggerieren, dass wir im 21. Jahrhundert am Ende einer langen historischen Entwicklung möglicher Weise in einer ›Black Box‹ melancholischen Bewusstseins ›gefangen‹ sind, fühlen wir uns dazu herausgefordert, in dem vorliegenden Band nochmals den Blick zurück zu wagen: zurück auf historische Diskursformationen und Ästhetisierungen, zurück auf ›Masternarrative‹ der Melancholie und zurück auf einschlägige Theoriebildungen.

Zentral bei der Historisierung von Melancholie erscheint ihre diffuse Begriffsgeschichte, die seit jeher durch die Heterogenität der prägenden Diskursfelder hervorgebracht wurde und sich in den disziplinären Kontexten von Medizin, Philosophie, Astrologie und Moraltheologie, aber auch in den unterschiedlichen Ästhetiken der Bildenden Künste, der Literatur und der Musik niederschlägt. Die semantische Variationsbreite impliziert außerdem historisch divergierende Konzeptualisierungen von Melancholie, die in der nach wie vor grundlegenden Studie »Saturn und Melancholie« von Raymond KLIBANSKY, Erwin PANOFSKY und Fritz SAXL im Rahmen ihrer Forschungen zu Dürers Kupferstich »Melencolia I« detailliert rekonstruiert wurden. Insbesondere der Konnex zwischen Melancholiebegriff und Geniediskurs im Rekurs auf das pseudo-aristotelische »Problem« XXX.1 des Theophrast führte zur nachhaltigen Aufwertung der vermeintlich stigmatisierenden Melancholie der Vormoderne. Kreativität und Genialität avancierten in der Folge der gewandelten Anschauungen in Renaissance und Humanismus, die maßgeblich auf Marsilio Ficinos »De vita libri tres« zurückgehen, zu positiven Effekten von Melancholie und damit letztlich zu Grundvoraussetzungen moderner Ästhetik und Literaturtheorie. Die Wirkungsmacht entsprechender Neukonzeptualisierungen von Melancholie bis in die Moderne zeigt sich außerdem in spezifischen Trends der Psychologisierung und *gender*-Distinktion. Von Sigmund FREUDs Studie zu »Trauer und Melancholie« gehen zum Beispiel zahlreiche Impulse für moderne und kritische Theoriebildungen im Bereich der Psychoanalyse (Julia KRISTEVA) und der *gender*-Forschung (Judith BUTLER) aus, die in der mediävistischen und Frühneuzeitforschung bereits punktuell produktiv gemacht wurden.

Während sich somit Melancholie als thematischer und methodisch-theoretischer Zugriff im Bereich literatur- und kulturgeschichtlicher Fragestellungen zunehmender Beliebtheit erfreut und als Forschungsgegenstand durchzusetzen beginnt, scheint sich der Aspekt der Historisierung innerhalb der Forschung selbst am Punkt des – der Melancholiethematik inhärenten – Scheidewegs zu befinden: Einerseits soll ein a-historischer Zugriff auf moderne Theoriebildungen inklusive Applikation auf Texte der Vormoderne möglichst vermieden werden und gleichzeitig wird durch die implizite Unterstellung anachronistischer Zugriffsweisen jegliche Erweiterung von Forschungsperspektiven blockiert. Andererseits droht mit einem inflationären und undifferenzierten Gebrauch von Terminologie und Theorie ein Verschwimmen der historischen Begrifflichkeiten und ästhetischen Phänomene.

Der vorliegende Band stellt sich dieser Problematik und konturiert mit der Formulierung ›zwischen Attitüde und Diskurs‹ ein Spannungsfeld von künstlerischer Stilisierung und wissenschaftlicher Argumentation, in dem Melancholie seit jeher angesiedelt ist, und dem sie ihre ideengeschichtliche und künstlerisch-kreative Dynamik bis heute verdankt. Die Begriffe ›Attitüde‹ und ›Diskurs‹ verweisen dabei auf Formen der literarischen Stilisierung auf der einen und auf wissenschaftliche Argumentationsweisen auf der anderen Seite. In ihrem Zusammenspiel markieren sie zugleich zwei Pole, zwischen denen unterschiedliche Konzeptualisierungen von Melancholie situiert sind. Genau in diesem ›Dazwischen‹ loten die Beiträge des vorliegenden Bandes neu aus, was in historisch je spezifischen Diskursformationen unter Melancholie subsumiert wird und wie dieses Verständnis angemessen kontextualisiert werden kann.

Die Bandbreite der Beiträge zu Konzeptualisierungen von Melancholie in Literatur, Medizin und Philosophie des Mittelalters und der Frühen Neuzeit ermöglicht es außerdem, historische Konturen neu zu beleuchten und im Rekurs auf kulturwissenschaftliche Theorien bisher unberücksichtigte Codierungsmuster von Melancholie zu beschreiben. Ein Schwerpunkt der Analysen liegt auf der Abgrenzung von Melancholie und Trauer, die einerseits durch FREUD begrifflich klar differenziert worden sind, andererseits aber in literarischen Darstellungen und diskursiven Formationen oszillieren. In ähnlicher Weise signalisieren Kipp-Phänomene etwa zwischen Melancholie und Zorn oder die Entgrenzung von Melancholie in Richtung Liebeskrankheit (*amor hereos*) und Wahnsinn, wie vielschichtig emotionale Stilisierungen von Melancholie angelegt sind. Genau im Schnittpunkt dieser Konzepte und Transgressionserscheinungen erhellt sich daher allererst die historische Komplexität von Melancholie.

Die enorme Variabilität ästhetischer Darbietungsformen von Melancholie basiert maßgeblich auf der Durchlässigkeit und Fluidität unterschiedlicher Diskursfelder. Der Handlungscharakter und die Körpergebundenheit in literarischen Inszenierungen erschließt sich häufig jedoch nicht ohne Kontextualisierung mit Fragestellungen der historischen Semantik, der Humoralpathologie und der Temperamentenlehre oder der Kosmologie und der Moraltheologie. Produktive Synergieeffekte zwischen den einzelnen Diskursformationen ergeben sich im vorliegenden Band aus der Konfrontation literarischer Realisierungen von Melancholie mit medizin- und philosophie-geschichtlichen Ansätzen. Schlaglichter auf Phänomene wie Aussatz, Musiktherapie oder die Effekte von Liebeskrankheit vermitteln einen neuen Eindruck über die transkulturelle Zirkulation und Institutionalisierung medizinischen Wissens von der Spätantike bis ins 16. Jahrhundert und illustrieren dabei nicht nur das heterogene Bedeutungsspektrum von Melancholie, sondern legen auch die Versuche offen, diese Heterogenität Diskurs übergreifend aufzufangen.

Ein zusätzlicher Erkenntnisgewinn ergibt sich auch aus der Vermittlung literarischer Sujets und historischer Diskursformationen mit unterschiedlichen methodischen und theoretischen Zugriffen. Aus *gender*-theoretischer Perspektive etwa werden geläufige Vorstellungen über die Interferenz von Männlichkeit und Melancholie hinterfragt. Für die Revision androzentrischer Deutungen erweisen sich in diesem Zusammenhang narratologische, komparatistische und autobiographische Ansätze als produktive Ergänzungen. Ein zentrales Themenfeld bildet dabei der Zusammenhang von Melancholie und literarischer Kreativität. Während dieser Konnex in der bisherigen Forschung überwiegend mit Konzepten der Moderne verbunden wird, deuten die Beiträge des vorliegenden Bandes auf ein unerschlossenes Potenzial hin, das diesem Fragenkomplex innewohnt. So lassen sich mittelalterliche Texte nicht nur mit modernen Theoriebildungen über Melancholie konfrontieren, sondern die Texte selbst können als Ausdruck und Vollzugsphänomen von Melancholie aufgefasst werden. Im Zusammenhang mit Begehrenskonstellationen etwa generieren literarische Texte strukturelle Dimensionen, die als ›melancholische Gesten‹ fungieren können. In diesen Bereich der literarischen und rhetorischen Stilisierung gehören die Konstruktionen von Nebenfiguren ebenso wie die autopoietischen Stilisierungen in Paratexten, die den literarischen Produktionsprozess aus melancholischer Perspektive inspizieren und kommentieren.

Für den vorliegenden Band bot sich zunächst eine neue Konturierung des Melancholiebegriffs in unterschiedlichen Diskursformationen und literarischen Konstellationen an. Anhand der Analyse von melancholischen Verhaltensdispositiven und deren je spezifischer narrativer oder lyrischer Aktualisierung in Texten des Mittelalters und der Frühen Neuzeit weisen die Beiträge von Kerstin RÜTHER, Carmen STANGE, Marina MÜNKLER und Grantley MCDONALD signifikante Verschränkungen mit Aspekten der historischen Semantik, der Temperamentenlehre, der Kosmologie und der Theologie nach. Gezeigt wird, dass nicht nur verschiedene, sondern zum Teil gegenläufige Traditionen aus den Bereichen der Humoralpathologie, des Geniediskurses oder der reformationstheologischen Zuspitzung mittelalterlicher *acedia*-Vorstellungen in den Texten aufgerufen und variiert werden.

Die Konfrontationen höfischer Romane und Verserzählungen mit überkommenen Prätexten und ihre Kontextualisierung mit relevanten Diskurszusammenhängen schärfen den Blick für die historische Genese von Melancholiebegriff und -konzept: So zeigt der Vergleich der »Krone« Heinrichs von dem Türlin mit den altfranzösischen Gralsromanen, dass sich die Darstellung des ›saturnischen‹ Königs Artus als Melancholiker im Wesentlichen dem restaurativen Umgang Heinrichs mit der Tradition des Artusromans und seiner Verteidigung eines höfischen Ideals verdankt (RÜTHER). Die Verserzählungen Hartmanns von Aue und Konrads von Würzburg zeichnen sich im Kontrast dazu durch Allusionen von Aussatzerkrankungen auf Melancholiekonzepte aus (STANGE). Signifikante Bezüge resultieren aus gemeinsamen Erklärungsmodellen wie der Humoralpathologie oder lassen sich aus ikonographischen Details rekonstruieren, wobei beide Aspekte durch narrative Zuspitzungen und in Abhängigkeit von Gattungskontexten auf je eigene Weise profiliert werden. Auch am Beispiel der »Historia von D. Johann Fausten« (MÜNKLER) oder Andreas Tschernings frühbarockem Gedicht »Melancholey Redet selber« (MCDONALD) wird diese Engführung und partielle Überblendung unterschiedlicher Diskurse besonders evident. Eine gesteigerte Komplexität von Melancholie gegenüber den mittelalterlichen Narrationen verdankt sich jedoch der frühneuzeitlichen Stilisierung als ›biographisches

Phänomen‹ bzw. der emblematischen Verdichtung heterogener Melancholievorstellungen in einer eindrücklichen Personifikation.

Die konstitutive Ambivalenz und Fluidität von historischen Melancholiekonzepten ist ebenso in nichtliterarischen Diskursformationen nachweisbar. So zeigt der Beitrag von Jacomien PRINS an exemplarischen Argumentationsverläufen aus den gelehrten Schriften des Florentiner Neuplatonikers Marsilio Ficino die kausale Verschränkung von Musiktherapie und Melancholie auf. Durch zeitgenössische Kontextualisierungen wird dabei plausibel gemacht, dass sich dieser Konnex keiner simplen Addition diskursiver Versatzstücke aus den Bereichen der Humoralpathologie, der Medizin, der Philosophie und der Astrologie verdankt, sondern vielmehr ein eigener Diskurszusammenhang mit historischer Spezifizität emergiert, der an der Schnittstelle zwischen mittelalterlichen und frühneuzeitlichen Melancholievorstellungen angesiedelt ist.

Aus der Perspektive moderner Theoriebildungen fokussieren die Beiträge von April HENRY, Michael MECKLENBURG und Silke WINST transitorische Momente von Melancholie. Eine besondere Bedeutung kommt dabei der Verbindung von Trauer, Melancholie und *gender* zu, die zum Beispiel in Sprechakten und Gebärden der Trauerkommunikation narrativiert und visualisiert wird. So verweisen die Trauerrituale und melancholischen Gesten in der »Nibelungenklage« über die Restitutionsbemühungen unterschiedlicher Handschriftenredaktionen zum einen auf *gender*-Transgressionen im nibelungischen Prätext zurück und machen zum anderen grundsätzlich transparent, dass Melancholie und *gender* als fluide Dimension der Figurendarstellung aufzufassen sind (HENRY). Eine weitere signifikante Facette von Melancholie in heldenepischen Überlieferungszusammenhängen lässt sich am Beispiel des heroischen *furor* in der Dietrichdichtung nachvollziehen (MECKLENBURG). Auf der Basis einer depressiven Handlungsdisposition können Zorn und Melancholie als Kipp-Phänomene angelegt sein, die im Zusammenspiel mit einer ambivalenten emotionalen Stilisierung des Protagonisten opake Konturen eines Transgressionsphänomens annehmen. Genau an diesem Konvergenzpunkt des Transitorischen erschließt sich allererst die historische Komplexität von Melancholie, ohne jedoch generalisierbar zu sein. Im Gattungskontext der frühneuzeitlichen Prosaromane Georg Wickrams etwa potenzieren sich die Ambivalenzen und konfligierenden *gender*-Distinktionen (WINST). Die zunächst in Abgrenzung zur männlichen Stilisierung von Melancholie stereotyp erscheinende weibliche Codierung von Trauer wird in dem Freundschaftsroman »Gabriotto und Reinhart« nicht nur hinsichtlich dieser Polarisierung radikal dekonstruiert, sondern kulminiert im melancholischen Kollektivtod der zwei beteiligten Liebespaare.

Dem zentralen Konnex von Melancholie, Erzählen und Kreativität sind abschließend die Beiträge von Christiane ACKERMANN, Matthias MEYER, Andrea SIEBER und Antje WITTSTOCK gewidmet. Die Analysen narrativer und paratextueller Artikulationsweisen von Melancholie deuten auf das historische Potenzial hin, das diesem Fragekomplex innewohnt. So lassen sich mittelalterliche und frühneuzeitliche Texte nicht nur gewinnbringend mit moderner Theoriebildung konfrontieren, sondern auch selbst als ›melancholische Artefakte‹ begreifen sowie deren narrative und autopoietische Verfasstheit unter diesem Gesichtspunkt neu beleuchten. Die für den »Prosa-Lancelot« konstituive Thematik einer unmöglichen ehebrecherischen Liebe und die damit kausal verknüpfte emotionale Verletzung Lancelots kann als iterative Struktur eines Leidens und als inhärente Melancholie-Logik beschrieben werden, die zugleich die Erzählstruktur des Textes generiert (ACKERMANN). Im Zusammenhang mit der literarischen Konstruktion von Begehren eröffnet sich außerdem die Möglichkeit, die narrative Funktion von namenlosen Nebenfiguren – wie zum Beispiel der Schwester Parczifals im »Prosa-Lancelot« – als ›melancholische Textgeste‹ zu beschreiben, und sich so der scheinbar frappierenden ›Funktionslosigkeit‹ einer rätselhaften Handlungsträgerin erstmals gewinnbringend zu nähern (MEYER).

Im Bereich der frühneuzeitlichen und barocken Literaturgeschichte ist seit langem das Inszenierungspotenzial präsent, das melancholischem *self-fashioning* als autopoietischem Deutungsmuster eignet. Das Beispiel der barocken Dichterin Catharina Regina von Greiffenberg und deren Briefkorrespondenz legt es jedoch nahe, Selbstexplikationen nicht als ›melancholische Attitüden‹ und als hinlänglich bekannte Stilisierungsweisen zu bewerten (SIEBER). Die in den Briefen vielfältig artikulierte schwermütige Gefühlsdisposition eröffnet vielmehr die Möglichkeit, die bisher überwiegend aus androzentrischer Perspektive konzeptualisierte Melancholie als einen kommunikativen Gestus aufzufassen, über den sich der Konnex von Melancholie, Genie und weiblicher Kreativität auf neue Weise erhellt. Am Beispiel von Alain Chartier und Georg Wickram schließlich zeigt sich, dass der Zusammenhang von Krankheit, Melancholie und der Genese eines Textes, der meist mit moderner Ästhetik in Verbindung gebracht wird, über verschiedene Diskursfelder und Epochengrenzen hinweg existiert, wodurch Melancholie im Sinne einer konzeptuellen Metaphorik lesbar wird (WITTSTOCK). Vorstellungen des Gebärens oder des Entstehens eines Textes aus einer Verkapselung heraus, kennzeichnen Melancholie dabei als vegetativen Prozess, bei dem literarische Kreativität aus dem Inneren eines Autor-Ichs gleichsam als ›physiologisches‹ Phänomen‹ an die Oberfläche von Texten durchbricht.

Die meisten der hier versammelten Beiträge konnten im Rahmen des International Medieval Congress' »Emotions and Gestures« an der University of Leeds im Juli 2006 einer breiteren Öffentlichkeit präsentiert werden. Sie wurden ergänzt um weitere Beiträge, die das anvisierte Spannungsfeld von Melancholie zwischen ›Attitüde und Diskurs‹ differenzieren und den historischen Zeitrahmen vom Mittelalter bis in die Frühe Neuzeit des Barock neu ausloten. Somit vermag der vorliegende Band bisher unerschlossene Facetten des Melancholiebegriffes an möglichst polyvalenten literarischen Stilisierungen und diskursiven Neukonfigurationen aufzuzeigen: Hier koinzidiert ein ›kalter König‹ mit autopoietischen ›Geschwüren‹ der Kreativität ohne melancholische Gefährdung der modernen Rezipienten.

Kerstin Rüther
Der kalte König
Melancholische Spuren in Heinrichs von dem Türlin »Krone«

This essay argues that Heinrich's von dem Türlin »Die Krone« allows
the reader to discover signs of a cold and dry complexion in its portrait
of King Arthur. Thereby, the Middle High German epic poem alludes to
the tradition of Old French grail romances, in which the character of
King Arthur reveals increasingly melancholic traits indicating the forth-
coming downfall of his reign. However, Heinrich also rejects every suspicion that could cast a saturnine shadow on his king, continually emphasizing Arthur's connection to Fortuna, the goddess of *Sælde*. Allusion
to and defence of Arthurian melancholy may be read as being a part of
Heinrich's strategy to rescue the Arthurian ideal: he only evokes the po-
tentially destructive tendencies of the French tradition in order to blur
and contradict them at the same time.

> Das Ende des Lebens, da der Mensch un-
> fruchtbar wird und seine Lebenswärme
> schwindet, so dass er am Feuer zu hocken
> pflegt – diese Zeit ist Saturn zu eigen.[1]

I.

Die Dinge laufen nicht gut für den König an diesem Wintertag in Heinrichs von dem Türlin spätem Artusroman »Die Krone«.[2] Kaum erwacht,

---

1 KLIBANSKY, Raymond; PANOFSKY, Erwin u. SAXL, Fritz: Saturn und Melancholie.
Studien zur Geschichte der Naturphilosophie und Medizin, der Religion und
Kunst. Übersetzt v. Christa Buschendorf. Frankfurt a. M. 1992 (stw 1010), S. 302.

2 Die »Krone« wird zitiert nach der zweibändigen Ausgabe von KNAPP/NIESNER
bzw. EBENBAUER/KRAGL: Heinrich von dem Türlin: Die Krone (Verse 1-12281).
Nach der Handschrift der Österreichischen Nationalbibliothek nach Vorarbeiten
von Alfred Ebenbauer, Klaus Zatloukal u. Horst P. Pütz hg. v. KNAPP, Fritz Peter
u. NIESNER, Manuela. Tübingen 2000 (ATB 112). Heinrich von dem Türlin: Die
Krone (Verse 12282-30042). Nach der Handschrift Cod. Pal. germ. 347 der Universitätsbibliothek Heidelberg nach Vorarbeiten von Fritz Peter Knapp und Klaus
Zatloukal hg. v. EBENBAUER, Alfred u. KRAGL, Florian. Tübingen 2005 (ATB 118).
Die Arbeit an der »Krone« wird jetzt sehr erleichtert durch den umsichtigen Kom-

muss er feststellen, von seinem turniersüchtigen Gefolge kurzerhand verlassen worden zu sein. Zwar findet Artus gegen die nun drohende Langeweile alsbald ein Remedium, doch bringt ihm die zur *chürtzweil* angestrengte Jagd – neben einer zumindest fragwürdigen Beute[3] – nur neues Unglück ein. Denn kaum aus Eis und Schnee heimgekehrt, sieht er sich dem Spott seiner Frau ausgesetzt, die beim Anblick des behaglich am Feuer sitzenden Gatten ausruft:

> Wer lert ivch dise hovezuht,
> Her chünich, daz ir iwern leip
> So eisiert sam ein weip?
> Ez mak vil wol gelogen wesen,
> Daz ich vil ofte horte lesen
> Jn theorica ein phisicin,
> Daz daz heizzest weip solte sin
> Kelter dann der chüelest man.
> Daz scheinet hie vil übel an.
> (»Krone«, V. 3373-3381)

Doch nicht genug damit, dass Ginover dem frierenden König schlichtweg die Männlichkeit abspricht – sie stellt ihm zugleich das Gegenbild eines von innerer Hitze angetriebenen Ritters vor Augen, der, mit nichts als einem dünnen Hemd am Leibe, des Nachts den winterlichen Wald durchstreife. Mit dieser Erzählung setzt sie das letzte Abenteuer des Tages in Gang, das den tief gekränkten Herrscher und die drei ihm verbliebenen Ritter bei Anbruch der Nacht zurück in die unwirtliche Kälte führt. Dort aber begegnet ihm in Gasoein, dem tatsächlich existierenden ›Ritter im Hemd‹, ein Widersacher, der sich zwar im Kampf als unterlegen erweist, der jedoch als vorgeblich älterer Liebhaber Ansprüche auf die Hand der Königin erhebt. Erfüllt von Sorge und Zweifeln macht Artus sich auf den Weg zurück zu seinem Hof.

Schon ein oberflächlicher Blick auf den Beginn der »Krone« lässt erahnen, »that all is not well with the king in this romance«.[4] In einer gleichsam experimentellen Anordnung wird Artus all dessen entkleidet, was ihn als literarische Figur ausmacht – des Beistands seiner Tafelrundenritter, seiner

---

mentar von Gudrun Felder. Vgl. FELDER, Gudrun: Kommentar zur »Crône« Heinrichs von dem Türlin. Berlin, New York 2006.

3 Vordergründig ist Artus und seinen Jägern sogar ein besonderer Jagderfolg beschieden, denn die Tiere brechen auf der Flucht im tiefen Schnee ein: *Da wart gevangen vnd ervalt / Da von starch schiere / Vil der chleinen tiere, / Hasen vnd fühse, / Reher vnd lühse* (»Krone«, V. 3322-3326). Die Aufzählung der einzelnen Beutetiere verweist jedoch auf eine »wenig repräsentative Jagd«, FELDER [Anm. 2], S. 134, Kommentar zu V. 3326.

4 JILLINGS, Lewis: Diu Crone of Heinrich von dem Türlein. The attempted Emancipation of Secular Narrative. Göppingen 1980 (GAG 258), S. 44.

16

costumes (»unrühmliche[…] Kleintierjagd«[5] als Kontrafaktur auf die Jagd nach dem weißen Hirschen), seiner männlichen Überlegenheit, der Legitimität seines Anspruchs auf die eigene Frau. Die zunehmende Entfernung des im Textvordergrund agierenden Artus von einem ihn nur mehr schattenhaft verfolgenden Idealbild[6] wird paradoxerweise auch dann noch offenbar, wenn Gasoein ihn anhand einer Narbe identifiziert, die auf einen erfolgreich absolvierten Zweikampf des jungen Königs zurückweist.[7] Letztlich kommen dem

5 KAMINSKI, Nicola: *Wâ ez sich êrste ane vienc, Daz ist ein teil unkunt.* Abgründiges Erzählen in der *Krone* Heinrichs von dem Türlin. Heidelberg 2005, S. 163.

6 »Wenn der seinem Anspruch nach ideale Maienkönig nun wie jeder andere frierend an den warmen Herd zurückkehrt und seine Königin ihn mit einem, wenn auch überzeichneten Idealbild zu kritisieren vermag, dann wird schlagartig deutlich, daß Artus entgegen der Lesererwartung von der literarisch-idealen in eine eher reale Sphäre herabgestuft worden ist. Artus mit der Kohle in der Hand trägt nun nachträglich plötzlich komische Züge, weil er dem eigenen literarischen Idealbild nicht mehr entspricht.« BLEUMER, Hartmut: Die »Crône« Heinrichs von dem Türlin. Form-Erfahrung und Konzeption eines späten Artusromans. Tübingen 1997 (MTU 112), S. 58.

7 Wenn Gasoein anführt, er habe sagen hören, *Daz Artus an der tynne hab / Ein wunden bei dem chopf her ab / Vil chaum einen vinger* (»Krone«, V. 4750-4752), so könnte die Quelle für diese Stirnzeichnung durchaus Geoffrey von Monmouth oder dessen altfranzösischer Bearbeiter Wace sein. Im Zuge der Ausdehnung seiner Herrschaft kämpft Artus hier mit dem Tribun Frollo um die Provinz Gallien. Dabei gerät er in arge Bedrängnis: *Denique frollo inuento aditu percussit arturum in frontem. & nisi collisione cassidis mucronem ebetasset. -mortiferum uulnus forsitan induxisset. Manante igitur sanguine. cum arturus loricam & clipeum rubere uidisset ardentori ira succensus est atque erecto totis uiribus caliburno impressit eum per galeam infra caput frollonis. quod in duas partes dissecuit.* The Historia Britanniae of Geoffrey of Monmouth. Ed. by GRISCOM, Acton. Together with a literal translation of the welsh manuscript LXI of Jesus College, Oxford by Jones, Robert Ellis. Genève 1977, S. 450. ›Schließlich entdeckte Frollo eine ungeschützte Stelle, traf Arthur an der Stirn und hätte wohl eine tödliche Wunde beigebracht, wenn er nicht sein Schwert durch den Aufschlag auf Arthurs Helm abgestumpft hätte. Blut floß, und wie Artur Harnisch und Schild rot werden sah, entbrannte er in noch grimmigerer Wut, schwang Caliburn mit allen Kräften hoch und trieb ihn durch Frollos Helm in dessen Haupt, das er es in zwei Hälften teilte.‹ Geoffrey von Monmouth: Die Geschichte der Könige von Britannien. In: König Artus und seine Tafelrunde. Europäische Dichtung des Mittelalters. In Zusammenarbeit mit Wolf-Dieter LANGE neuhochdeutsch hg. v. LANGOSCH, Karl. Stuttgart 1980 (RUB 9945), S. 5-71, hier S. 33f. Wace schildert dieselbe Szene ungleich eindringlicher: *Frolles fu mult pruz e hardiz, / Ne fu pas lenz ne esbahiz, / S'espee hauça cuntremunt, / Artur feri en mi le frunt; / Frolles fu forz e li cops granz, / E li branz fu dur e trenchanz; / Le helme quassa e fendi, / Li halbercs falsa e rumpi, / En mi le frunt Artur nafra, / Li sancs el vis li devala / Quant Artur se senti nafré / E il se vit ensanglenté, / Mult fu iriez* […]. Wace: Le Roman de Brut. Hg. v. ARNOLD, Ivor. Bd. 2. Paris 1940. V. 10069-10081. ›Der [Frollus] aber war sehr tapfer und kühn,

König gar selbst Zweifel an seiner Identität, jedenfalls bringt ihn die An-
schuldigung Gasoeins, er, Artus, halte schon lange Zeit eine Gefangene an
seinem Hof, in arge Bedrängnis:

> Jr mügt wol verhandelt han,
> Wan ein dar an, daz ich
> Niemen weiz wan mich,
> Den man Artvsen nenne,
> Den ich iender bechenne.
> Des mag ich wol der selb sein.
> (»Krone«, V. 4820-4825)

Des mag ich wol der selb sein ... Nimmt man hinzu, dass Artus ja derselbe
ist, als den ihn Gasoein anspricht, so scheint in der modalen Formulierung die
brüchig gewordene Identität einer literarischen Figur auf, der ihr angestamm-
ter Platz im Raum der Fiktion verloren gegangen ist.

Die Provokation, die von Heinrichs literarischem Experiment ausgeht, ist
auch Ulrich Füetrer nicht entgangen, der die entsprechende Sequenz seiner
Gesamtschau der deutschen Artusepik einverleibt hat. Sie trägt bei ihm den
Titel *Awentewr, wie Artus ab ainem geiaid cham und sich wärmet bey ainem
fewr und wie sein dy künigin spott durch ainen ritter, der all nacht nackent
rait und vor Karidol, dem hag und vor der künigin palast ein mynne lied
sang.*[8] Punkt für Punkt setzt Füetrer den aus seiner eigenen Rolle gefallenen

---

er war weder langsam, noch erschrak er vor dem Gegner, sondern hob sein
Schwert und traf Artus mitten auf die Stirn. Frollus war stark und der Schlag gewaltig, sein Schwert war hart und schneidend. Der Helm zerbrach und sprang in
Stücke, der Kettenpanzer gab nach und zerriß; mitten auf die Stirn war Artus getroffen, und das Blut floß ihm übers Gesicht. Als Artus sich verwundet fühlte und
sein Blut fließen sah, geriet er sehr in Zorn [...].‹ Wace: Le roman de Brut. In: König Artus und seine Tafelrunde. Europäische Dichtung des Mittelalters. In Zusammenarbeit mit Wolf-Dieter Lange neuhochdeutsch hg. v. LANGOSCH, Karl.
Stuttgart 1980 (RUB 9945), S. 72-161, hier: S. 101. Sollte Artus' Narbe in der
»Krone« wirklich eine Anspielung auf die chronikale Tradition enthalten, so wäre
dies nicht ohne Ironie für den weiteren Handlungsverlauf. Denn schon bald wird
Artus erneut einen Zweikampf ausfechten müssen, nur dass diesmal nicht irgend-
ein Land, sondern die Rechtmäßigkeit seiner ehelichen Bindung (und damit, denkt
man von der keltischen Mythologie her, auch die Legitimität seiner eigenen Herrschaft) auf dem Spiel steht. Doch spaltet der Artus der »Krone« seinem Gegner
keineswegs den Schädel; vielmehr erweist sich der entscheidende Kampf zwischen
dem König und Gasoein als Farce. Auch hier also ist Artus weit davon entfernt, mit
sich selbst identisch zu sein.

8 Vgl. Ulrich Füetrer: Das Buch der Abenteuer. Teil 1: Die Geschichte der Ritterschaft und des Grals. Nach der Handschrift A (Cgm. 1 der Bayerischen Staatsbibliothek) in Zusammenarbeit mit Bernd Bastert hg. v. THOELEN, Heinz. Göppingen 1997 (GAG 638), Str. 2010-2036.

König wieder in sein Amt ein,[9] ja mehr noch, er schreibt ihm auf dem Fundament der in der »Krone« erzählten Geschichte einen Grad an kämpferischer Aktivität zu, der dem mythischen Helden mit Eintritt in die Welt des arturischen Romans eigentlich verloren gegangen war.[10] So beschließt Artus etwa gleich, nachdem er von dem wundersam kälteresistenten Ritter vernommen hat, selbstbewusst: *ob ich sol leben, / ich chum der ding vil schnelles an ein ortt!* (»Buch der Abenteuer«, I, 2014, 3f.)

Geht es Füetrer in der Gasoein-Episode offensichtlich darum, das Bild eines tatkräftigen Herrschers zu entwerfen, so ist es interessant, dass die durchgreifendsten Änderungen eine Sequenz betreffen, deren Zusammenhang mit dieser Thematik zunächst nicht offen zu Tage liegt. Wirft man nämlich einen genaueren Blick auf die Szenerie am Kamin, so fällt auf, dass Artus im »Buch der Abenteuer« nicht allein vor dem Feuer Platz genommen hat, sondern sich in Gesellschaft seiner *waid gesellen* (»Buch der Abenteuer«, I, 2011, 5) befindet. Damit aber zielt der von Ginover erhobene Vorwurf einer unangemesse-

---

9 So ist etwa von einer sozialen Isolation des Königs bei Füetrer keine Rede. Auch wird die ihm doch recht unangemessene Jagd auf *Hasen vnd fühse, / Reher vnd lühse* (»Krone«, V. 3325f.) zu einem schlichten *geiägt* (»Buch der Abenteuer«, I, 2010, 5) entschärft. Nicht einmal auf das herrscherliche Gefolge fällt der kleinste Schatten: Tilgt Füetrer den *No-name*-Ritter Gales (*Ein rek Gales Lyschas*, »Krone«, V. 3267) gleich ganz, so wird aus dem ebenso wenig ruhmreichen Avmagwin *Amogwinn, de[r] manleiche[…]* (»Buch der Abenteuer«, I, 2014,5). Und der *zuhtlose Key* (»Krone«, V. 3265) verwandelt sich kurzerhand in *Kay, den kúenen, ellensreichen* (»Buch der Abenteuer«, I, 2014, 7). Auch ist der Forderung des Ritters im Hemd alles Unheimliche genommen, wenn dieser nicht, wie in der »Krone«, auf eine ins mythische entrückte Liebesgemeinschaft mit Ginover verweist, sondern lediglich nüchtern feststellt: *Dye künigin für aigen / mein amey solte sein* (»Buch der Abenteuer«, I, 2034, 1f.).

10 Vgl. GRUBMÜLLER, Klaus: Der Artusroman und sein König. Beobachtungen zur Artusfigur am Beispiel von Ginovers Entführung. In: Positionen des Romans im späten Mittelalter. Hg. v. Haug, Walter u. Wachinger, Burghart. Tübingen 1991 (Fortuna Vitrea 1), S. 1-20. GRUBMÜLLER betont bereits für die »Krone« den dynamischen Charakter der Artusfigur, die hier ihren eigenen Aventiureweg zugewiesen bekomme und damit in einen Prozess der »Erprobung, Ausbildung, Bewährung von Personalität« (S. 15) eintrete. Im Vergleich mit der Füetrer'schen Bearbeitung konstatiert er einen Ausbau der aktiven Rolle des Königs bei gleichzeitiger Tilgung jener Szenen, die ihn der Lächerlichkeit aussetzen: »So bietet die Szene gerade in ihrer Reduktion auch die Gelegenheit, Artus in ein anderes, neues Licht zu rücken; nicht – wie in der ›Crône‹ – bei aller Kampfbereitschaft zögernd, zweifelnd, um Rat bittend, sondern im sicheren Vertrauen auf die eigene Kampfeskraft selbstgewiß den Rivalen bestehend; auch nicht durch die Prüfungen der Lächerlichkeit geführt: in der Behaglichkeit von Füetrers Kaminszene spricht nur die pure Vernunft dagegen, sich von der Marotte eines halbnackten Ritters tangieren zu lassen« (S. 18f.).

nen Kälteempfindlichkeit, den auch der spätmittelalterliche Bearbeiter kennt (*secht zúe, wie si alhie erfrieren wellen!* »Buch der Abenteuer«, I, 2011, 7), nicht mehr direkt auf die Konstitution des Herrschers.[11] Der Spott der Königin, obgleich in seiner Tragweite vom hochmittelalterlichen Text scheinbar heruntergespielt,[12] barg für den ›Artus-freundlichen‹ Redaktor offenbar eine solche Sprengkraft, dass er sich dazu entschloss, seinen König durch ein geschicktes Manöver aus der Schusslinie zu nehmen.

II.

Die voranstehenden Überlegungen führen zu dem Gedanken, dass Ginover im Scherz eine Wahrheit ausgesprochen haben könnte, die geeignet ist, die literarische Figur Artus in einem einigermaßen ungünstigen Licht erscheinen zu lassen. Sollte es also gelingen, das Fundament ihres Vorwurfs freizulegen, so dürfte uns dies auch zu einem tieferen Verständnis jener Erschütterungen führen, denen die arturische Welt im ersten Teil der »Krone« ausgesetzt ist. Was die Königin ihrem Gatten unterstellt, ist aber zunächst einmal ein gravierender Mangel an Körperwärme:

> Vnd wær di gavdin gar ein gluot,
> Jch wæn, si e zergienge,
> E iwer leip gevienge
> Da von volle hitze.
> (»Krone«, V. 3389-3393)

Sieht man einmal von der polemischen Formulierung des Gedankens ab, so steht damit eine nüchterne physiologische Aussage im Zentrum von Ginovers Anschuldigungen: Der Verdacht, den sie in den Raum stellt und der – ungeachtet der Tatsache, dass er in der epischen Szenerie keinerlei Anhaltspunkt findet –[13] im Gedächtnis des Hörers/Lesers noch lange nachhallen

---

11 Überhaupt erscheint das Hitze/Kälte-Paradigma, das für die Zeichnung des Königs und seines Gegenspielers Gasoein in der »Krone« so wichtig ist, bei Füetrer nur in ausgesprochen abgemilderter Form. So mutet er seinem Publikum das Bild des frierenden Artus nicht zu; die Schilderung verweilt vielmehr ganz bei den äußeren Gegebenheiten. Man jagt, es schneit, man lässt ein Feuer anzünden und nimmt davor Platz. Im Gegenzug fehlt Ginovers Lob des fremden Ritters jeder Hinweis auf dessen erhöhte Körperwärme.

12 So ruft Ginover, als sie dem Zorn ihres eigenen Bruders über den vermeintlichen Ehebruch zum Opfer zu fallen droht, aus: *Nv stirb ich nuor vmb ein wort, / Daz in vreiden geschach, / Do ichz widern chünich sprach* (»Krone«, V. 11204f.). Die Relativierung wird noch stärker, liest man mit den Handschriften *in vreuden*, vgl. den Nachweis bei KNAPP/NIESNER [Anm. 2].

13 Anders als dessen Frau nämlich nimmt der Erzähler den sich am Feuer wärmenden Artus ausdrücklich in Schutz: *Daz ist ouch noch gemeinr sit, / So ein man in vrost gerit, / Ob er ein fivr vunde, / Daz er di hende wunde / Vnd but si dar engegen, / Wan er want da mit verlegen / Seins vrostes etewaz* (»Krone«, V. 3345-3351).

dürfte, lautet: Der König ist von ausgesprochen kalter Natur. Was sich aber mit diesem medizinischen Befund im Kontext der »Krone« verbindet und inwiefern er ein wesentliches Merkmal der literarischen Figur ›Artus‹ treffen könnte, soll im Folgenden erläutert werden.

Eine erste Spur bietet dabei der wenig schmeichelhafte Vergleich des Königs mit dem ungleich besser temperierten Ritter im Hemd: *Ouch seit ir zwar niht so heiz / Sam ein ritter, den ich weiz* [...] (»Krone«, V. 3395f.). Gasoein nämlich ist durch seinen *süezen sanch* (»Krone«, V. 3412), seine rot-weiße Ausrüstung und den intimen Bezug, den er zu Göttern wie Amor und Cupido unterhält (vgl. »Krone«, V. 4843, 4954, ohne Namensnennung bereits V. 3419), deutlich als Minneritter gekennzeichnet, ja mehr noch, er scheint geradezu einem provenzalischen Minnelied entsprungen zu sein.[14] Die Hitze, die für ihn konstitutiv ist und die ihn so gänzlich unempfindlich gegenüber der kalten Witterung macht, wäre demnach epische Inszenierung jenes topischen Minnefeuers, das der »Krone« auch in anderen Zusammenhängen nicht unbekannt ist.[15] Damit aber stünden zunächst einmal Artus' Fähigkeiten als Liebhaber zur Disposition, was – wie Thomas GUTWALD zurecht betont hat – dem Geschehen rund um den ›Ritter im Hemd‹ einen schwankhaften Anstrich geben würde.[16] Als Angriff auf seine sexuelle Potenz interpretiert auch Artus Ginovers Rede, wenn er vor dem eigens einberufenen Hoftag seine Version der Ereignisse schildert:

> Si [div chünigin] iach, daz ich niht wær
> Ein sölich minnær

Auch wärmen sich sowohl Artus und seine Kampfgefährten als auch Gawein am Feuer, ohne dass dies zu polemischen Einlassungen über ihre körperliche Konstitution führen würde (vgl. »Krone«, V. 5367-5378 bzw. 6918-6925).

14 Ginovers Schilderung weist, wie die Forschung zeigen konnte, deutliche Bezüge zu einem Lied Bernarts de Ventadorn auf. Vgl. zuerst JILLINGS [Anm. 4], S. 74, Anm. 15. Eine ausführliche Analyse dieses intertextuellen Zusammenhangs bietet zuletzt KAMINSKI [Anm. 5], S. 180-183.

15 Vgl. vor allem Gaweins Minnegefangenschaft bei Amurfina, bei deren Beschreibung der Erzähler gleich mit einem ganzen Arsenal konventioneller Minnemetaphern aufwartet (»Krone«, V. 8142-8145, 8376-8379, 8494-8498, 8566-8569), sowie Ginovers Entführung durch Gasoein (»Krone«, V. 11666f., 11710f.).

16 Vgl. GUTWALD, Thomas: Schwank und Artushof. Komik unter den Bedingungen höfischer Interaktion in der »Crône« des Heinrich von dem Türlin. Frankfurt a. M. u. a. 2000 (Mikrokosmos 55), S. 99: »Nicht zuletzt scheint sich Ginover auch der Obszönität der schwankhaften Rede anzunähern: Die Kälte, die sie dem Gatten vorwirft [...] bezieht sich ja ganz offensichtlich auch auf dessen Sexualleben, und dies um so deutlicher, als sie direkt im Anschluß mit unverhohlener Sympathie auf den ›heißen‹ Minneritter Gawein verweist.« Vgl. zu den schwankhaften Elementen der Szene bereits GÜRTTLER, Karin R.: *Künec Artûs der guote. Das Artusbild der höfischen Epik des 12. und 13. Jahrhunderts*. Bonn 1976 (Studien zur Germanistik, Anglistik und Komparatistik 52), S. 199f.

Sam einr, den si weste,
Der wær also veste,
Daz in der sne noch daz eys
Des moht betwingen dehein weis,
Ze dienst einem weibe,
Daz er an seinem leibe
Jht vuort wan ein hemede.
(»Krone«, V. 10186-10194)

Indem der König sein Augenmerk hier vollständig auf das Thema ›Minne‹ lenkt, unterschlägt er jedoch einen wesentlichen Punkt von Ginovers Anschuldigungen, hatte diese doch neben der Opposition heiß/kalt auch deutlich jene von männlich/weiblich ins Spiel gebracht. Gleich zu Beginn ihrer Strafpredigt nämlich rückt sie den Gatten in gefährliche Nähe zum anderen Geschlecht: *Wer lert ivch dise hovezuht, / Her chünich, daz ir iwern leip / So eisiert sam ein weip?* (»Krone«, V. 3373-3375) Steht hier noch der Vorwurf der Bequemlichkeit im Vordergrund, dem sich der Vergleich mit den Gepflogenheiten der Frauen nur als ein polemisches Anhängsel beigesellt, so betreiben die nun folgenden Verse eine deutliche Effeminisierung des Königs. Dessen fehlende Körperwärme, so Ginover, widerspreche nämlich augenscheinlich dem physiologischen Grundsatz, *Daz daz heizzest weip solte sin / Kelter dann der chüelest man* (»Krone«, V. 3379f.). Damit erweist sie sich als intime Kennerin der mittelalterlichen Medizin, der – im Anschluss an aristotelische Lehren – die geringere Körpertemperatur der Frauen als ein wesentliches Unterscheidungsmerkmal zwischen den Geschlechtern galt.[17] Bisweilen hallen dabei sogar noch Vorstellungen von einem holistischen Modell nach, dem sich das Phänomen sexueller Differenz überhaupt nur als Effekt der stärkeren oder schwächeren Erwärmung des menschlichen Körpers

---

17 Ginovers Wortwahl erinnert dabei stark an eine Formulierung Wilhelms von Conches in seiner »Philosophia Mundi«. Wilhelm beschreibt in seinen naturphilosophischen Überlegungen den Mann als eine harmonische Mischung aller Elemente, während die Frau – obwohl von der Konstitution her ausgewogener als die von je einem der drei Elemente Feuer, Erde oder Wasser dominierten Tiere – *minus* [...] *aliquanto temperatum* sei, denn: *caldissima frigidor est frigidissimo viro.* Wilhelm von Conches: Philosophia Mundi. Ausgabe des 1. Buchs von Willhelm von Conches' »Philosophia« mit Anhang, Übersetzung und Anmerkungen. Hg. v. MAURACH, Gregor. Pretoria 1974, S. 31, Z. 557-563. Die »Krone«-Forschung hat mittlerweile eine beträchtliche Menge an Vergleichsmaterial für die vorliegende Stelle zusammengetragen; vgl. die Sichtung der einschlägigen Literatur bei FELDER [Anm. 2], S. 135f., Kommentar zu 3376ff. Den Hinweis auf Willhelm von Conches entnehme ich SCHNELL, Rüdiger: Sexualität und Emotionalität in der vormodernen Ehe. Köln u. a. 2002, S. 324, Anm. 163; sowie KLIBANSKY/PANOFSKY/SAXL [Anm. 1], S. 176, Anm. 123.

darstellt.[18] Nimmt man aber als Hintergrund von Ginovers Ausführungen eine »medizinische Skala von weiblich, kalt, passiv und schwach auf der einen bis zu männlich, heiß, stark und zupackend auf der anderen Seite« an, die zudem »eine Skala zunehmenden menschlichen Wertes« darstellt,[19] dann schließt das, was sie dem König vorwirft, weit mehr ein als nur sexuelle Frigidität. Den einmal gestreuten Verdacht aber, es sei mit seiner männlichen Tüchtigkeit nicht allzu weit her, kann Artus auch im weiteren Verlauf der Erzählung nicht mehr ganz abschütteln. Dies macht gerade die Konfrontation mit seinem ungleich virileren Gegenbild Gasoein deutlich, von dem er sich im Streitgespräch weibisches Verhalten vorwerfen lassen muss:

> Waz touch iv so swachiv dro?
> Gedrowen vil vnd reden ho,
> Daz zimt nuor weiben.
> Guot riter, lat beliben
> So weiplichz bagen!
> (»Krone«, V. 4567-4571)

Kontrastfigur in Sachen hitziger *manheit* ist aber nicht allein Gasoein, sondern in viel dezidierterer Weise der Artusneffe und Musterritter Gawein, der sich somit auch in dieser Hinsicht als Urbild des ›Ritters im Hemd‹ zu erkennen gibt.[20] Gawein nämlich, dessen topische *virtus*[21] die »Krone« in

---

18 So formuliert Richard SENNETT im Anschluss an Thomas Laqueur: »Die längste Zeit der westlichen Geschichte sprach die Medizin also über ›den Körper‹ – einen Körper, dessen Physiologie sich zwischen sehr kalt und sehr heiß bewegte, zwischen sehr weiblich und sehr männlich.« SENNETT, Richard: Fleisch und Stein. Der Körper und die Stadt in der westlichen Zivilisation. Frankfurt a. M. 1997 (st 2669), S. 55. Vgl. relativierend hierzu Rüdiger SCHNELL [Anm. 17], S. 324, der für das Mittelalter die Dominanz des in der gelehrten Medizin vorherrschenden *one-sex*-Modells in Frage stellt.
19 SENNETT [Anm. 18], S. 56.
20 Vgl. die überzeugende Deutung von KAMINSKI [Anm. 5], die in ihrer Untersuchung die Doppelgängerschaft von Gawein und Gasoein vor allem mit Bezug auf Heinrichs mutmaßliche mittellateinische Quelle »De Ortu Waluuanii« herausgearbeitet hat: »In Gasoein, dem ›echten‹ des ersten nächtlichen Auftritts jedenfalls [...] ist Gawein gegenwärtig, und zwar der ›junge‹, fünfzehn-, sechzehnjährige Gawein, den die apokryphe Tradition der *enfances* als potentielle Bedrohung des Artushofes ausweist« (S. 170f.).
21 Vgl. SCHMOLKE-HASSELMANN, Beate: Der arthurische Versroman von Chrestien bis Froissart. Zur Geschichte einer Gattung. Tübingen 1980 (Beihefte zur Zeitschrift für romanische Philologie 177), S. 86: »Bereits bei Wiliram of Malmesbury zeichnet er [Gawein] sich durch seine *virtus* aus; sie wird im Lauf der Gattungsgeschichte zunächst zu seinem entscheidenden Wesensmerkmal.« Auch in »De Ortu Waluuanii« bildet *virtus* das entscheidende (und potentiell bedrohliche) Wesensmerkmal des Artusneffen, das sich somit als intertextuelle Vorlage für Gasoeins Hitze zu erkennen gibt. Vgl. KAMINSKI [Anm. 5], S. 165f.: »Wie in *De ortu*

mehr als einem Zusammenhang zelebriert,[22] zeigt sich, anders als sein König, selbst der kältesten Witterung gewachsen:

> Do tet er niht sam ein zag,
> Der sich vmb sein arebeit
> Vil manic laster an leit
> Mit vluochen vnd mit schelten
> Vnd wil im da mit gelten,
> Daz er sein ie begunde,
> Vnd sprichet: ›Ich enchvnde
> Mir niht sanft geleben.
> Selb han ich ez mir gegeben,
> Nv sol ichz ouch von schulden tragen,
> Wan ich ie hort sagen:
> Selb tet, selb habe.‹
> Dest war, Gawein sich dar abe
> Mer lopt, dann er sich schulte,
> Wan er wolt, daz im gulte
> Solh arebeit hohen preis.
> Des entwalt in dehein weis
> Weder boume noch daz eis.
> (»Krone«, V. 6799-6816)

Der sich über die selbstverschuldete *arebeit* beklagende *zag* aber, der hier als komische Kontrastfolie zu dem unbeirrt eine lebensfeindliche Eislandschaft durchmessenden Gawein imaginiert wird, ruft auf beunruhigende Weise das Bild des nächtens auf der Lauer liegenden Artus in Erinnerung (vgl. »Krone«, V. 4321-4337).[23] Diesen nämlich hatte die Drangsal des winterlichen Frostes zu dem Ausruf verleitet:

> [...] Ich was ein tore,
> Daz ich durch dehein weip
> So verderb meinen leip,
> Nuor daz man seit,
> Daz der man von seinr arebeit
> Groz werdecheit gewinne.
> (»Krone«, V. 4332-4337)

Waluuanii Gwendoloena von einem wissen will, der an *virtu[s]*«, an ›Mannheit‹, dem König überlegen sei, so dreht sich auch hier die Rede zunächst um ›Männlichkeit‹, die unter Berufung auf einen *phisicîn* mit *hitze* konnotiert wird (versus ›Weiblichkeit‹, die angeblich für *kelte* stehen soll).«

22 Vgl. etwa Riwalins Lob von Gaweins *manheit* im großen Fortuna-Streitgespräch (»Krone«, V. 6086-6139).

23 Vgl. hierzu auch Gaweins Reaktion gegenüber der Drohung des Zöllners Gomeranz, ihn in den Staub und Dreck der Straße zu werfen: *Jch wæn, selten so gelegen / Jst riter in der straze.* (»Krone«, V. 6321f.)

Das Konzept einer durch ritterliche Mühsal erworbenen *werdecheit* kommt dem vor Kälte schlotternden König offenbar nur nachträglich und in Form eines konzessiven Nebensatzes in den Sinn. Primär ist ihm die Sorge um den eigenen *leip*, die sich – gerade mit Blick auf Gawein – als Abwesenheit jener wahren *manheit* zu erkennen gibt, die im freudigen Verzicht auf jedes *sanfte leben* besteht.

Warum nun aber bringt die »Krone« ihren König so unverhohlen mit der Assoziationsreihe ›Weiblichkeit‹, ›Kälte‹, ›Furchtsamkeit‹ und ›Trägheit‹ in Beziehung? Berücksichtigt man, dass das entgegen gesetzte Ende der Virilitätsskala eben nicht allein durch Gasoein, sondern auch durch Gawein repräsentiert wird, so erkennt man im Hintergrund dieser Inszenierung unschwer den für den Artusroman konstitutiven Gegensatz zwischen statischem Hof und dynamischer Protagonistenrolle.[24] Dass diese beiden Pole in der »Krone« eine ausgesprochen ungleiche Wertung erfahren, hat bereits Fritz Peter KNAPP verzeichnet.[25] Am eindringlichsten zeigt dies jene narrative Inversion, in der die auf kämpferische Mobilität angelegte Gaweinfigur zeitweilig zum Landesherren und damit explizit zum *ander Artvs* (»Krone«, V. 8741) wird. Der Erzähler nämlich lässt keinen Zweifel daran, dass mit dieser Metamorphose eine Aufweichung des Herzens, ein vollständiger Verlust an *virtus* einhergeht.[26] Wo aber Regentschaft solcherart mit der ritterlichen Todsünde des *verligens* konnotiert wird,[27] da trifft Ginovers Vorwurf weibischer Bequemlichkeit genau ins Schwarze: Die ungebundene Aktivität des fahrenden Ritters lässt den auf seine Repräsentationspflichten reduzierten König nur noch als halben Mann erscheinen. Dass es aus dieser Konstellation im Kosmos des Artusromans kein Entrinnen gibt, verdeutlicht jene Ermahnung, die dem König von Seiten seines ersten Ritters zuteil wird, nachdem er sich diesem als Mitstreiter bei der gefahrvollen Suche nach dem Gral angeboten hat. Gawein nämlich wirft dem König vor, aus seiner Rolle gefallen zu sein, als er

---

24 Vgl. etwa SCHIROK, Bernd: *Artûs der meienbœre man* – Zum Stellenwert der ›Artuskritik‹ im klassischen deutschen Artusroman. In: *Gotes und der werlde hulde*. Literatur in Mittelalter und Neuzeit. FS Heinz Rupp. Hg. v. Schnell, Rüdiger. Bern, Stuttgart 1989, S. 59-81, hier: S. 63: »Die personelle Trennung zwischen Repräsentations- und Handlungsebene ist das konstitutive Moment des Artusromans.«

25 Vgl. KNAPP, Fritz Peter: *Chevalier errant* und *fin'amor*. Das Ritterideal des 13. Jahrhunderts in Nordfrankreich und im deutschsprachigen Südosten. Studien zum *Lancelot en prose*, zum *Moritz von Crâun*, zur *Krone* Heinrichs von dem Türlin, zu Werken des Strickers und zum *Frauendienst* Ulrichs von Lichtenstein. Passau 1986 (Schriften der Universität Passau, Reihe Geisteswissenschaften 8), S. 57f.

26 Vgl. »Krone«, V. 8677-8680: *Sein hertz sam ein adamas / Nie deheinr manheit gesweich. / Daz was nv brœd vnd weich / Vnd bechant sein selbes niht.*

27 Der Begriff fällt in den Gawein-Partien des ersten Handlungsteils zweimal in diesem Zusammenhang. Vgl. KNAPP [Anm. 25], S. 52f.

wie ein *scheuelir errand* (»Krone«, V. 25837) fremde Länder habe durch-
streifen wollen. Den so benannten Typus aber definiert er als einen Mann,

> Den selten iemer huses decke
> Mit gemach hat bedeckt,
> Vnd den sin müt wecket
> Núwan vff ritters prijsz
> [....]
> (»Krone«, V. 25839-25842)

All dies gilt für Artus, so wird im Umkehrschluss suggeriert, nicht: Als
kalter König bleibt er auf die wärmende Behaglichkeit einer Hofhaltung verwiesen, die durch ihren Glanz das Zentrum der Aktivität tatkräftiger, viriler
und heißblütiger junger Ritter bildet.[28]

III.

In einer ersten Annäherung an die tiefenstrukturellen Implikationen von
Ginovers Scherzrede hat sich gezeigt, dass die innere Kälte, die sie ihrem Gemahl zum Vorwurf macht und die sie selbst mit dem Paradigma von Weiblichkeit und Passivität in Verbindung bringt, burlesker Ausdruck seiner zu-
nehmend als unmännlich empfundenen Rolle im klassischen Artusroman ist.
Dieser kalte Herrscher hat sich, so lautet die geheime Pointe der königlichen
Identitätsverwirrungen im ersten Handlungsteil, bis zur Unkenntlichkeit von
jenem Artus entfernt, der in der historiographischen Tradition im Alleingang
ein ganzes Weltreich erobern konnte.[29]

Doch schöpft diese Interpretation längst nicht das gesamte Spektrum jener
Bedeutungen aus, die sich in der »Krone« mit dem Verdacht konstitutioneller
Kälte an den König heften. Indem Artus hier nämlich unmissverständlich mit
einer der aristotelischen Primärqualitäten assoziiert wird, wirft der Text – so
denke ich – die Frage nach einer humoralpathologischen Verortung seines

---

28 Am Ende muss sich Artus in Sachen *manheit* sogar noch vor seiner eigenen Frau
geschlagen geben, wenn Keie deren Rückkehr mit den beiden schwer verwundeten
Kämpfern Gawein und Gasoein scherzhaft zum ritterlichen Sieg stilisiert: [...] ›*Das
ist ein riche hab, / Die min frauw braht hat, / Das sie blosz one sarwat / Zwen ritter hat bezwungen. / Jr ist da gelungen, / Da minem herren gebrast, / Der nit wolt
disen gast / Zü velde dorch sie bestan. / Sie hat es aber dorch jne getan / Vnd hat
jne manlich entworcht. / Jr hertz ist gar vneruorcht, / Sie sal von rehtem gund /
Die stat zer tafelrund / Haben von ir manheit / [...]‹ Der rede begunden sie alle /
Sere lachen mit schalle, / Wenn Artus, dem was es zorn* (»Krone«, V. 12474-
12501). Vgl. hierzu GUTWALD [Anm. 16], S. 89.

29 In der Tat werfen bereits die Chroniken ein düsteres Licht auf einen möglichen
Friedensfürsten Artus voraus, wenn in der berühmten Rede Cadors von Cornwall
der bevorstehende Kriegszug gegen den römischen Kaiser Lucius als Ende einer
allzu lange andauernden Waffenruhe gefeiert wird, die letztlich nur zu Feigheit
und Trägheit (*segnitia*) geführt habe. Vgl. »Historia Britanniae« [Anm. 7], S. 461.

Charakters auf. Das in der Spätantike entwickelte und im Hochmittelalter fortgeführte System der vier Temperamente[30] kennt zwei Konstitutionstypen, die sich mit der Eigenschaft der Kälte verbinden. Da ist zum einen der Phlegmatiker, dessen kalt-feuchte Krasis dem Wasser, dem Winter und dem Greisentum assoziiert wird. Eine solche Zuordnung scheint im Kontext der »Krone« nicht unplausibel, gelten doch auch die Frauen, in deren Nähe die Königin ihren Gatten ja zu rücken bemüht ist, den mittelalterlichen Naturphilosophen durchweg als phlegmatisch.[31] Die scharfe Antithese, in die Ginovers Imagination Artus und Gasoein stellt, spricht jedoch für einen anderen Befund. Denn der prototypische Minneritter Gasoein ist nachdrücklich als sanguinischer Typus gekennzeichnet, wie ihn die salernitatischen Merkverse des 13. Jahrhunderts beschreiben: *Largus, amans, hilaris, ridens, rubeique coloris, Cantans, carnosus, satis audax atque benignus.*[32]

In ihrer *descriptio* nimmt die mit medizinischem Wissen reichlich beschlagene Königin vier dieser Elemente auf, wenn Sie den ›Ritter im Hemd‹ als *amans*,[33] *hilaris*,[34] *cantans*[35] und sogar als *rubeique coloris* beschreibt, auch wenn sie sich hier nicht so sehr auf dessen Hautfarbe, sondern vielmehr auf seine ritterliche Ausrüstung bezieht.[36] Dass Gasoein zudem *satis audax* ist, dürften seine unerschrockenen Kämpfe gegen die Gefährten des Königs, denen er sich durchweg an *manheit* überlegen zeigt, hinlänglich verdeutlichen. Doch es sprechen noch weitere Indizien dafür, dass es die Dominanz des warmen Blutes über die anderen Säfte ist, die Gasoein zu jenem unerschrockenen und hitzigen Minneritter machen, der er ist: Nachdem er nämlich im Kampf gegen Gawein einen ganz und gar unmäßigen Blutverlust erlitten hat (vgl. »Krone«, V. 12262-12265), verliert er seine legendäre Un-

---

30 Vgl. KLIBANSKY/PANOFSKY/SAXL [Anm. 1], S. 110-124 sowie 172-199.

31 Vgl. SCHNELL [Anm. 17], S. 324f.: »Obwohl man annehmen könnte, daß sowohl bei den Frauen wie bei den Männern die unterschiedlichsten Mischungsverhältnisse auftreten und sich somit die Geschlechtergrenzen verflüchtigen, lautete der Grundsatz antiker und mittelalterlicher Medizin: Die Männer sind charakterisiert durch die Qualitäten warm und trocken, die Frauen durch die Qualitäten feucht und kalt.« Vgl. auch SCHNELLs Belege in Anm. 163.

32 Zitiert nach KLIBANSKY/PANOFSKY/SAXL [Anm. 1], S. 187. ›Freigebig, der Liebe zugeneigt, fröhlich, lachend und von roter Farbe / Singend, von festem Fleisch, ziemlich kühn und wohlwollend.‹

33 Vgl. »Krone«, V. 3414: Gasoein singt [d]*urch den willen der amyen sin.*

34 Vgl. »Krone«, V. 3418: *Sein hertz gar nah vræden spilt.*

35 Vgl. »Krone«, V. 3412: *Er singet von minnen süezen sanch.*

36 In »Krone«, V. 3420 erwähnt Ginover Gasoeins *sper von zinober rot.* Später schildert der Erzähler zudem seinen rot-gelben Blumenkranz (vgl. »Krone«, V. 3702f.), sowie ein Paar Hosen aus rotem Scharlach (vgl. »Krone«, V. 3709f.).

empfindlichkeit gegenüber der Kälte[37] genauso wie seine Ambitionen auf die Minne der Königin.[38] Wo aber so viele Indizien für eine feucht-warme Veranlagung des ›Ritters im Hemd‹ sprechen,[39] da legt sich auf seinen Kontrahenten Artus der unrühmliche Verdacht einer kalt-trockenen Komplexion. Betrachtet man das sich in der Kaminszene gegenüberstehende Bildpaar – hier der still und bewegungslos im Saal verharrende König, dort der im Naturraum freudig umherstreifende Minneritter –, so kann man nicht umhin, an die spätmittelalterlichen Kalenderbilder zu denken, die zwischen dem melancholischen und dem sanguinischen Temperament dieselbe Opposition zwischen Innen und Außen, Erstarrung und Bewegung, Einsamkeit und Minneglück erkennen lassen.[40] Der kalte König wäre demnach ein melancholischer König.[41]

---

37 Auf dem gemeinsamen Ritt zurück zum Hof hüllt Ginover Gasoein in ihren Mantel und schützt ihn zusätzlich mit ihrer Körperwärme vor dem winterlichen Frost (vgl. »Krone«, V. 12375-12381).

38 Demnach wäre der Sanguiniker in der »Krone« nicht wie so häufig ein Idealtypus, sondern eine durchaus gefährliche Abweichung von einer im ausgewogenen Mischungsverhältnis aller Körpersäfte bestehenden Norm. Diese Sichtweise lässt sich mit einem Blick auf Gawein stützen, der sich zwar von der in der »Krone« allgegenwärtigen Kälte keinesfalls in seinem Tatendrang aufhalten lässt, dies aber eher seiner *virtus* verdankt als einer übermäßigen Körperwärme. In aller Selbstverständlichkeit wird geschildert, wie es sich nach einem Ritt durch die Kälte am Feuer aufwärmt (vgl. »Krone«, V. 6918-6925). Anders als Gasoein, dessen übermäßig heiße Komplexion ihn in der Ginover-Entführung zum Opfer seiner unkontrollierbaren Begierden werden lässt, bewahrt der ein eher stoisches Ideal verkörpernde Gawein in allen Situationen stets einen kühlen Kopf (vgl. etwa »Krone«, V. 7275-7284).

39 Zusätzlich ließe sich anführen, dass der Erzähler in anderem Zusammenhang die Minne mit den Qualitäten ›Feuchtigkeit‹ und ›Wärme‹ assoziiert. So heißt es über die Küsse des Liebespaares in der Schwanenbarke: *Da von iglichs munt / Wart erhitzet vnd erfüchtet / Vnd beyder hertzen erlühtet / Von mynne gereisz* [...] (»Krone«, V. 26405-26408). So dürfte auch der Minneritter Gasoein beide Qualitäten (Feuchtigkeit und Wärme) in sich vereinen.

40 Vgl. KLIBANSKY/PANOFSKY/SAXL [Anm. 1], Abb. 88-91; sowie 92-95. Diese ikonographische Tradition datiert freilich um einiges jünger als die »Krone«, doch ist davon auszugehen, dass das Konzept, das sie illustriert, bereits im 13. Jahrhundert voll zur Entfaltung gekommen ist.

41 Diese Interpretation liegt auch deshalb nahe, weil die seit der Renaissance topische Vorstellung von der naturgegebenen Schwermut des Herrschers bereits im Mittelalter als weit verbreitete (literarische) Denkform gelten darf. Am Beispiel des »Rolandsliedes« hat Urban KÜSTERS überzeugend herausarbeiten können, wie der als kontemplativer Gegenpol zum aktiven Helden konzipierte König gerade durch die ihn auszeichnenden Tugenden – wie die Sorge um Reich und Untertanen – beständig der Gefahr einer »melancholischen Selbstabschließung und Handlungshemmung« ausgesetzt ist. Vgl. KÜSTERS, Urban: Klagefiguren. Vom höfischen Um-

Diesem Fingerzeig auf eine schwarzgallige Komplexion des Königs möchte ich im Folgenden weiter nachgehen. Dabei werde ich zunächst den Text der »Krone« verlassen, um eine vor allem in der altfranzösischen Literatur beheimatete Traditionslinie nachzuzeichnen, die Artus in eindeutig melancholischen Posen in Szene setzt. In einem zweiten Schritt sollen dann die Überschreibungen und Verschiebungen in den Blick kommen, denen das offensichtlich unliebsame Thema im deutschen Sprachraum ausgesetzt war. Vor diesem gattungsgeschichtlichen Hintergrund möchte ich dann die Frage nach der Melancholie des Königs in der »Krone« abschließend noch einmal stellen.

IV.

Ausgangspunkt all jener Inszenierungen, in denen Artus als Melancholiker in Erscheinung tritt, ist die erste Artusszene in Chrétiens »Perceval«.[42] Als nämlich der Titelheld das erste Mal dem berühmten König gegenübersteht, ist dieser derart in sich selbst versunken, dass er zunächst nicht in der Lage ist, auf die Ansprachen des törichten Walisers zu reagieren. Erst als der enttäuschte Perceval, der hoch zu Ross in die Königshalle eingeritten ist, sich ungestüm abwendet und dabei Artus die wollene Mütze vom Kopf reißt, löst sich die herrscherliche Trance. Deutlich steht diese im Zeichen Saturns:[43]

> Et li rois Artus ert assis
> Au chief de la table pensis,
> Et tuit li chevalier rioient
> Et li un as autres gaboient
> Fors il, qui pensis fu et mus.
> (»Perceval«, V. 907-911)[44]

gang mit der Trauer. In: An den Grenzen der höfischen Kultur. Anfechtungen der Lebensordnung in der deutschen Erzähldichtung des hohen Mittelalters. Hg. v. Kaiser, Gert. München 1991 (Forschungen zur Geschichte der älteren deutschen Literatur 12), S. 9-75, hier S. 29. Artus wäre folglich durch dieselbe strukturelle Position zum Melancholiker disponiert, die in der »Krone« bereits für den symbolischen Verlust seiner Männlichkeit verantwortlich gemacht werden konnte.

42 Chrétien de Troyes: Le Roman de Perceval ou Le Conte du Graal. Der Percevalroman oder die Erzählung vom Gral. Hg. u. übers. v. OLEF-KRAFFT, Felicitas. Stuttgart 1991 (RUB 8649).

43 Obwohl unabhängig voneinander entstanden, verbinden sich die Vorstellungskomplexe um die Melancholie und den Planetengott Saturn im Verlauf des Mittelalters zu einer unauflöslichen Einheit: »Fast allen Schriftstellern des späteren Mittelalters und der Renaissance galt es als unumstößliche Tatsache, daß die Melancholie, die krankhafte wie die natürliche, in einer besonderen Beziehung zu Saturn stehe und dass dieser ›schuld habe‹ an den unglücklichen Eigenschaften und Schicksalen des Melancholikers.« KLIBANSKY/PANOFSKY/SAXL [Anm. 1], S. 203.

44 ›König Artus saß bekümmert am Kopfende des Tisches; die Ritter aber lachten alle und trieben ihren Scherz miteinander, nur er war voll Kummer und sagte kein Wort.‹ Übersetzung von OLEF-KRAFFT [Anm. 42].

Die schweigende Vereinzelung des Königs, die Schwere seiner Gedanken, die Tatsache, dass er, um dem fremden *vallet* doch noch ins Antlitz blicken zu können, den Kopf vom Boden heben muss (vgl. »Perceval«, V. 938f.) – all dies weist seinen Zustand als melancholischen aus. Was dessen Motivierung angeht, so legt der Text dem Rezipienten zwei konkurrierende Erklärungen nahe: Einerseits hatte bereits der Köhler, der dem jungen Helden als Wegweiser nach Cardoeil dient, auf den ambivalenten Gemütszustand des Königs hingewiesen. Zu gleichen Teilen freudig und voller Trauer sei dieser (*lié et dolant*, vgl. »Perceval«, V. 845), da er zwar in der Schlacht einen Sieg errungen habe, nun aber die in ihre Heimat zurückgekehrten Kampfgefährten vermisse. Diese hyperbolische Angst vor der Einsamkeit, die sich oft nur an der Abwesenheit eines einzigen Ritters entzündet, wird in der Folge zu einem bestimmenden Motiv arturischer Melancholie.[45] Artus selbst aber führt einen anderen Grund für sein merkwürdiges Verhalten an: Aus Zorn und Trauer (afrz. *ire*, vgl. »Perceval«, V. 944) habe er dem Gast nicht antworten können, da ihm sein ärgster Feind, der rote Ritter, das Land streitig gemacht und, beim Raub einer Trinkschale von der königlichen Tafel, seine Frau mit Wein besudelt habe. In dieser Perspektive erscheint die Gedankenversunkenheit des Königs als Zeichen eines drohenden (oder auf symbolischer Ebene bereits vollzogenen)[46] Herrschaftsverlustes. Zwar wird in der Folge der Ereignisse die Bedrohung der arturischen Welt vorerst abgewendet, wenn der törichte Knappe den Widersacher aus dem Wald von Quinqueroi kurzerhand erschlägt, doch kehrt sie auf einer höheren Ebene gerade durch den mutmaßlichen Gralerlöser wieder. So macht Erich KÖHLER im überlieferten Text des »Conte du Graal« deutliche Indizien dafür aus, dass dieser – im Sinne einer chiliastischen Konstruktion – mit der endgültigen Erlösung der Gralwelt zugleich auf die *Mort Artu*, die Götterdämmerung des weltlichen Rittertums, hätte hinauslaufen sollen.[47] In der melancholischen Selbstabschließung des Königs aber sieht KÖHLER entschieden ein Vorzeichen dieses (etwa in den Prophezeiungen des Narren oder der Gralbotin angedeuteten) Untergangs:

> Artus ist vor [der] Massierung der dämonischen Gegenmächte, vor einer
> mit dem Erretter zugleich angekündigten antichristlichen Epoche hilflos

---

45 Vgl. hierzu bereits »Erec et Enide«, V. 6360-6371, wo das Protagonistenpaar am Ende seines Abenteuerweges den König in großer Sorge antrifft, weil nur fünfhundert Edelleute an seinem Hof weilen.

46 Vgl. OLIVER, Lisi: Spilled Wine and Lost Sovereignty in Chrétiens *Perceval*. In: Neuphilologische Mitteilungen 47 (1996), S. 91-102, hier S. 92: »[...] the spilling of the wine represents a pouring-out of Arthur's very mandate to rule, and his abandonment by Guinivere represents a rejection by the land itself.«

47 Vgl. KÖHLER, Erich: Ideal und Wirklichkeit in der höfischen Epik. Studien zur Form der frühen Artus- und Graldichtung. 2., ergänzte Auflage. Tübingen 1970 (Beihefte zur Zeitschrift für romanische Philologie 97), S. 181-235: »VI. Perceval und der Gral. Die eschatologische Vollendung der ritterlichen Selbstauslegung«.

und ahnt – sein *penser* ist das Zeichen dafür – daß seine Welt zu Ende geht.[48]

Man kann von hier aus, wie Karin GÜRTTLER es getan hat, noch einen Schritt weiter gehen und den saturnischen Schatten, der sich auf den Maienkönig legt, nicht nur als Vorboten seines kommenden Schicksals lesen, sondern in ihm selbst den Ausdruck einer moralischen Defizienz erkennen, die vor dem Hintergrund der anbrechenden neuen Ordnung nur um so deutlicher hervortritt:

> Eine antichristliche, endzeitliche Epoche ist eine Epoche der Sündenverfallenheit, und so ist letztlich die Begründung für Artus' Traurigkeit und Geistesabwesenheit auch im moraltheologischen Denken der Zeit zu suchen, mit dem Chrétien zweifelsohne vertraut war. Die *tristitia* ist Ausfluß der *superbia*. Sie erzeugt u. a. *desperatio, torpor, pusillanimitas* und *accidia*, Seelenzustände, die alle auch auf Artus zutreffen.[49]

Auf welche Weise man auch immer das Schweigen und die Gedankenschwere des Königs im »Perceval« beurteilt, eines dürfte deutlich geworden sein: Hinter den herrscherlichen Absenzen, die hier ihren Ausgangspunkt nehmen, steckt weit mehr als nur der Versuch, der Figur durch einen Schnörkel individuelle Kontur zu verleihen.[50] Auffällig genug bleibt jedenfalls ihre Verbindung zum Gralthema, sind es doch vor allem die großen Texte der altfranzösischen Gralliteratur, in denen der König mit Anfällen von Schwermut zu kämpfen hat. So gerät er in der ersten »Perceval«-Fortsetzung aus Sorge und Mitleid um den auf Chastel Orgueilleus gefangenen Giflet plötzlich in ein solch tiefes, von Tränen und Seufzern begleitetes Nachsinnen, dass er sich schließlich beim Aufstützen auf die Tafel selbst an einem Messer verletzt.[51] Dieser Stupor wird in der Folge durch jähen Zorn[52] abgelöst, wenn

---

48 KÖHLER [Anm. 47], S. 204.

49 GÜRTTLER [Anm. 16], S. 109.

50 Vgl. MORRIS, Rosemary: The Character of King Arthur in Mediaeval Literature. Cambridge 1982 (Arthurian Studies 4), S. 122: »The abstraction is not progressive, nor unique to Arthur; it is his personal manifestation of the cliché ›tristes et pansis‹. Successive imitation creates the impression of an individual quirk, such as a novellist might use to give a character life.«

51 Vgl. The Continuations of the Old French *Perceval* of Chrétien des Troyes. Bd. 3. Teil 1: The First Continuation. Redaction of Mss *A L P R S*. Hg. v. ROACH, William. Philadelphia 1952, Chastel Orguelleus (IV, 1): Mss. *ASPU*, V. 3360-3388. Vgl. als Übersetzung: Gauwain sucht den Gral. Erste Fortsetzung des »Perceval« von Chrestien de Troyes. Übers. v. Sandkühler, Konrad. Stuttgart 1959, S. 101. Im deutschen Sprachraum ist diese Szene erst durch den »Rappoltsteiner Parzival« präsent: WISSE, Claus u. COLIN, Philipp: Parzifal. Eine Ergänzung der Dichtung Wolframs von Eschenbach. Hg. v. SCHORBACH, Karl. Berlin, New York 1974 (Photomechanischer Nachdruck der Ausgabe Straßburg, London 1888, d. i. Elsässische Literaturdenkmäler aus dem 14.-17. Jahrhundert 5), V. 172,37-173,24. –

Artus die sich nach seinem Zustand erkundigenden Gefolgsleute pauschal der Untreue und Verräterei bezichtigt. Als er sich ihnen doch endlich anvertraut, spricht er von der Schwärze und Trauer seines Herzens (vgl. »Continuation Gauvain«, V. 3669). Anders als in Chrétiens »Perceval«, der deutlich als Vorlage für diese Szene fungiert, führt die melancholische Verdunklung des herrscherlichen Gemüts hier zwar letztlich zur Aktivität des Hofes (denn schließlich mündet die Sequenz in die groß angelegte Suche nach Giflet)[53] – doch markiert der Text auch deutlich die Gefahren, die von der Schwermut des Königs ausgehen: So begründet Gauvain, der Artus durch einen Knappen zur Mäßigung ermahnt, dies mit dem Argument, er dürfe seinen Feinden durch seine gedrückte Stimmung (afrz. ire) keinen Anlass zur Freude geben (vgl. »Continuation Gauvain«, V. 3406-3411).

Im »Lancelot Propre« schließlich gewinnt die arturische Trance geradezu den Charakter eines Leitmotivs.[54] Dreimal wird Artus an seiner Tafel von melancholischen Anwandlungen heimgesucht, wobei sich Länge und Intensität des *penser* kontinuierlich steigern. Dabei weist die dritte und ausführlichste Szene große Ähnlichkeiten zur ersten »Perceval«-Fortsetzung auf;[55] auch hier nämlich stützt sich der inmitten höfischer Festfreude plötzlich von schweren Gedanken heimgesuchte König auf ein Messer:

> Main uns destorbiers lor vint seure,[56] car chi dist li contes que quant li
> rois se seoit al mengier et il ot le tierch mes eu, si caï en .I. penser si
> grant que il en oublia et la feste et le mengier et tous cheus qui y estoient
> et commencha a souspirer et a plorer des iex del chief et fu apoiés sour
> .I. coutel.[57]

Bemerkenswerterweise nimmt Artus die Klinge in seiner Gedankenversunkenheit aus den Händen des Ivonez (Iwanet; vgl. V. 3372-74), der ja bereits in der ersten Artushofszene des »Perceval« anwesend war und hier ebenfalls ein Messer in der Hand hielt (vgl. »Perceval«, V. 912-16). Zu einer möglichen Fortführung dieses Motivs in der »Krone« vgl. unten Abschnitt V. des vorliegenden Beitrages.

52 Vgl. vor allem die eindrückliche Schilderung in V. 3581-3588, in der Zorn und Melancholie zu einer gestischen Einheit verschmolzen sind.

53 Insofern hat die zur Schau gestellt Emotionalität des Herrschers hier durchaus auch rituellen Charakter. Vgl. hierzu ALTHOFF, Gerd: Der König weint. Rituelle Tränen in öffentlicher Kommunikation. In: ›Aufführung‹ und ›Schrift‹ in Mittelalter und Früher Neuzeit. Hg. v. Müller, Jan-Dirk. Stuttgart, Weimar 1996 (Germanistische Symposien, Berichtsbände 17), S. 239-252.

54 Vgl. KENNEDY, Elspeth: Royal broodings and lover's trances in the First Part of the Prose *Lancelot*. In: Marche romane. Mélanges de philologie et de littératures et de littératures romanes offerts à Jeanne Wathelet-Willem. Liège 1978, S. 301-314.

55 Vgl. den genauen Vergleich bei KENNEDY [Anm. 54], S. 313, Anm. 39.

56 Die Königin und die Dame von Malohot hatten auf ein Stelldichein gehofft.

57 Lancelot. Roman en prose du XIIIᵉ siècle. Hg. v. MICHA, Alexandre. Bd. 8. Genève 1982 (Textes littéraires Français), S. 134. Im Kontext unserer Untersuchung ist es besonders interessant, dass der deutsche »Prosa-Lanzelot« hier von seiner

Die melancholische Erstarrung löst sich erst, nachdem Lore von Cardueil, eine Nichte des Königs, in Gauvains Auftrag das Tischtuch zu sich gezogen und so die fragile Konstruktion ins Wanken gebracht hat.[58] Es folgen – in bekannter Weise – der Zorn des Königs und die bittersten Vorwürfe an seine Ritter, bevor schließlich der *chevalier as armes vermeilles* als Gegenstand des *panser* enthüllt und somit die zweite Suche nach Lancelot eingeleitet wird. Bieten die drei Absenzen des Königs am Artushof auf diese Weise im Wesentlichen variierende Wiederaufnahmen eines bereits etablierten Erzählmusters, so bringen dessen Trancezustände vor der Doloureusen Garde auch inhaltlich neue Qualitäten ins Spiel. Dass die Burgbewohner den in trübsinnigem Grübeln versunkenen König hier zweifach durch den Ausruf *Roi Artus, eure passe, eure passe!* zu wecken suchen,[59] gewinnt vor dem Hintergrund der durch den »Perceval« begründeten Tradition einen gewichtigen Beiklang. Zwar bezieht sich die Ermahnung handlungslogisch eindeutig auf die verstreichende Gelegenheit, das nun endlich geöffnete Tor zu durchqueren, doch kann man sich – auch angesichts der traditionellen allegorischen Besetzung des Schlafmotivs – des Gedankens nicht erwehren, es gehe hier letztlich um die Mort Artu und einen letzten Aufruf zur Buße. Noch deutlicher ist dieser

---

Quelle abweicht, um die Körperhaltung des Königs in eine klassische melancholische Geste zu transponieren: *Da das drit geriecht fur getragen wart, er leit sinen backen in syn hant und leynte off synen ellebogen, er vergaß synes eßens und alles das umb yn was und darzu sinselbes; er begunde sere zu suffczen und zu weynen.* Lancelot und Ginover I. Prosalancelot I und II. Nach der Heidelberger Handschrift Cod. pal. germ. 147. Hg. v. KLUGE, Reinhold, ergänzt durch die Handschrift Ms. Allem. 8017-8020 der Bibliothèque de l'Arsenal Paris. Übersetzt, kommentiert und hg. v. STEINHOFF, Hans-Hugo. Frankfurt a. M. 1995 (Bibliothek deutscher Klassiker 123, Bibliothek des Mittelalters 14, 15), S. 826, Z. 22-26. Vgl. auch den Kommentar zu dieser Stelle, in dem STEINHOFF eine Verwechslung des Übersetzers von *coutel* (Messer) und *coute* (Ellenbogen) nahelegt (ebd., Bd. II, S. 925 [Anm. zu 826, 23f.]). Zur Ikonographie des an die Wange gelehnten und auf den Unterarm gestützten Kopfes (der sog. ›Aufstützgeste‹) vgl. WENZEL, Horst: Melancholie und Inspiration. In: Walther von der Vogelweide. Hg. v. Mück, Hans-Dieter Stuttgart 1989 (Kulturwissenschaftliche Bibliothek 1), S. 133-153, sowie – am Beispiel von Dürers »Melencolia I« – KLIBANSKY/PANOFSKY/SAXL [Anm. 1], S. 409-412.

58 Bemerkenswerterweise taucht diese junge Hofdame in der letzten Szene des »Perceval« auf, wo sie im Begriff ist, Ginover über die Ohnmacht des Königs, die diesen angesichts der Sorge um seinen Neffen Gauvain übermannt hat, zu informieren (vgl. »Perceval«, V. 9227-9229). Vgl. KENNEDY [Anm. 54], S. 313, Anm. 39.

59 Lancelot. Roman en prose du XIIIe siècle. Hg. v. MICHA, Alexandre. Bd. 7. Genève 1980 (Textes littéraire Français), S. 351. Vgl. auch ebd., S. 365.

Hintersinn in der mittelhochdeutschen Fassung herausgearbeitet, wo der Ausruf lautet: *König Artus, __din__ zytt get hinweg!*[60]

Dieser kurze Rundgang durch die altfranzösische Tradition hat, so hoffe ich, gezeigt, dass die Artusfigur hier wiederholt mit melancholischen Topoi assoziiert wird – wobei sich deutliche Tendenzen zu einer moralisierenden Deutung festmachen lassen. Die Schwermut des Königs erscheint so als Zeichen eines geistigen Mangels, der durch eine neue Ära überwunden werden muss. Vor diesem Hintergrund ist es ausgesprochen bemerkenswert, dass der deutschsprachige Artusroman – sieht man einmal von direkten Übertragungen wie dem »Prosa-Lanzelot« und dem »Rappoltsteiner Parzival« ab – von schwarzgalligen Tendenzen seines Königs offenbar nicht wissen will. Bereits Hartmann von Aue übergeht die übertriebene Angst des Herrschers vor der Einsamkeit am Ende des »Erec«; später wehrt er den Verdacht der Trägheit, der mit dem Schläfchen des Königspaars am Beginn des »Iwein« auf den Artushof zu fallen droht,[61] durch eine explizite Thematisierung des Sachverhalts ab.[62] Im dritten Buch des »Parzival« schließlich hat Wolfram die melancholisch aufgeladene Tranceszene, die er in seiner Quelle vorfand, fast vollständig getilgt; lediglich ein in wörtlicher Rede formulierter Hinweis des Königs auf sein *trûren* über Ithers ungebührliches Verhalten ist hier zurückgeblieben (vgl. »Parzival«, 150, 4-10).[63] Indessen hat er die schwarze Galle bekanntlich keineswegs vollständig aus seinem Werk verbannt, unterstellt er doch die gesamte Handlungszeit vom ersten Aufenthalt des jungen Parzival auf Muntsalvæsche bis zu dessen endgültiger Berufung zum Gralkönig der Herrschaft des Saturn.[64] Die solcherart im Kosmischen verankerte Schwermut betrifft jedoch nicht mehr primär den Artushof, sondern manifestiert sich vorrangig in der Sphäre des Grals. Anfortas wird dabei zum melancholischen Herrscher *par excellence*: Einerseits ist sein deutlich als kalt und trocken

---

60 Lancelot und Ginover [Anm. 57], S. 482, Z. 22. Vgl. auch ebd., S. 504, Z. 9. Hervorhebung von mir, K. R.

61 Vgl. MORRIS [Anm. 50], S. 123: »The first scene of *Yvain* shows, as is often remarked, a slothful court with crumbling morale.«

62 Vgl. »Iwein«, V. 77-84.

63 Der »Parzival« wird nach der folgenden Ausgabe zitiert: Wolfram von Eschenbach: Parzival. Studienausgabe. Berlin 1964 [Text nach der sechsten Ausgabe v. LACHMANN, Karl. Berlin, Leipzig 1926].

64 Zu den Themenkomplexen ›Melancholie‹ und ›Saturn‹ im »Parzival« vgl. DEINERT, Wilhelm: Ritter und Kosmos im Parzival. Eine Untersuchung der Sternkunde Wolframs von Eschenbach. München 1960 (MTU 2); sowie BLANK, Walther: Wolframs Parzival – ein ›Melancholicus‹? In: Melancholie in Literatur und Kunst (Schriften zu Psychopathologie, Kunst und Literatur). Hürtgenwald 1990, S. 29-47 und BLANK, Walther: Der Melancholikertypus in mittelalterlichen Texten. In: Mittelalterliche Menschenbilder. Hg. v. Neumeyer, Martina. Regensburg 2000 (Eichstätter Kolloquium 8). S. 119-145.

charakterisiertes Leiden der Bewegung des Saturn unterworfen, andererseits nimmt er durch die Art seiner Verletzung selbst Züge des Planetengottes an.[65] Genauso legt sich auch auf Parzivals Weg der Schatten des eisigen Gestirns: War dessen Liebestrance vor den drei Blutstropfen im »Perceval« noch das durchweg beseligende Gegenstück zu Artus' trübsinnigem *penser*,[66] so wird sie im »Parzival« eindeutig mit Elementen des Melancholiediskurses überformt.[67] Der sommerliche Schnee nämlich, der die ganze Szenerie bedeckt, ist, folgt man den nachträglichen Enthüllungen Trevrizents im Karfreitagsgespräch, durch den Eintritt des Saturn in seinen Herrschaftsbereich bewirkt worden (vgl. »Parzival«, 489, 24-27). Parzivals *verdenken* wird in dieser Perspektive – ähnlich wie das *penser* des Königs im »Perceval« – zum Zeichen einer heranbrechenden Ära des Zweifels und der Verzweiflung.[68] Anders als in Chrétiens Roman jedoch, der, wie wir gesehen haben, einen deutlich apokalyptischen Index trägt, hat die Herrschaft des Saturn im »Parzival« nur vorübergehenden Charakter. Und wenn am Ende des melancholischen Zwischenspiels ein neues Planetenjahr anbricht,[69] so darf dieses Glück verheißende kosmische Zeichen wohl nicht allein dem neuen Gralkönig, sondern auch dem Artushof zum Segen gereichen.

V.

Wenn wir uns nun abschließend wieder den Geschicken des ›kalten Königs‹ in der »Krone« zuwenden, so müssen wir zunächst festhalten: Derart explizite Inszenierungen arturischer Melancholie, wie sie vor allem für die altfranzösischen Gralromane charakteristisch sind, kennt Heinrichs Text nicht.[70] Und doch ist es gerade diese im deutschen Sprachraum nahezu ver-

---

65 Vgl. DEINERT [Anm. 64], S. 16-18, sowie BLANK 1990 [Anm. 64], S. 33-35.

66 Vgl. die Art und Weise, in der Perceval Gauvain von seiner inneren Erfahrung berichtet: *Et je estoie si pensis / D'un penser qui molt me plaisoit / Que cil qui partir m'en faisoit / N'aloit mie querant son preu* (»Perceval«, V. 4446-4449). ›Ich aber war von einem wunderbaren Traum so gefesselt, daß, wer mich daraus aufschreckte, übel beraten war.‹ Übersetzung v. OLEF-KRAFFT [Anm. 42].

67 Vgl. BLANK 1990 [Anm. 64], S. 36f.

68 Wolframs Melancholieauffassung tendiert relativ eindeutig in Richtung auf eine religiös gefärbte *desperatio*. BLANKs Deutung, der in Parzival den ›Typus des genialen Melancholikers‹ zu erkennen glaubt (BLANK 1990 [Anm. 64], S. 43), erscheint angesichts des geringen Einflusses, den das Problem XXX,1 im Mittelalter gehabt hat (vgl. KLIBANSKY/PANOFSKY/SAXL [Anm. 1], S. 131), zumindest problematisch.

69 Vgl. DEINERT [wie Anm. 64], S. 39-45.

70 Wohl befällt den Hof bisweilen große Trauer – so bei Ginovers Entführung durch ihren Bruder Gotegrin oder angesichts des vermeintlichen Todes seines ersten Ritters Gawein –, doch fehlt hier jeder Hinweis auf eine isolierende Schwermut des Königs.

drängte Traditionslinie, die zu Beginn der Handlung als intertextueller Bezugspunkt etabliert wird. Denn Heinrich blendet hier verschiedene Prätexte ineinander, die in ihrem Zusammenspiel ein deutlich saturnisches Licht auf die Artuswelt werfen.[71]

Einen wichtigen Anspielungshorizont bildet dabei Wolframs »Parzival«, der, wie wir gesehen haben, das Melancholiethema zwar aufnimmt, es aber weitestgehend auf die Sphäre des Grals hin verlagert. Um eine vollständige Verschiebung handelt es sich dabei freilich nicht, kehrt doch die Melancholie – und zwar in Form einer meteorologischen Ausnahmeerscheinung – auch hier an den Artushof zurück: Der sommerliche Schnee nämlich, der mit dem Heraufdämmern der saturnischen Herrschaft in die Welt des Textes einbricht, fällt auf *Artûs de[n] meienbære[n] man* (»Parzival«, 281, 16) genauso herab wie auf den vor dem Gral gescheiterten Protagonisten. Wenn sich nun die Welt der »Krone« über weite Strecken als eisige Winterlandschaft präsentiert, dann steht der Verdacht im Raum, der solcherart allgegenwärtige Schnee sei gewissermaßen aus dem »Parzival« hinübergeweht. So jedenfalls werden die Schnee-Szenen in Heinrichs Roman von Ulrich Füeterer gedeutet, dem bei seiner Bearbeitung der Gasoein-Episode sogleich eine wolframsche Formulierung in den Sinn kommt (*sich het bey kaltten winden / das wetter gepariert mit schnees sitten.*, »Buch der Abenteuer« I, 2010, 6f.; vgl. »Parzival«, 281, 21f.) – und so hat es im Fortgang auch die »Krone«-Forschung gesehen.[72] Trifft es aber zu, dass hinter der für arturische Verhältnisse so ungewöhnlich kalten Witterung der »Krone« der plötzliche Wintereinbruch aus dem sechsten Buch des »Parzival« steht, dann fällt auf die gesamte erste Hälfte des Textes zugleich der Schatten des Saturn.[73]

Ein zweiter Bezug auf Wolfram und dessen Inszenierung des Melancholiethemas ist dem Text der »Krone« in der Figur des frierenden Königs eingeschrieben. Indem nämlich Heinrich das Bild des Herrschers vor einem *grozen vivre* (»Krone«, V. 3336) evoziert, ruft er bei seinem Publikum Erinnerungen an den Gralkönig wach, der schon bei Chrétien vor einem *fu molt grant* (»Perceval«, V. 3093) sein Lager genommen hatte. Bei Wolfram dann spenden dem kranken Anfortas gleich drei Feuerstätten Wärme (vgl. »Parzival«, 230, 6-17), und sie tun dies zu eindeutig medizinischen Zwecken: *Der wirt het durch siechheit / grôziu fiur und an im warmiu kleit.* (»Parzival«,

---

71 Zur Rezeption der altfranzösischen Gralliteratur in Heinrichs Krone vgl. allgemein SCHMID, Elisabeth: Texte über Texte. Zur »Crône« des Heinrich von dem Türlin. In: GRM 44 (1994), S. 266-287, sowie THOMAS, Neil: *Diu Crône* and the Medieval Arthurian Cycle. Cambridge 2002 (Arthurian Studies 50).

72 Vgl. zuletzt KAMINSKI [Anm. 5], S. 175-199.

73 Dies gilt natürlich nur für den Fall, dass Heinrich den ganzen »Parzival« gekannt hat. Vgl. anders STEIN, Peter: Integration – Variation – Destruktion. Die »Crône« Heinrichs von dem Türlin innerhalb der Gattungsgeschichte des deutschen Artusromans. Bern u. a. 2000 (Deutsche Literatur von den Anfängen bis 1700, 32).

231, 1f.) Die von den Herdstellen ausgehende Wärme ist als Teil jener allo-
pathischen Heilverfahren zu begreifen, die – so kann man es Trevrizents
Worten im neunten Buch entnehmen – das mit Kälte assoziierte Leiden des
Gralkönigs lindern sollen.[74] Der nämlich wird unter bestimmten stellaren
Bedingungen von einer äußerst schmerzhaften Hypothermie gepeinigt ([...]
sô tuot im grôzer frost sô wê, / sîn fleisch wirt kelter denne der snê., »Parzival«, 490, 11f.). Auch in der »Krone« aber bildet, so konnten wir sehen, die
physiologische Kälte des Königs den zentralen Angriffspunkt von Ginnovers
Spottrede (vgl. »Krone«, V. 3389-3393): Hinter dem arturischen Frösteln
kommt derart das saturnische Leiden des Anfortas zum Vorschein. Beide
Texte, die »Krone« und der »Parzival«, stimmen weiterhin darin überein,
dass sie konstitutionelle bzw. durch Krankheit induzierte Kälte mit dem Verlust von Männlichkeit in Verbindung bringen. Während jedoch Anfortas vom
vergifteten Speer eines heidnischen Gegners drastisch *durch die heidruose
sîn* (»Parzival«, 479, 12) verwundet wird, ist die Einbuße, die Artus an seiner
manheit hinnehmen muss, in einem rein symbolischen Bereich angesiedelt.

Hatte also Wolfram die Melancholie vom Artushof weg auf den Gral und
seine Hüter hinzulenken versucht, so kommt sie spätestens bei Heinrich in
verwandelter Form wieder dort an, wo sie ihren Ausgangspunkt genommen
hatte – beim ›kalten König‹ Artus. Demnach ist es auch nicht verwunderlich,
dass der Beginn der »Krone« eine verdeckte Parallele zur ersten Artushofszene des »Perceval« aufweist. Schließlich sind der Erstarrung des Königs am
Feuer hier genau diejenigen Handlungselemente vorgeschaltet, die bereits
Chrétiens Text als mögliche Auslöser für das schwermütige *penser* des Königs ins Spiel bringt – nämlich der Verlust der Gefährten und der auf den
Schoß der Königin verschüttete Wein (vgl. Ginovers Misserfolg bei der Be-
cherprobe in »Krone«, V. 1278-1281). Nach dieser intertextuellen Logik
könnte die Kaminszene der »Krone« – ebenso wie die königliche Trance im
»Perceval« – als symbolische Gestaltung eines drohenden Herrschaftsverlustes figurieren.

Dass Heinrich die Eingangssequenz seiner »Krone« mit Bezügen auf Prätexte aufgeladen hat, welche die viel gerühmte arturische Idealität durch die
Inszenierung herrscherlicher Melancholie als gefährdet ausweisen, zeigt auch
ein Blick auf den »Perlesvaus«, einen Text, der jüngst von Neil THOMAS als
mögliche Vorlage für die »Krone« angezogen worden ist.[75] Hier wird in der
Exposition erzählt, wie Artus aus der Höhe seines weltlichen Ruhms plötzlich in den Abgrund einer lähmenden Schwermut fällt:

> Li rois Artuz fu .x. anz en tel point com ge vos di, ne n'estoit nus rois
> terriens tant loez comme il, tant que une volentez delaianz li vint, e
> commença a perdre le talent des largesces que il soloit fere. Ne voloit

---

74 Vgl. hierzu die überzeugende Argumentation von BLANK 1990 [Anm. 64], S. 33-35.
75 Vgl. THOMAS [Anm. 71], S. 37f.

cort tenir a Noël, ne a Pasques, ne a Pentecoste. Li chevalier de la Table
Reonde, quant il virent son bienfet alentir, il s'en partirent e commencie-
rent sa cort a lessier.[76]

Deutlich variiert der Verfasser des »Perlesvaus« das aus dem »Perceval«
bekannte Erzählmuster; bei ihm ist der Verlust der Getreuen nicht Ursache,
sondern Folge der melancholischen Selbstabschließung des Königs. Auch
findet diese ihren Ausdruck nicht in einem kurzen Anfall; vielmehr hält die
vollständige Vernichtung des herrscherlichen Willens (*volentez delaianz*)
über einen nicht näher bestimmten, aber doch wohl besorgniserregend langen
Zeitraum an. Wenn nun Artus in der Folge ausgerechnet von Ginover seines
Verhaltens wegen zur Rede gestellt wird, dann offenbart sich diese Variante
des narrativen Schemas ›arturische Melancholie‹ als deutliche Anspielungs-
folie für das Krisenszenario der »Krone«. Heinrich macht sich dabei gerade
den Expositionscharakter der von ihm anzitierten Textsequenz zueigen: In
beiden Texten bewährt sich die Anklage der Königin als handlungsanstoßen-
des Moment, das den trägen Artus in Bewegung setzt.

Ein interessanter Punkt ist zuletzt, dass im ›Spiegelkabinett‹[77] der »Krone«, in dem jede Figur immer auch die Strukturposition einer anderen ein-
nehmen kann, arturische Melancholie nicht nur an Artus selbst, sondern auch
an denjenigen Akteuren verhandelt wird, die zwischenzeitlich oder dauerhaft
den Status eines *ander Artvs* zugewiesen bekommen. Dies gilt zum einen für
den Gralkönig, der, indem er Gawein mit den Worten *Süszer neue vnd lieber
gast* (»Krone«, V. 29468) anspricht, auf Artus selbst hin durchsichtig wird.
Es wäre zumindest zu bedenken, ob nicht der durch fremdes Blut künstlich
sein Leben erhaltende *altherre* jene Anämie zur Anschauung bringen soll,
derer sich auch sein Urbild im ersten Handlungsteil verdächtig macht. Aber
auch der Hauptheld Gawein erlebt im Rahmen seiner unfreiwilligen Artus-
Doppelgängerschaft eine Szene, die deutliche Anleihen bei einer melancholischen Konzeption des Königs macht. Ich meine das Ende jener Sequenz, in
welcher der durch die Gewalt des Minnetrankes zum *ander Artvs* (»Krone«,
V. 8741) verwandelte Gawein in einem langsamen Prozess seine Identität
wiedergewinnt, indem er an der Tafel über einem Bild meditiert, das letztlich
ihn selbst darstellt. Um nämlich seine abschließende Erkenntnis – Ich bin
Gawein! – zu bekräftigen, fügt er sich selbst einen mnemonisch wirksamen
Schmerz zu:

---

76 Le Haut Livre du Graal. Perlesvaus. Hg. v. NITZE, William A. u. ATKINSON, Jen-
kins T. Volume 1: Text, Variants, and Glossary. Chicago, Illinois 1932 (The Modern Philology Monographs of the University of Chicago). S. 25f., Z. 65-73.

77 So KAMINSKI [Anm. 5], S. 151 über die Allgegenwart von Gawein-Doppelgängern
in Heinrichs Text: »Überhaupt scheint der Gawein der Krone sich regelrecht in einem Spiegelkabinett von *alter-ego*-Figurationen zu bewegen, worin der ›ander
Gâwein‹ (16523) Aamanz nur das offensichtlichste Double darstellt.«

Also saz er vngaz,
Daz er der red niht vergaz,
Vntz er sich reht verdaht.
Zehant er nah dem mezzer gaht,
Daz vor im auf der schüzzel lach,
Vnd tet im selben einen slak
Da mit zvo sein selbes hant,
Daz ez an der tavel widerwant,
Vnd spranch von der tavel auf.
(»Krone«, V. 9055-9063)

Als Vorlage für diese Szene hat die Forschung jenen kryptischen Bericht aus dem sechsten Buch des »Parzival« angeführt, der erklären soll, warum Gawan als einziger unter den Artusrittern das Trancehafte des Zustandes erkennt, in den der Protagonist beim Anblick der drei Blutstropfen geraten ist (vgl. »Parzival«, 301, 8-25).[78] Auch Gawan habe sich einst, so führt der Erzähler aus, gebannt durch die Macht der Liebe in die Hand gestochen, weshalb er nun *solher nœte al wîs* (»Parzival«, 301, 8) sei. Füllt nun die »Krone« durch den Bericht von Gaweins Selbstverletzung zum einen eindeutig diese Lücke im Kosmos arturischer Geschichten aus, so wäre zum anderen zu überlegen, ob nicht auch die Trance des Königs aus der ersten Chrétien-Fortsetzung hier Pate gestanden hat. Dann aber ergäbe sich eine entscheidende Inversion: Wo Artus in der »Continuation Gauvain« die Trance einleitet, indem er sich auf Iwanets Messer stützt, da befreit sich der *ander Artvs* Gawein mit eben diesem Akt aus seiner Selbstversunkenheit. Man könnte geradezu sagen: Gawein beendet hier stellvertretend für Artus jede melancholische Grübelei.

Ich hoffe, wahrscheinlich gemacht zu haben, dass die »Krone« – sowohl über textinterne Hinweise als auch über ein Geflecht intertextueller Anspielungen – den Maienkönig und Fortunagünstling Artus unterschwellig mit Elementen des Melancholiediskurses in Verbindung bringt. Was ist nun die Funktion dieser diskreten Fingerzeige? Paradoxerweise scheint hier einmal mehr gerade das Programm einer Stabilisierung der arturischen Welt im Hintergrund zu stehen, das sich Heinrich so eindeutig auf die Fahnen geschrieben hat. Denn der nachklassische Autor verfolgt bei seiner Rettung arturischer Idealität eine ganz und gar ungewöhnliche Strategie, wie jüngst Nicola KAMINSKI an einem anderen Komplex zeigen konnte.[79] Statt nämlich die unbequemen Traditionsbestandteile, wie sie etwa ältere Erzählungen aus dem arturischen Kosmos, aber auch neuere Entwicklungen der altfranzösischen Gralliteratur transportieren, schlichtweg auszublenden, hält er sie im Verbor-

---

78 Vgl. zu diesem Zusammenhang BLEUMER [Anm. 6], S. 102 sowie KAMINSKI [Anm. 5], S. 57-66.
79 Vgl. KAMINSKI [Anm. 5], die ihre Vorstellung ›abgründigen Erzählens‹ in der »Krone« anhand der älteren *enfance*-Tradition entwickelt.

genen präsent. Auf der Textoberfläche aber werden die solcherart angedeuteten Probleme beständig geleugnet, bis sie sich im Fortschreiten der Roman-
handlung zuletzt quasi in Luft auflösen. Dies gilt auch für den von uns untersuchten Themenkomplex: Denn mit den Hinweisen auf die Schwermut des
Königs ist, bezieht man Heinrichs französische Prätexte ein, deutlich die
Möglichkeit der *Mort Artu* aufgerufen, doch findet diese in der »Krone«
bekanntermaßen nicht statt. Die Gefahr des Untergangs allerdings wird dem
Leser/Hörer durchaus vor Augen gerückt,[80] so etwa, wenn ein Bote der intri-
ganten *Sælde*-Schwester Giramphiel dem Hof nach dem Raub des Glück ver-
heißenden und herrschaftssichernden Rings der Fortuna ankündigt: *Vwer hoff
müsz zergeen* (»Krone«, V. 25452). Dieser Bote aber besticht nicht nur durch
seinen Listenreichtum, sondern auch durch sein bizarres Äußeres, kommt er
doch auf einem *steinbock* (»Krone«, V. 24734) daher, der – genau wie er
selbst – *[b]lang vnd swartz, agleistervar* (»Krone«, V. 24745) gezeichnet ist.
Der in der höfischen Literatur ausgesprochen seltene Steinbock[81] aber figu-
riert in seiner astrologischen Bedeutung als Nachthaus des Saturn. Sollte hier
also erneut das Kommen einer saturnischen Epoche angekündigt sein, beglei-
tet von einer Figur, die nur allzu deutlich auf Wolframs »Parzival« und dessen Protagonisten verweist? Wie dem auch immer sei: Die Intrige misslingt,
der Hof bleibt bestehen und am Ende ist alles, alles gut.

---

80 Die abwehrende Bezugnahme Heinrichs auf die mit dem Schlagwort der *Mort Artu*
verbundenen Tendenzen der späteren französischen Gralromane zu einer stärker
biographisierenden Bearbeitung des Artusstoffs ist in der Forschung stets betont
worden. In jüngerer Zeit hat Peter STEIN diesem Forschungskonsens auf der Basis
textchronologischer Überlegungen vehement widersprochen. Vgl. STEIN [Anm.
72], S. 274-282. Dagegen zuletzt THOMAS [Anm. 71], S. 31.

81 Vgl. FELDER [Anm. 2], S. 615, Kommentar zu 24734.

Carmen Stange
Galle, lîbes smerzen und *leit*
Aussatz und Melancholie bei Hartmann von Aue und Konrad von Würzburg

According to the idea of the humoralism which determined the medical thinking of the ancient and medieval world, leprosy and melancholy result from an abundance of black bile in the human body. Starting from this basic assumption, the essay deals with the questions in which way the infectious disease is depicted in Middle High German literature, by the examples of the two famous lepers, the »Arme Heinrich« by Hartmann von Aue and Dietrich in »Engelhard« by Konrad von Würzburg, and whether both show characteristics of melancholics. The present analysis of both texts against the background of historical and modern medical discourses thus offers on the one hand an additional way to interpret frequently analysed passages and on the other hand access to parts that have aroused little attention until now.

Aussätzige und Melancholiker haben eine Gemeinsamkeit: sie gehen auf Krücken – zumindest in der bildenden Kunst. Im Mittelalter gehörte neben dem Horn, der Klapper bzw. der Glocke, durch deren Gebrauch Gesunde vor dem baldigen Erscheinen des Leprösen gewarnt werden sollten, dem Kapuzenmantel mit Handschuhen, der ebenfalls der Kennzeichnung des Kranken und darüber hinaus dem Schutz der Gesunden vor der Infektion dienen sollte, ein Stab zur Ausrüstung eines Aussätzigen. Dabei handelte es sich entweder um einen Zeigestock, da die Kranken außerhalb von Leprosorien mit ihren Händen nichts berühren durften, oder um eine Krücke, die bei fortschreitender Krankheit als Gehhilfe benutzt werden musste. Neben den leprösen Hautveränderungen, dem Verlust der Körperbehaarung sowie den Deformationen im Gesicht und am Körper gehört diese Ausstattung zur Ikonographie der Lepra (vgl. Abb. 1, Abbildungsteil am Ende des Beitrags).[1]

---

1 Vgl. Aussatz – Lepra – Hansen-Krankheit. Ein Menschheitsproblem im Wandel. Teil I: Katalog. Bearb. v. Habrich, Christa, Wilmanns, Juliane C. u. Wolf, Jörn Henning unter Mitwirkung v. Brandt, Felix. Ingolstadt 1982 (Kataloge des Deutschen Medizinhistorischen Museums, Heft 4); CABANES, [August]: Mœurs intimes du Passé (cinquième séries): Les fléaux de l'Humanité. Paris [1920], bes. S. 143-237; CHARCOT, Jean Martin und RICHER, Paul: Les difformes et les malades dans l'art. Nachdr. Amsterdam 1972, bes. S. 82-88; DIENER, Annemarie: Die Darstellung der

Die personifizierte Melancholie bzw. Melancholiker treten dem Betrachter am häufigsten als denkende oder trauernde Gestalten in sitzender Position mit schwer in eine Hand gelegtem Kopf entgegen, den Arm – meist auf ein Knie – aufgestützt. Manche von ihnen umfassen mit der anderen Hand einen Stock, nicht zuletzt auch deshalb, weil die Melancholie mit dem Herbst oder dem Winter des Lebens in Verbindung gebracht wird. In dieser Position wird oft auch der antike Gott Saturn dargestellt, zu dessen Attributen neben der Sichel, später der Sense, und dem Stundenglas die Krücke gehört. Sein Planet gilt ab dem 9. Jahrhundert in der arabischen Astrologie als Unglücksstern und Himmelskörper der Melancholie. Zu den vom Melancholie-Planeten Saturn beherrschten Menschen, den in den Tierkreiszeichen Steinbock und Wassermann Geborenen, gehören auch die Ärmsten und die Ausgestoßenen der Gesellschaft: Verbrecher, Gefangene und Krüppel, die auf den so genannten Planetenkinderbildern anhand ihrer Prothesen und Gehhilfen leicht zu erkennen sind.[2]

Lepra in der bildenden Kunst. Diss. Frankfurt a. M. 1948; EHRING, Franz: Zur Ikonographie der Lepra. In: Lepra – Gestern und Heute. 15 wissenschaftliche Essays zur Geschichte und Gegenwart einer Menschheitsseuche. Gedenkschrift zum 650-jährigen Bestehen des Rektorats Münster-Kinderhaus. Im Auftrag der Gesellschaft für Leprakunde. Hg. v. Toellner, Richard. Münster 1992, S. 74-87; FROHN, Wilhelm: Der Aussatz im Rheinland. Sein Vorkommen und seine Bekämpfung. Jena 1933 (Arbeiten zur Kenntnis der Geschichte der Medizin im Rheinland und Westfalen 11), S. 140-146; DERS.: Lepradarstellungen in der Kunst des Rheinlandes. Berlin 1936; GRÖN, Kristian: Lepra in der Literatur und Kunst. In: Handbuch der Haut- und Geschlechtskrankheiten. Bd. X.2. Hg. v. Jadassohn, Josef. Berlin 1930, S. 806-842; HAHN, Sylvia: Lepra in der neueren Kunst (1400 bis heute). In: Aussatz – Lepra – Hansen-Krankheit. Ein Menschheitsproblem im Wandel. Teil 2: Aufsätze. Hg. v. Wolf, Jörg Henning. Würzburg 1986 (Kataloge des Deutschen Medizinhistorischen Museums 1), S. 285-307; HOLLÄNDER, Eugen: Die Medizin in der klassischen Malerei. Stuttgart ²1913, bes. S. 152-193; KUDER, Ulrich: Der Aussätzige in der mittelalterlichen Kunst. In: Aussatz – Lepra – Hansen-Krankheit. Ein Menschheitsproblem im Wandel. Teil 2: Aufsätze. Hg. v. Wolf, Jörg Henning. Würzburg 1986 (Kataloge des Deutschen Medizinhistorischen Museums 1), S. 223-271; MEIGE, Henry: La lèpre dans l'art. In: Nouv. Iconogr. Salpêtrière 10 (1897), S. 418-470; MERTENS, Volker: Noch einmal: Das Heu im »Armen Heinrich« (E 73/B 143). In: Zeitschrift für deutsches Altertum 104 (1975), S. 293-306; RICHER, Paul: L'art et la médecine. Paris 1902, bes. S. 274-313.

2 Vgl. BAUER, Gerhard: Formen der Melancholie in Literatur und bildender Kunst. In: Melancholie. Sinnaspekte einer Depression. Hg. v. Jaspert, Bernd. Hofgeismar 1994 (Hofgeismarer Protokolle 307), S. 39-72; KLIBANSKY, Raymond; PANOFSKY, Erwin u. SAXL, Fritz: Saturn und Melancholie. Studien zur Geschichte der Naturphilosophie und Medizin, der Religion und der Kunst. Übers. v. Buschendorf, Christa. Frankfurt a. M. 1992 (stw 1010), bes. S. 293-315; LÜCKE,

Bisweilen kommt es zu einer Verschmelzung der Darstellungsmuster, die über die bloße Gemeinsamkeit eines Symbols hinausgeht. Ein bekanntes Beispiel für eine solche Verbindung der Ikonographie von Aussatz und Melancholie ist ein Holzschnitt aus dem 1517 bei Joanné Schott gedruckten »Feldbuch der wundartzney« von Hans von Gerßdorff, der den aussätzigen Hiob zeigt, wie er auf einem Misthaufen sitzend vom Teufel mit der Geißel der Krankheit geschlagen und von seiner Frau verhöhnt wird (vgl. Abb. 2, Abbildungsteil am Ende des Beitrags).[3] Zwar fehlt auf diesem Bild das gemeinsame Zeichen, doch auch ohne Krücke ist Hiob durch die zahlreichen Hautflecken als Leprakranker und durch seine Körperhaltung als Melancholiker gekennzeichnet. Diese Deutung Hiobs ist weder singulär noch auf das Mittelalter beschränkt,[4] doch vor dem Hintergrund des zeitgenössischen medizinischen Wissens, liegt sie für den Künstler wie für die damaligen Betrachter näher als für heutige Rezipienten. Denn die Humoralpathologie, die bestimmende Theorie der Medizin in der Antike und im Mittelalter, führt sowohl den Aussatz als auch die Melancholie auf die gleiche Ursache zurück, auf ein Übermaß an schwarzer Galle.

Deshalb soll nachfolgend überprüft werden, ob und wie sich diese Gemeinsamkeit auch in der mittelalterlichen Literatur widerspiegelt, indem zwei der bekanntesten Aussätzigen – der arme Heinrich Hartmanns von Aue und Konrads von Würzburg Dietrich aus dem »Engelhard« – gezielt auf Merkmale der Melancholie hin untersucht werden. Obwohl es bereits einige Darstellun-

---

Hans-K. u. Lücke, Susanne: Antike Mythologie. Ein Handbuch. Der Mythos und seine Überlieferung in Literatur und bildender Kunst. Reinbek bei Hamburg 1999, S. 508-518; Melancholie. Genie und Wahnsinn in der Kunst. Galeries nationales du Grand Palais, Paris / Neue Nationalgalerie, Staatliche Museen zu Berlin 2005/6. Katalog zur Ausstellung. Hg. v. Clair, Jean. Ostfildern-Ruit 2005.

3 Vgl. Belker, Jürgen: Aussätzige. »Tückischer Feind« und »Armer Lazarus«. In: Randgruppen der spätmittelalterlichen Gesellschaft. Ein Hand- und Studienbuch. Hg. v. Hergemöller, Bernd-Ulrich. Wahrendorf 1990, S. 200-231, hier S. 203, Abb. 15; Brody, Saul Nathaniel: The Disease of the Soul. Leprosy in Medieval Literature. Ithaca, London 1974, Abb. 3; Frohn [Anm. 1], S. 43, Abb. 15; Hecht, Ingeborg: Der Siechen Wandel. Die Aussätzigen im Mittelalter und heute. Mit Bildern von Leif Geiges. Freiburg i. B. 1982, S. 77; Lepra – Gestern und Heute. 15 wissenschaftliche Essays zur Geschichte und Gegenwart einer Menschheitsseuche. Gedenkschrift zum 650-jährigen Bestehen des Rektorats Münster-Kinderhaus. Im Auftrag der Gesellschaft für Leprakunde. Hg. v. Toellner, Richard. Münster 1992, S. 3, Abb. 1.

4 Vgl. Baumer, L.: Das Buch Hiob. Versuch einer psychopathologischen Deutung. In: Nervenarzt 28 (1957), S. 546; Tellenbach, Hubertus: Schwermut, Wahn und Fallsucht in der abendländischen Dichtung. Hürtgenwald 1992 (Schriften zu Psychopathologie, Kunst und Literatur 4), S. 59-69; Ders.: Hiob und das Problem der Selbst-Übersteigerung. Einübung im Transzendieren als Prinzip einer psychotherapeutischen Melancholie-Prophylaxe. In: Existenzanalyse 1 (1996), S. 27-30.

gen über Aussatz in der Literatur des Mittelalters gibt,[5] und die Bedeutung der Melancholie für das Verständnis einzelner Protagonisten mittelhochdeutscher Dichtungen nachgewiesen wurde, haben sich beide Themenbereiche in der literaturwissenschaftlichen Forschung bisher nicht überschnitten, da insbesondere Iwein[6], Lanzelot[7], Tristan[8] und Parzival[9] als Melancholiker interpretiert wurden.

---

5 Vgl. BÉRIAC, Françoise: Histoire des Lépreux au Moyen âge une société d'exclus. Paris 1988, S. 88-148; BRODY [Anm. 3], bes. S. 147-197; DUCKWORTH, David: The Leper and the Maiden in Hartmann's »Der arme Heinrich«. Göppingen 1996 (GAG 627); GRÖN [Anm. 1]; HAFERLACH, Torsten: Die Darstellung von Verletzungen und Krankheiten und ihrer Therapie in mittelalterlicher deutscher Literatur unter gattungsspezifischen Aspekten. Heidelberg 1991 (Beiträge zur älteren Literaturgeschichte), S. 147-156; KAISER, Erich: Das Thema der unheilbaren Krankheit im »Armen Heinrich« Hartmanns von Aue und im »Engelhard« Konrads von Würzburg und weiteren mittelhochdeutschen Gedichten. Diss. Tübingen 1964; MERTENS [Anm. 1]; OTT, Norbert H.: Miselsuht – Die Lepra als Thema erzählender Literatur des Mittelalters. In: Aussatz – Lepra – Hansen-Krankheit. Ein Menschheitsproblem im Wandel. Teil 2: Aufsätze. Hg. v. Wolf, Jörg Henning. Würzburg 1986 (Kataloge des Deutschen Medizinhistorischen Museums 1), S. 273-283; REMY, Paul: La lepre, thème littéraire au moyen âge. Commentaire d'un passage du roman provençal de Jaufré. In: Le moyen âge 52 (1946), S. 195-242.

6 Vgl. BLANK, Walter: Der Melancholikertypus in mittelalterlichen Texten. In: Mittelalterliche Menschenbilder. Hg. v. Neumeyer, Martina. Regensburg 2000 (Eichstätter Kolloquium 8), S. 119-145, hier S. 129-136; GRAF, Michael: Liebe, Zorn, Trauer, Adel – die Pathologie in Hartmanns von Aue ›Iwein‹. Eine Interpretation auf medizinhistorischer Basis. Bern u. a. 1989 (Deutsche Literatur von den Anfängen bis 1700 7); HAFERLACH [Anm. 5], S. 38-47; KRAUSE, Burkhardt: Zur Psychologie von Kommunikation und Interaktion. Zu Iweins ›Wahnsinn‹. In: Psychologie in der Mediävistik. Gesammelte Beiträge des Steinheimer Symposions. Hg. v. Kühnel, Jürgen u. a. Göppingen 1985 (GAG 431), S. 215-242; MATEJOVSKI, Dirk: Das Motiv des Wahnsinns in der mittelalterlichen Dichtung. Frankfurt a. M. 1996 (stw 1213), S. 122-155; SCHMITT, Wolfram: Der ›Wahnsinn‹ in der Literatur des Mittelalters am Beispiel des »Iwein« Hartmanns von Aue. In: Psychologie in der Mediävistik. Gesammelte Beiträge des Steinheimer Symposions. Hg. v. Kühnel, Jürgen u. a. Göppingen 1985 (GAG 431), S. 197-214; SCHMITZ, Heinz-Günter: Iweins zorn und tobesuht. Psychologie und Physiologie in mittelhochdeutscher Literatur. In: Sandbjerg 85. Dem Andenken von Heinrich Bach gewidmet. Hg. v. Debus, Friedrich u. Dittmer, Ernst. Neumünster 1986 (Kieler Beiträge zur deutschen Sprachwissenschaft 10), S. 87-111.

7 Vgl. BLANK [Anm. 6], S. 123-129; MATEJOVSKI [Anm. 6], S. 156-183; RUH, Kurt: Lancelot. In: Der arthurische Roman. Hg. v. Wais, Kurt. Darmstadt 1970 (Wege der Forschung 67), S. 237-255, bes. S. 247-250; SIEBER, Andrea: Lancelot und Galahot – Melancholische Helden? In: Aventiuren des Geschlechts. Modelle von Männlichkeit in der Literatur des 13. Jahrhunderts. Hg. v. Baisch, Martin u. a. Göttingen 2003 (Aventiuren 1), S. 209-232; WALTENBERGER, Michael: Das große

Die beiden gewählten Texte sind für eine derartige Analyse besonders geeignet, da sie im Gegensatz zu den Legendendichtungen um Kaiser Konstantin und Papst Silvester[10] die Aussatzerkrankung und das Heilungswunder nicht eindimensional und exemplarisch als Hinweis auf ein Fehlverhalten und die Belohnung für einen erfolgreichen Lernprozess behandeln, sondern das Ringen der Protagonisten mit der Heilungsmöglichkeit um den Preis eines Menschenopfers darstellen. Außerdem sind die Krankengeschichten Heinrichs und Dietrichs mehr als Einzelepisoden, wie etwa die Isalde nach ihrem Ehebruch drohende Auslieferung an eine Gruppe Aussätziger bei Eilhart von Oberg[11]. »Der arme Heinrich« erzählt ausschließlich über die Erkrankung, die Zeit der Krankheit und die Gesundung mit ihren Folgen; Dietrichs Lei-

Herz der Erzählung. Studien zur Narration und Interdiskursivität im »Prosa-Lancelot«. Frankfurt a. M. u. a. 1999 (Mikrokosmos. Beiträge zur Literaturwissenschaft und Bedeutungsforschung 51), bes. S. 59-64.

8 Vgl. KONETZKE, Claudia: Minne und Melancholie. Zur Konzeption der Tristanfigur Gottfrieds von Straßburg. Diss. Bielefeld 1999; DIES.: *triuwe* und *melancholia*. Ein neuer Annäherungsversuch an die Isolde-Weißhand-Episode des »Tristan« Gottfrieds von Straßburg. In: Körperinszenierungen in mittelalterlicher Literatur. Kolloquium am Zentrum für interdisziplinäre Forschung der Universität Bielefeld (18. bis 20. März 1999). Berlin 2002 (Körper – Zeichen – Kultur 1), S. 117-138; MATEJOVSKI [Anm. 6], S. 200-235.

9 Vgl BLANK, Walter: Wolframs Parzival – Ein ›Melancholicus‹? In: Melancholie in Literatur und Kunst. Hürtgenwald 1990 (Schriften zur Psychopathologie, Kunst und Literatur), S. 29-47; BLANK [Anm. 6], S. 137-141. Im Unterschied zu BLANK erkennt HAFERLACH [Anm. 5], S. 47-50, nicht an Parzival Symptome der Melancholie, sondern er interpretiert Orgeluse als Melancholikerin, die von Gawan geheilt wird.

10 Kaiserchronik eines Regensburger Geistlichen. Hg. v. SCHRÖDER, Edward. Hannover 1895 (MGH: Deutsche Chroniken und andere Geschichtsbücher des Mittelalters I,1), V. 7604-10633; Trierer Silvester. Hg. v. VON KRAUS, Karl. Hannover 1895 (MGH: Deutsche Chroniken und andere Geschichtsbücher des Mittelalters I,2); Konrad von Würzburg: Die Legenden. Teil 1 [: Silvester]. Hg. v. GEREKE, Paul. Halle 1925 (ATB 19); Das Passional. Eine Legenden-Sammlung des dreizehnten Jahrhunderts. Zum ersten Male hg. und mit einem Glossar versehen v. KÖPKE, Friedrich Karl. Quedlinburg, Leipzig 1852 (Bibliothek der gesammten deutschen National-Literatur von der ältesten bis auf die neuere Zeit 32), S. 62-93; Das Märterbuch. Die Klosterneuburger Handschrift 713. Hg. v. GIERACH, Erich. Berlin 1928 (DTM 32), S. 531-538; Hermann von Fritzlar: Das Heiligenleben. In: Deutsche Mystiker des 14. Jahrhunderts. Bd. 1: Hermann von Fritzlar, Nicolaus von Straßburg, David von Augsburg. Hg. v. PFEIFFER, Franz. Leipzig 1845, S. 3-258, hier S. 41-44; Der Heiligen Leben. Bd. 2: Der Winterteil. Hg. v. BRAND, Margit, JUNG, Bettina u. WILLIAMS-KRAPP, Werner. Tübingen 2004 (Texte und Textgeschichte 51), Nr. 62, S. 363-374.

11 Eilhart von Oberg: Tristant und Isalde. Mittelhochdeutsch/Neuhochdeutsch v. BUSCHINGER, Danielle u. SPIEWOK, Wolfgang. Greifswald 1993 (Wodan 27; Serie 1: Texte des Mittelalters 7), V. 4371-4521.

45

densgeschichte und Rettung durch seinen Freund ist ein integraler Bestandteil des »Engelhard«, der zum Erzählen über die außergewöhnliche Beziehung der beiden Protagonisten gehört, deren Besonderheit am Ende der Erzählung noch einmal mit dem unübertreffbaren Freundschaftsdienst Engelhards zur Heilung Dietrichs bestätigt wird. Dementsprechend sind in beiden Fällen zudem zentrale Figuren der Dichtungen betroffen, keine mit den Protagonisten verbundenen Randfiguren, wie z. B. Percevals Schwester im altfranzösischen höfischen Roman »Queste del Saint Graal«[12] bzw. Parzivals Schwester im mittelhochdeutschen »Prosa-Lancelot«[13].

Ausgehend von der Annahme, dass es in der Literatur wie in der bildenden Kunst eine gemeinsame Schnittmenge der Darstellungsmuster von Aussatz und Melancholie gibt, wird zunächst untersucht, wie Heinrich und Dietrich als Leprakranke, anschließend wie sie als Melancholiker durch Hartmann von Aue und Konrad von Würzburg konzipiert sind. Die Analysen erfolgen vor dem Hintergrund sowohl historischer wie auch moderner Vorstellungen, die zu Beginn jedes der beiden Untersuchungsteile skizziert werden. Die abschließende Zusammenfassung dient der Profilierung der Differenzen zwischen der Schilderung der Aussatzerkrankung und der Darstellung der Melancholie.

Heinrichs und Dietrichs Aussatz

Die antike medizinische Literatur bezeugt das Auftauchen der Lepra in Europa im vierten bzw. dritten Jahrhundert vor Christus und belegt, dass nach dem Verständnis der Viersäftelehre die Überproduktion von schwarzer Galle durch die extreme Auskühlung und Austrocknung des menschlichen Körpers zur Erkrankung führt, vor allem wenn eine ungesunde Lebensweise, eine angeborene Disposition und ein Infektionsherd zusammentreffen. Nach diesem Verständnis befördert also der exzessive Genuss von Speisen mit trocken-kaltem Charakter, bei gleichzeitigem Kontakt mit der Milch einer aussätzigen Amme oder mit den Ausdünstungen bzw. Körpersäften bereits Erkrankter, die unverhältnismäßig starke Produktion von schwarzer Galle, gerade bei Menschen mit angeborener Tendenz zur Schwarzgalligkeit. Diese Auffassung hat in der mittelalterlichen arabischen und abendländischen Medizin Bestand, auch wenn Differenzierungsversuche hinsichtlich der verschiedenen Lepraformen zur Einbeziehung der anderen Säfte, Blut, Phlegma und gelbe Galle, führt. Jedoch gehen auch diese Theorien davon aus, dass die

---

12 Le Queste del Saint Graal. Romanie Roman du 13e Siècle. Hg. v. PAUPHILET, Albert. Paris 1949 (Les classiques français du moyen âge 33), S. 236-241.

13 Prosalancelot. Bd. V: Die Suche nach dem Gral. Der Tod des Königs Artus. Nach der Heidelberger Handschrift Cod. Pal. Germ. 147 hg. v. KLUGE, Reinhold. Übers., komment. und hg. v. STEINHOFF, Hans-Hugo. Frankfurt a. M. 2004 (Bibliothek des Mittelalters 18), S. 386-477.

anderen Körpersäfte durch die schwarze Galle krankmachend verdorben werden.[14]

Diesen theoretischen Grundannahmen entsprechen die diversen Therapieversuche: Durch eine spezielle Diät mit warm-feuchten Speisen, empfohlen wird z. B. der Verzehr von gebratenem oder gekochten Jungtierfleisch, und Versuche, den Körper durch Aderlässe, provoziertes Erbrechen sowie die Gabe von harntreibenden und abführenden Mitteln zu reinigen, soll das Gleichgewicht der vier Säfte wieder hergestellt werden. Durch Bäder, Bürstenmassagen, Umschläge, Kompressen und das Salben des Körpers, aber auch durch Tätowierungen, den Einsatz von Kauterisiereisen und das Schröpfen hofft man das Häuten und Abheilen von befallenen Hautstellen anzuregen. Auch die einfachen Heilmittel und zusammengesetzten Drogen - Pulver, Pillen, Tabletten, Extrakte, Sirupe, Mazerate – folgen einerseits der seit Galen geltenden therapeutischen Grundregel *contraria contrariis*. Sie sollen wärmen und befeuchten. Andererseits führen Ähnlichkeiten mit dem Krankheitsbild oder dem erhofften Genesungsgang zur Wahl des Heilmittels. So soll etwa durch die Verarbeitung von Schlangen- und Vipernfleisch, das der teure und beliebte Theriak in Kombination mit einer Vielzahl pflanzlicher, tierischer und mineralischer Bestandteile enthält, die Haut von Kriechtieren oder ersatzweise durch die Nutzung von kriechenden, schlangenähnlichen Gewächsen, z. B. des Schlangenknöterichs, der Weinpflanze und des Drachenwurzes, die Häutung des Aussatzkranken initiiert werden. Auch von

---

14 Vgl. BÉRIAC [Anm. 5], S. 13-56; FROHN (1933) [Anm. 1], S. 7-12, S. 18-23; KEIL, Gundolf: Der Aussatz im Mittelalter. In: Aussatz – Lepra – Hansen-Krankheit. Ein Menschheitsproblem im Wandel. Teil 2: Aufsätze. Hg. v. Wolf, Jörg Henning. Würzburg 1986 (Kataloge des Deutschen Medizinhistorischen Museums 1), S. 85-102, bes. S. 86; JANKRIFT, Kay Peter: Krankheit und Heilkunde im Mittelalter. Darmstadt 2003 (Geschichte kompakt), S. 115f.; KUDLEIN, Fridolf: Lepra in der Antike. In: Aussatz – Lepra – Hansen-Krankheit. Ein Menschheitsproblem im Wandel. Teil 2: Aufsätze. Hg. v. Wolf, Jörg Henning. Würzburg 1986 (Kataloge des Deutschen Medizinhistorischen Museums 1), S. 39-43; MEHL, Jürgen: Aussatz in Rottweil. Das Leprosenhaus Allerheiligen der Siechen im Feld (1298-1810). Rottweil 1993 (Veröffentlichungen des Stadtarchivs Rottweil 15), S. 30-34; MÜLLER-BÜTOW, Horst: Lepra. Ein medizinhistorischer Überblick unter besonderer Berücksichtigung der mittelalterlichen arabischen Medizin. Frankfurt a. M., Bern 1981 (Europäische Hochschulschriften. Reihe VII: Medizin. Abt. B: Geschichte der Medizin 3); DERS.: Lepra in der arabischen Medizin. In: Aussatz – Lepra – Hansen-Krankheit. Ein Menschheitsproblem im Wandel. Teil 2: Aufsätze. Hg. v. Wolf, Jörg Henning. Würzburg 1986 (Kataloge des Deutschen Medizinhistorischen Museums 1), S. 79-84; SCHIPPERGES, Heinrich: Der Garten der Gesundheit. Medizin im Mittelalter. München, Zürich 1985, S. 72f.; WALCHER, Dietrich: Die armen Siechen an dem Felde. Geschichte der Ravensburger Leprosenhäuser. Ravensburg 1994, S. 13-18.

Pflanzen, die, wie der Erdrauch und die Brombeere, in ihrer Färbung und Signatur an die Lepra erinnern, erhoffte man sich heilende Wirkung.[15]

Jedoch stehen im Mittelalter nicht diese Behandlungsstrategien im Mittelpunkt der Diskurse über die Bekämpfung der Krankheit, sondern schon auf den Konzilien des sechsten und siebten Jahrhunderts wird in erster Linie die Frage nach der Ansteckungsgefahr und den dementsprechenden Verhütungsmaßnahmen verhandelt. Schließlich wird die Isolierung der Kranken, ihre ›Aussetzung‹ aus der Gemeinschaft, im 10. Jahrhundert üblich. Die Leprakranken wurden für sozial tot erklärt. Mit einer Totenmesse, die ihnen gelesen wurde, war ihr Ausschluss aus der Gesellschaft besiegelt. Dieser schwerwiegende Eingriff in den Lebensweg der Betroffenen erforderte ein möglichst objektives Urteil von geschulten Unabhängigen. Zu diesem Zweck wurden in regelmäßigen Abständen Lepraschauen durch eine Kommission mit Amts-, Wundärzten, Badern und vereidigten Laien abgehalten, die Schaubriefe über ihr Urteil ausstellten oder bei unklarer Symptomatik die Entscheidung auf die nächste Lepraschau vertagten (vgl. Abb. 3, Abbildungsteil am Ende des Beitrags).[16] Die Suche nach eindeutigen und typischen Symptomen wie dem Haarausfall, Hautveränderungen und dem so genannten Löwengesicht durfte nur bei guten Lichtverhältnissen erfolgen und durch die Anwendung diverser Proben sollten Fehlurteile vermieden werden. Nach Krankheitsmerkmalen wie den knollige Veränderungen der Nase, der Schmerzunempfindlichkeit von Hautpartien, der rauen Stimme sowie den eingefallenen Muskeln an den Händen wurde mit Hilfe der Nasen-, Nadel-, Sing- und Daumenballenprobe

---

15 Vgl. HABRICH, Christa: Die Arzneimitteltherapie des Aussatzes in der abendländischen Medizin. In: Lepra – Gestern und Heute. 15 wissenschaftliche Essays zur Geschichte und Gegenwart einer Menschheitsseuche. Gedenkschrift zum 650-jährigen Bestehen des Rektorats Münster-Kinderhaus. Im Auftrag der Gesellschaft für Leprakunde hg. v. Toellner, Richard. Münster 1992, S. 57-72; KEIL 1986 [Anm. 14], S. 88, Sp. 1; JANKRIFT [Anm. 14], S. 115; JANKRIFT, Kay Peter: Mit Gott und schwarzer Magie. Medizin im Mittelalter. Darmstadt 2005, S. 130f.; WALCHER [Anm. 3], S. 16.
16 »Besehung der vßsetzigē«, Holzschnitt, Johann Wechtelin zugeschrieben, in Hans von Gerßdorff »Feldbuch der wundartzney« (1517). Vgl. BELKER [Anm. 3], S. 208, Abb. 16; BEHRING [Anm. 1], S. 76f. und Abb. 15; FROHN [Anm. 1], S. 93, Abb. 47; GRÖN [Anm. 1], S. 825, Abb. 27; HECHT [Anm. 3], S. 34; IRSIGLER, Franz u. LASSOTTA, Arnold: Bettler und Gaukler, Dirnen und Henker. Außenseiter in einer mittelalterlichen Stadt. Köln 1300-1600. München [4]1991, S. 73, Abb. 20; KNEFELKAMP, Ulrich: Das Gesundheits- und Fürsorgewesen der Stadt Freiburg im Breisgau. Freiburg i. B. 1981 (Veröffentlichungen aus dem Archiv der Stadt Freiburg im Breisgau 17), Einband; Lepra – Gestern und Heute [Anm. 3], S. 77, Abb. 15; MÜLLER-BÜTOW, Horst: Lepra. Ein medizinhistorischer Überblick unter besonderer Berücksichtigung der mittelalterlichen arabischen Medizin. Frankfurt a. M., Bern 1981 (Europäische Hochschulschriften, Reihe VII: Medizin, Abt. B: Geschichte der Medizin 3), S. 52, Tafel 10; WALCHER [Anm. 14], S. 39; VOGT, Helmut: Das Bild des Kranken. München 1969, S. 91.

gesucht. Die Seihprobe diente der näheren Untersuchung des Urins, in dem man krankmachende Partikel vermutete, die im Leintuch sichtbar werden sollten, sofern man sie bei der Urinschau im Glas nicht hatte entdecken können.[17] Osteoarchäologische Untersuchungen an Gebeinen von zu Leprosorien gehörenden Friedhöfen führen zu unterschiedlichen Ergebnissen hinsichtlich der Gründlichkeit und Genauigkeit der Diagnosen.[18]

Irrtümer mussten aber keineswegs nur ausgeschlossen werden, um Gesunde vor dem Schicksal einer unnötigen Ausgrenzung zu bewahren, sondern auch um den unrechtmäßigen Zutritt zu Leprosenhäusern zu verhindern, da die Versorgung der Aussätzigen, nachdem sie im Laufe der Zeit immer besser organisiert wurde, im Regelfall gut war.[19] Erste Gründungen sind für das

---

17 Vgl. BELKER [Anm. 3], S. 207-211; BÉRIAC [Anm. 5], S. 57-84; FROHN (1933) [Anm. 1], S. 167-179; IRSIGLER/LASSOTTA [Anm. 3], S. 72-74; JANKRIFT [Anm. 14], S. 118-124; JANKRIFT [Anm. 15], S. 121-126, 132-138; KEIL [Anm. 14], S. 87, Sp. 2-S. 89, Sp. 2.; KNEFELKAMP [Anm. 3], S. 54-59; MEHL [Anm. 14], S. 3443; SCHELLENBERG, Antje: Leprosen in der mittelalterlichen Gesellschaft. Physische Idonität und sozialer Status von Kranken im Spannungsfeld säkulärer und christlicher Wirklichkeitsdeutungen. Diss. Göttingen 2000, S. 53-113; SCHIPPERGES [Anm. 14], S. 74-78; WALCHER [Anm. 14], S. 9f., S. 38-41.

18 Vgl. KEIL [Anm. 14], S. 87, Sp. 2; MEHL [Anm. 14], S. 33f.; MURKEN, Axel Hinrich: Die Geschichte des Leprosoriums Melaten in Aachen vom Mittelalter bis zum Beginn der Neuzeit – 300 Jahre geschlossene Anstaltspflege für die Aussätzigen. In: Lepra – Gestern und Heute. 15 wissenschaftliche Essays zur Geschichte und Gegenwart einer Menschheitsseuche. Gedenkschrift zum 650-jährigen Bestehen des Rektorats Münster-Kinderhaus. Im Auftrag der Gesellschaft für Leprakunde hg. v. Toellner, Richard. Münster 1992, S. 48-56, bes. S. 54-56; SCHELLENBERG [Anm. 17], S. 48-53; RICHARDS, Peter: The medieval Leper and his northern heirs. Cambridge 1977, bes. S. 98-122; WALCHER [Anm. 14], S. 42.

19 Vgl. BELKER [Anm. 3], S. 211-216; BÉRIAC [Anm. 5], S. 151-204; DETHLEFS, Gerd: 650 Jahre Kinderhaus. In: Lepra – Gestern und Heute. 15 wissenschaftliche Essays zur Geschichte und Gegenwart einer Menschheitsseuche. Gedenkschrift zum 650-jährigen Bestehen des Rektorats Münster-Kinderhaus. Im Auftrag der Gesellschaft für Leprakunde hg. v. Toellner, Richard. Münster 1992, S. 14-28, bes. S. 20-24; HOMOLKA, Anita: Die Lebensgewohnheiten der Leprakranken im Spätmittelalter. In: Aussatz – Lepra – Hansen-Krankheit. Ein Menschheitsproblem im Wandel. Teil 2: Aufsätze. Hg. v. Wolf, Jörg Henning. Würzburg 1986 (Kataloge des Deutschen Medizinhistorischen Museums 1), S. 151-161; IRSIGLER/LASSOTTA [Anm. 14], S. 74-80; KEIL [Anm. 14], S. 89, Sp. 2-S. 92, Sp. 1; KRUG-RICHTER, Barbara: *Item am dinxtage up der hilligen drey koninge dach den armen einen rinderen pothast ...* – Lebensstandard und Nahrungsgewohnheiten im Leprosorium Münster-Kinderhaus im 16. und 17. Jahrhundert. In: Lepra – Gestern und Heute. 15 wissenschaftliche Essays zur Geschichte und Gegenwart einer Menschheitsseuche. Gedenkschrift zum 650-jährigen Bestehen des Rektorats Münster-Kinderhaus. Im Auftrag der Gesellschaft für Leprakunde hg. v. Toellner, Richard. Münster 1992, S. 29-39; MEHL [Anm. 14], S. 144-172, S. 190-200; RIEGEL, Martin:

siebte und achte Jahrhundert zum Beispiel für Metz (636), Verdun (656) und St. Gallen (736) bezeugt. In der Mitte des 13. Jahrhunderts gab es in Europa ungefähr 20 000 Leprosenhäuser, in denen die Bewohner in genossenschaftlicher Form zusammen lebten,[20] so auch im vermuteten Wirkungskreis Hartmanns von Aue und Konrads von Würzburg: im Freiburger Raum sind Gründungen weit vor der ersten urkundlichen Erwähnung von 1251 wahrscheinlich,[21] in Basel entstand das erste Leprosorium vor 1200.[22]

Die Bereitschaft, Leprakranke zu unterstützen, war nicht zuletzt deshalb größer als der Einsatz für Angehörige anderer Randgruppen, weil die Krankheit nicht nur als Strafe für ein ausschweifendes, sündiges Leben verstanden wurde, das bis dahin von Völlerei (*gula*), Jähzorn (*ira*) und Unzucht (*luxuria*) bestimmt worden war, sondern die Kranken auch wie Hiob und Lazarus als Auserwählte angesehen wurden, denen nach der göttlichen Prüfung der direkte Weg ins Himmelreich gewiss sein konnte.[23] Dementsprechend ergiebig konnten die Bettelgänge der umherziehenden so genannten ›Feldsiechen‹ sein. Aber auch die Bewohner der Sondersiechen- bzw. Gutleutehäuser, wie die Leprosorien auch bezeichnet wurden, durften zu festgelegten Zeiten und mit topographischen Auflagen betteln gehen.[24]

Nach einer zweiten Krankheitswelle zwischen 1530 und 1560 – die erste Welle ebbte nach hundertjährigem Wüten um 1300 ab – verschwindet die Lepra weitgehend aus Mitteleuropa.[25] Bis heute führt diese Infektionskrankheit, deren Erreger, das *Mycobacterium leprae*, 1873 von Gerhard Armauer Hansen entdeckt wurde, zur sozialen Ausgrenzung der Kranken, obwohl sie inzwischen durch eine kombinierte Chemotherapie heilbar ist. Gegenwärtig wird davon ausgegangen, dass neben dem Kontakt mit dem Bakterium, eine

---

Lepra, Pest und andere Seuchen. Krankheit und Krankenpflege in Kitzingen am Main zwischen Mittelalter und Früher Neuzeit. Hamburg 2002 (Beiträge zur deutschen und europäischen Geschichte 29), S. 68-85; WALCHER [Anm. 14], S. 45-60.

20 Vgl. FROHN (1933) [Anm. 1], S. 183-187; IRSIGLER/LASSOTTA [Anm. 16], S. 74f.; JANKRIFT [Anm. 14], S. 113f., 124-126; JANKRIFT [Anm. 15], S. 138-140; KEIL [Anm. 14], S. 86, Sp. 1; KNEFELKAMP [Anm. 3], S. 59-62, S. 66-77; SCHIPPERGES [ANM. 14], S. 78.

21 Vgl. KNEFELKAMP [Anm. 3], S. 66.

22 Vgl. Art. Spital unter: http://hls-dhs-dss.ch/textes/d/D16579-3-1.php (= Historisches Lexikon der Schweiz; letzter Zugriff im Januar 2009).

23 Vgl. BELKER [Anm. 3], S. 217-221; JANKRIFT [Anm. 15], S. 126-132; JOHANEK, Peter: Stadt und Lepra. In: Lepra – Gestern und Heute. 15 wissenschaftliche Essays zur Geschichte und Gegenwart einer Menschheitsseuche. Gedenkschrift zum 650-jährigen Bestehen des Rektorats Münster-Kinderhaus. Im Auftrag der Gesellschaft für Leprakunde. Hg. v. Toellner, Richard. Münster 1992, S. 42-47; RIEGEL [Anm. 19], S. 85-90.

24 Vgl. IRSIGLER/LASSOTTA [Anm. 16], S. 81-86; KEIL [Anm. 14], S. 89, Sp. 2f.

25 Vgl. KEIL [Anm. 14], S. 85f.; MEHL [Anm. 14], S. 31; WALCHER [Anm. 14], S. 17f.

individuelle Empfänglichkeit, der Zustand des Immunsystems und die Um-
welt- sowie die Lebensbedingungen ausschlaggebend für eine Erkrankung
nach einer Inkubationszeit von drei Monaten bis zu 20 Jahren, im Regelfall
jedoch zwei bis drei Jahren, sind. Zudem werden derzeit fünf verschiedene
Formen der Lepra unterschieden, deren Erscheinungsbild vom Verhältnis des
Bakterienbefalls zur körpereigenen Immunreaktion bestimmt wird. Sie bilden
sich nach einem Frühstadium der Krankheit heraus, der indeterminierten
Lepra, die sich in unspezifischen unscharf abgegrenzten Flecken auf der Haut
äußert, die sich taub anfühlen. In dieser Phase kann die Krankheit stagnieren
und spontan abheilen. Im Fall der lepromatösen Lepra fehlen Abwehrreaktio-
nen fast völlig, das Bakterium kann sich somit ungehindert vermehren und
extrem ausbreiten. Zunächst kommt es zum Ausfall der Augenbrauen, Wim-
pern und Barthaare, dann wachsen die undeutlich begrenzten Rötungsherde
im Gesicht flachknotig heran, bis die Gesichtszüge verwischen. Die Bakteri-
en verbreiten sich im ganzen Körper, zerstören Muskeln, Sehnen und Kno-
chen durch Blutgefäßveränderungen und bakterielle Infektionen und befallen
schließlich innere Organe. Bei der tuberculoiden Lepra können sich die Bakterien kaum vermehren und ausbreiten, so dass nur wenige scharf umgrenzte
Hautveränderungen sichtbar sind, während die Schleimhäute und inneren
Organe von den Bakterien nicht angegriffen werden. Jedoch zerstören die
Abwehrstoffe durch Anlagerung die Enden der Blutgefäße und Nervensträn-
ge, so dass es zu vielfältigen Empfindungsstörungen, woraus Verstümmelun-
gen, Gelenkversteifungen und -fehlstellungen resultieren, Lähmungserschei-
nungen und schließlich zur Erblindung der Betroffenen kommt. Neben diesen
beiden polaren Lepraformen unterscheidet man die borderline-borderline
Lepra mit mittlerem Bakterienbefall bei mittlerer Abwehrreaktion und zwei
Mischformen mit eher stärkerem Bakterienbefall (borderline-lepromatös)
bzw. eher stärkerer Abwehrreaktion (borderline-tuberculoid), die in unterschiedlicher Weise Symptome der lepromatösen wie der tuberculoiden Lepra
zeigen.[26]

---

26 Vgl. Checkliste Dermatologie. Venerologie, Allergologie, Phlebologie, Androlo-
gie. Hg. v. Sterry, Wolfram u. Paus, Ralf. Stuttgart, New York [3]1999 (Checklisten
der aktuellen Medizin), S. 132f.; Dermatologie. Hg. v. Jung, Ernst G. Stuttgart [4]1998
(Duale Reihe), S. 164-166; Dermatologie und Venerologie. Hg. v. Menz, B. M.
u. a. Berlin, New York [2]1998 (de Gruyter Lehrbuch), S. 64-66; EMOND, R. T. D
und ROWLAND, H. A. K.: Farbatlas der Infektionskrankheiten. Übers. v. Germer,
W. D. Stuttgart, New York [2]1988, S. 124-131; FROHN (1933) [Anm. 1], S. 13-17;
JANKRIFT [Anm. 14], S. 114f.; JANKRIFT [Anm. 15], S. 119f.; JUST, Ivo: Moderne
Arzneimitteltherapie der Lepra. In: Lepra – Gestern und Heute. 15 wissenschaftliche
Essays zur Geschichte und Gegenwart einer Menschheitsseuche. Gedenkschrift zum
650-jährigen Bestehen des Rektorats Münster-Kinderhaus. Im Auftrag der Gesellschaft für Leprakunde. Hg. v. Toellner, Richard. Münster 1992, S. 128-133; Infekti-
onskrankheiten. Epidemiologie, Klinik, Prophylaxe. Hg. v. Meta, Alexander u.

Derart differenzierte Darstellungen des Krankheitsbildes der Lepra stellen in der mittelalterlichen Literatur eine Ausnahme dar. Typisch ist eine kurze und detailarme Darstellung des Krankheitsbeginns und bisweilen auch der körperlichen Veränderungen. Dabei tritt die Krankheit stets spontan auf, ohne dass Angaben zu Übertragungsmöglichkeiten gemacht werden, weshalb sie immer in einen direkten Zusammenhang mit dem Wirken Gottes gebracht wird. Der Schwerpunkt liegt dabei nicht auf der Darstellung der physischen Auswirkungen der Erkrankung, sondern darauf, wie die Protagonisten unter der sozialen Isolation leiden.[27]

So heißt es auch über Hartmanns Heinrich einzig, *in ergreif diu miselsuht*,[28] wodurch seine Krankheit indessen eindeutig definiert ist.[29] Der sich wenig später anschließende Vergleich Heinrichs mit Hiob (AH, V. 124-162) bestätigt die Art der Erkrankung, dient aber in erster Linie der Betonung seiner Verzweiflung und somit der Begründung seiner Suche nach Heilung. Als einziges Symptom werden drei Jahre nach Ausbruch der Lepra große Schmerzen erwähnt, mit denen Gott Heinrich quält (AH, V. 350-353) – so wie mit dem Aussatz an sich (AH, V. 120).[30] Deshalb ist nicht mit Sicherheit zu entscheiden, an welcher Form der Lepra Heinrich leidet. Die Vermutung,

---

Raettig, Hansjürgen. Stuttgart, New York ⁵1998, S. 235-238; MEHL [Anm. 14], S. 19-29; SCHALLER, Karl Friedrich: Die Klinik der Lepra. In: Aussatz – Lepra – Hansen-Krankheit. Ein Menschheitsproblem im Wandel. Teil 2: Aufsätze. Hg. v. Wolf, Jörg Henning. Würzburg 1986 (Kataloge des Deutschen Medizinhistorischen Museums 1), S. 17-26; SCHELLENBERG [Anm. 17], S. 39-47; SCHWANITZ, Hans Joachim: Klinik der Lepra Heute. In: Lepra – Gestern und Heute. 15 wissenschaftliche Essays zur Geschichte und Gegenwart einer Menschheitsseuche. Gedenkschrift zum 650-jährigen Bestehen des Rektorats Münster-Kinderhaus. Im Auftrag der Gesellschaft für Leprakunde. Hg. v. Toellner, Richard. Münster 1992, S. 122-127; Therapie der Hautkrankheiten mit Hinweisen zur Differentialdiagnose. Hg. v. Steigleder, Gerd Klaus. Stuttgart, New York ⁴1993, S. 277-279; WALCHER [Anm. 14], S. 10-13; WINZ, H. Richard: Lepra in Deutschland seit der Jahrhundertwende. In: Lepra – Gestern und Heute. 15 wissenschaftliche Essays zur Geschichte und Gegenwart einer Menschheitsseuche. Gedenkschrift zum 650-jährigen Bestehen des Rektorats Münster-Kinderhaus. Im Auftrag der Gesellschaft für Leprakunde. Hg. v. Toellner, Richard. Münster 1992, S. 118-121.

27 Vgl. HAFERLACH [Anm. 5], S. 149-151.
28 Hartmann von Aue: Gregorius. Der arme Heinrich. Iwein. Hg. und übers. v. MERTENS, Volker. Frankfurt a. M. 2004 (Bibliothek deutscher Klassiker 189), V. 119. Im Folgenden wird aus dieser Ausgabe zitiert. Die Versangaben werden dabei in Klammern den Zitaten direkt nachgestellt und dabei als Unterscheidungshilfe zum »Engelhard« mit der üblichen Sigle AH versehen.
29 Vgl. Hartmann von Aue: Der arme Heinrich. Mittelhochdeutsch/Neuhochdeutsch. Übersetzt von Grosse, Siegfried. Hg. v. RAUTENBERG, Ursula. Stuttgart 1996 (RUB 456), S. 104f., Anm. zu V. 119.
30 Vgl. KAISER [Anm. 5], S. 46.

es sei tuberculoide Lepra oder die indeterminierte Form, die schließlich mit einer Spontanheilung endet, liegt aufgrund des anzunehmenden guten Gesundheitszustandes des Adligen zwar nahe.[31] Allerdings erkrankt Dietrich, wie noch ausgeführt werden wird, an einer Lepraform, die die Symptome der lepromatösen Lepra aufweist, obwohl ihm als Herzog von Brabant ebenfalls eine entsprechend gute Resistenz unterstellt werden kann. Die heftige Reaktion von Heinrichs Umfeld beim Anblick seines Körpers (AH, V. 120f.), *manne und wîbe / ward er dô widerzæme* (AH, V. 122f.), spricht dafür, dass auch er eher die prägnanteren Hautveränderungen der lepromatösen Lepra aufweist. Dem entspricht auch die Aussage, *daz in niemen gerne sach* (AH, V. 127), womit zwar auch gemeint ist, dass man seine Nähe scheut.[32] Als erneute Anspielung auf das Sehen als zentralen Wahrnehmungsmodus kann diese Textstelle jedoch darüber hinaus als zweiter Hinweis auf Heinrichs unansehnliches Äußeres wörtlich genommen werden. Da das mittelalterliche Diagnoseverfahren zudem in erster Linie nach Symptomen der lepromatösen Lepra suchte,[33] müsste man Heinrichs Hof entweder große Unkenntnis in Verbindung mit besonders ausgeprägter Panik beim Auftreten von Hautveränderungen aller Art oder aber ein besonders differenziertes medizinisches Wissen unterstellen, das bereits beim ersten Blick auf die frühen unspezifischen Symptome zur Diagnose des Aussatzes befähigen würde. Die Fahrten nach Montpellier und Salerno widersprechen beiden Vermutungen: die Ärzte in Heinrichs Heimat sind weder Dilettanten – ihre Diagnose hat Bestand – noch die Besten ihres Fachs. Dass nach seinem Rückzug auf den Meierhof einzig die namenlose Tochter des Gastgebers seine Nähe sucht,[34] *[d]ie andern hâten den sin, / daz si ze rehter mâze in / gemîden wol kunden* (AH, V. 315-317), lässt dagegen keine Rückschlüsse auf Heinrichs Aussehen zu, denn das Vermeidungsverhalten kann bereits allein aus dem Wissen um die Krankheit resultieren.

---

31 Vgl. MERTENS [Anm. 28], S. 911f., Anm. zu V. 119.

32 So KAISER [Anm. 5], S. 16f.

33 Vgl. SCHELLENBERG [Anm. 17], S. 52-78.

34 Zur Rolle des Mädchens und deren Bewertung gibt es eine umfangreiche Forschungsdiskussion, die allerdings für meine Analyse nicht relevant ist. Doch möchte ich vor dem Hintergrund der Überlegungen von Matthias Meyer in diesem Band an dieser Stelle eine Interpretation der Meierstochter als melancholische Geste des Textes anregen. – Vgl. zum Mädchen im »Armen Heinrich« zusammenfassend, kommentierend und interpretierend: MÜLLER, Maria E.: Jungfräulichkeit in Versepen des 12. und 13. Jahrhunderts. München 1995 (Forschungen zur Geschichte der älteren deutschen Literatur 17), S. 267-291; außerdem seither erschienen: KOTTMANN, Carsten: Amor und Caritas. Zur Rolle des Mädchens im »Armen Heinrich« Hartmanns von Aue. In: Leuvense Bijdragen 88 (1999), S. 305-322.

Festzuhalten bleibt, dass Heinrich den im Mittelalter üblichen sozialen Tod eines Leprakranken erleidet,[35] den der *herre* (AH, V. 30, 48) und *rîter* (AH, V. 34) selbst akzeptiert und vorantreibt, indem er nach der Erkenntnis der Unheilbarkeit seiner Krankheit von sich aus sein Land und seine Güter verschenkt und sich aus der Welt zurückzieht (AH, V. 234-294). Nach der ausführlichen Darstellung von Heinrichs untadeligem Charakter, seinen Fähigkeiten, seiner Tugendhaftigkeit und seinem gesellschaftlichen Ansehen (AH, V. 29-83) wird besonders deutlich, welchen Einschnitt die Erkrankung an Aussatz für sein Leben bedeutet, obwohl ihm die Stigmatisierung als Aussätziger durch Mantel, Klapper und Stock ebenso wie die Einweisung in ein Leprosorium erspart bleiben. Als Adliger und einziger Betroffener seines Hofes wählt er den üblichen Rückzug auf einen Meierhof.[36] Die Hervorhebung des besonderen Verhältnisses von Heinrich und dem Meier (AH, V. 277-294) ist demnach kein Zeichen für die Erklärungsbedürftigkeit der Rückzugsform an sich,[37] sondern dient der Betonung der Qualität der Betreuung. Das Besondere ist, dass der Meier über die bestehenden Verpflichtungen hinaus seinem Herrn *vil willeclîchen* (AH, V. 291) dient und *îme rîch gemach [schuof]* (AH, V. 294).[38]

Auch bei Dietrich im »Engelhard« Konrads von Würzburg tritt die Lepra plötzlich auf, er *wart vil schiere dô geslagen / mit dem vil armen siechtagen / den man dâ heizet miselsuht.*[39] Im Unterschied zum »Armen Heinrich« und als einziger literarischer Text in mittelhochdeutscher Sprache bietet der »Engelhard« anschließend allerdings einen detaillierten Überblick über die Krankheitssymptome Dietrichs, der alle charakteristischen Merkmale des Aussatzes umfasst, die sowohl im Mittelalter bei der Lepraschau als beweiskräftig angesehen wurden – wie ein genauer Vergleich mit prototypischen Aussatztraktaten belegt –[40] als auch noch heute zum Verdacht auf Lepra führen würden. Der Erzähler berichtet von Haarausfall, gelblicher Verfärbung des Augenweißes, Rötung der Gesichtshaut, Heiserkeit, eingefallenen

---

35 Vgl. KAISER [Anm. 5], S. 25-27.

36 Vgl. KEIL, Gundolf: Aussatz. In: Lexikon des Mittelalters. Bd. 1. München, Zürich 1980, Sp. 1252-1257, hier Sp. 1252; SCHELLENBERG [Anm. 17], S. 370-372.

37 So KÖNNEKER, Barbara: Hartmann von Aue: Der arme Heinrich. Frankfurt a. M. 1987 (Grundlagen und Gedanken zum Verständnis erzählender Literatur), S. 40, Anm. zu V. 283ff.

38 Vgl. KAISER [Anm. 5], S. 46f.

39 Konrad von Würzburg: Engelhard. Hg. v. REIFFENSTEIN, Ingo. Tübingen ³1982 (ATB 17), V. 5145-5147. Im Umgang mit den Zitaten wird unter Verwendung der Sigle EH wie im Falle des »Armen Heinrich« verfahren (vgl. Anm. 28).

40 Vgl. KAISER [Anm. 5], S. 7-9; KEIL, Gundolf: Rez. zu Konrad von Würzburg: Engelhard. Hg. v. Paul Gereke, 2. Aufl. bearbeitet von Ingo Reiffenstein. Tübingen. Max Niemeyer 1963. In: Anzeiger für das deutsche Altertum 57 (1968), S. 127-129.

Hand- und Fußballen sowie Hautveränderungen am ganzen Körper und integriert zugleich einen Hinweis auf Gott als Verursacher des Leidens:

> im wurden hâr unde bart
> dünn unde seltsæne.
> sîn ougen, als ich wæne,
> begunden sich dô gilwen.
> als ob si æzen milwen,
> sô vielen ûz diu brâwen drobe.
> sîn varwe, die dâ vor ze lobe
> liutsæliclich was unde guot,
> diu wart noch rœter danne ein bluot
> und gap vil egebæren schîn.
> diu lûtersüeze stimme sîn
> wart unmâzen heiser.
> im schuof des himels keiser
> grôz leit an allen enden.
> an füezen unde an henden
> wâren im die ballen
> sô genzlich în gevallen
> daz mich sîn immer wundert.
> sîn lîp der wart gesundert
> vil gar von schœnen sachen
> und wart mit ungemachen
> jæmerlichen überladen.
> (EH, V. 5150-5171)

Zunächst beklagen die Ehefrau und der Hof des Herzogs von Brabant dessen Leid (EH, V. 5176-5196), doch wie im Falle Heinrichs (AH, V. 262-266) schützt Dietrich das Mitleid nicht vor sozialer Ausgrenzung. *Swer in gerne sach dâ vor, / der suochte nû der flühte spor / und îlte von im alzehant* (EH, V. 5197-5199), heißt es auch in diesem Fall mehrdeutig direkt im Anschluss an den Bericht über die ausgiebigen Klagen. Dies kann bedeuten, dass der zuvor so ausführlich geschilderte Anblick oder die Begegnung mit dem vorher hoch geschätzten Kranken an sich gemieden wird, vielleicht aber auch beides.[41] Und so beschließt auch Dietrich nach erfolgloser Konsultation diverser Ärzte (EH, V. 5200f.) seinen Rückzug aus der Welt, für den er sich ein Häuschen in bester Lage auf einer Flussinsel in der Nähe seiner Burg bauen lässt, in dem er von Bediensteten versorgt werden soll (EH, V. 5221-5255). Doch sein *irdesch paradîs* (EH, V. 5234) ist nur von kurzer Dauer, denn im Unterschied zum treuen Meier Heinrichs verschwinden Dietrichs Bedienstete alsbald (EH, V. 5256-5259), so dass er ohne Beistand ist, als mit fortschreitender Krankheit seine körperlichen Schmerzen zunehmen (V. 5284f.). Als *die friunde beide / ab giengen und die dienestman, / also daz man sîn began /*

---

41 Vgl. KAISER [Anm. 5], S. 17-19.

pflegen nicht sô wol als ê / und man im bôt smâcheite mê / zallen mâlen dan-
ne vor (EH, V. 5574-5579), verlässt der Kranke sein Land (EH, V. 5623-5673)
und findet bei Engelhard Aufnahme.[42] Er wird dort bestens gepflegt und
versorgt, sein Freund kümmert sich persönlich um ihn und besucht ihn re-
gelmäßig. Selbst körperlichen Kontakt scheut Engelhard nicht, er umarmt den
Aussätzigen und wäscht dessen Gesicht mit seinen Tränen (EH, V. 5742-5745).
Trotzdem entspricht der allgemeine Umgang mit Dietrich auch hier den Konventionen, wenn er in einem eigens für ihn gebauten Haus untergebracht wird
(EH, V. 5678-5839).

Der Schwerpunkt beider Darstellungen liegt somit auf der Betonung der
sozialen Folgen der Aussatzerkrankung, die für den mittelalterlichen Rezipienten in beiden Fällen unzweifelhaft vorliegt.[43] Wiederum schildert der
»Engelhard« ausführlicher, aber in beiden Texten wird verdeutlicht, dass die
Krankheit zum Verlust der bisherigen gesellschaftlichen Position führt und
die Betroffenen als Ausgegrenzte ein völlig anderes Leben führen als zuvor.
Ihre Abhängigkeit von Mitmenschen wird dabei hervorgehoben.[44]

Zwar ist der Aussatzkranke im Mittelalter tatsächlich auf das Mitleid und
die Mildtätigkeit seiner Mitmenschen angewiesen, wie sie in der Aufnahme
Heinrichs und Dietrichs durch den Meier und Engelhard gespiegelt wird, aber
in den beiden Verserzählungen ist darüber hinaus die in der Realität undenk-
bare Heilung beider durch das Selbstopfer des Mädchens bzw. die Opferung
der eigenen Kinder durch Engelhard möglich,[45] wodurch die Meierstochter
und der Dänenkönig im Rahmen der Aussatzhandlung gleichberechtigt neben
die Protagonisten treten.[46] Die Betonung der sozialen gegenüber den physi-

---

42 Vgl. ebd., S. 48-53; SCHELLENBERG [Anm. 17], S. 370-374.
43 Vgl. zu den Möglichkeiten und Gefahren der Übertragung moderner Krankheits-
begriffe auf historische Texte MATEJOVSKI [Anm. 6], S. 21-24.
44 Vgl. dagegen KAISER [Anm. 5], der Unterschiede zwischen beiden Darstellungen
herausarbeitet, um seine These vom »Verhältnis Konrads zu Hartmann als das der
subjektiven, individualistischen, realistischen Fassung zur objektiven idealisti-
schen« (S. 43) zu belegen.
45 Vgl. zum Verhältnis von Fiktion und Realität bei der Beschreibung medizinischer
Vorgänge im »Armen Heinrich«: EIS, Gerhard: Salernitanisches und unsalernitani-
sches im »Armen Heinrich« des Hartmann von Aue. In: Hartmann von Aue. Hg. v.
Kuhn, Hugo u. Cormeau, Christoph. Darmstadt 1973 (Wege der Forschung 359),
S. 135-150; WALLBANK, Rosemary E.: The Salernitan Dimension in Hartmann von
Aue's »Der arme Heinrich«. In: German Life and Letters 43 (1989/90), S. 168-176.
46 Umstritten ist, ob das namenlose Mädchen dadurch grundsätzlich gleichbedeutend
neben Heinrich steht, ob man sie sogar als eigentliche Hauptfigur verstehen kann
oder ob dies doch eher Heinrich ist. Vgl. dazu u. a. BUCK, Timothy: Hartman's
»reine maget«. In: German Lives and Letters 18 (1965), S. 169-176, bes. S. 175;
CORMEAU, Christoph: Hartmanns von Aue »Armer Heinrich« und »Gregorius«.
Studien zur Interpretation mit dem Blick auf die Theologie zur Zeit Hartmanns.
München 1966. (MTU 15), bes. S. 25-30; DERS. u. STÖRMER, Wilhelm: Hartmann

schen Auswirkungen der Erkrankung und die Verknüpfung des Schicksals des Aussatzkranken mit seinen Mitmenschen sind meines Erachtens wichtige Belege dafür, dass die Krankheit in beiden Texten nicht als Strafe für den Erkrankten zu verstehen ist, sondern als Prüfung für sie und für ihr Umfeld. Engelhard überlegt zunächst, warum Gott seinen Freund für ein so kleines Vergehen bestrafen könnte (EH, V. 5718f.),[47] um nach Rekapitulation der

---

von Aue. Epoche – Werk – Wirkung, München ³2007 (Arbeitsbücher zur Literaturgeschichte), S. 155; FOURQUET, Jean: Zum Aufbau des Armen Heinrich. In: WW 11 (1961), S. 12-24, bes. S. 13; KÖNNEKER [Anm. 37], S. 70-77, bes. S. 70f. (vgl. dagegen aber S. 53!); KOTTMANN [Anm. 34], S. 305; MÜLLER [Anm. 34], S. 267-291; REUSNER, Ernst von: Anmerkung zur Struktur und Sinn des »Armen Heinrich«. In: ZfdA 101 (1972), S. 316-321, bes. S. 319; RUH, Kurt: Hartmanns »Armer Heinrich«. Erzählmodell und theologische Implikation. In: Mediaevalia litteraria. FS Helmut de Boor, Hg. v. Hennig, Ursula u. Kolb, Helmut. München 1971, S. 315-329, bes. S. 321f.; WILLSON, Harold Bernard: Symbol und Wirklichkeit im »Armen Heinrich«. In: Hartmann von Aue. Hg. v. Kuhn, Hugo u. Cormeau, Christoph. Darmstadt 1973 (Wege der Forschung 359), S. 151-171, bes. S. 152f. Engelhard und Dietrich gelten dagegen als gleichberechtigt angelegte Protagonisten, die entweder zusammen auftreten oder für den jeweils anderen eintreten. Auch in die früher als ›aufgepfropft‹ geltende Liebesgeschichte von Engelhard und Engeltrud (vgl. KÖNNEKER, Barbara: Erzähltypus und epische Struktur des »Engelhard«. Ein Beitrag zur literarhistorischen Stellung Konrads von Würzburg. In: Euphorion 62 [1968], S. 239-277), ist Dietrich doppelt integriert; zunächst verliebt sich die Königstochter zwangsläufig in beide Ritter, die gleich aussehen und gleich tugendhaft sind (EH, V. 852-1249; 1269-1628), dann übernimmt Dietrich für Engelhard den Gottesgerichtskampf (EH, V. 4218-5074). Vgl. BEHR, Hans-Joachim: Liebe und Freundschaft im »Engelhard« Konrads von Würzburg. In: JOWG 5 (1988/89), S. 319-327; BLOH, Ute von: »Engelhart der Lieben Jaeger«: ›Freundtschafft‹ und ›Liebe‹ im »Engelhart«. In: ZfG N. F. 8 (1998), S. 317-334; GÖTTERT, Karl Heinz: Tugendbegriff und epische Struktur in höfischen Dichtungen. Heinrichs des Glîchezâre »Reinhart Fuchs« und Konrads von Würzburg »Engelhard«. Köln, Wien 1971 (Kölner Germanistische Arbeiten 5), S. 113-201, KESTING, Peter: *Diu rehte wârheit*. Zu Konrads von Würzburg »Engelhard«. In: ZfdA 99 (1970), S. 246-259, bes. S. 255-259; OETTLI, Peter H.: Verschränkung und Steigerung. Zur Interpretation von Konrads von Würzburg »Engelhard«. In: ZfdPh (1986), S. 63-77. Anders aber: KOKOTT, Hartmut: Konrad von Würzburg. Ein Autor zwischen Auftrag und Autonomie. Stuttgart 1989, S. 46-61 und ROHR, W. Günther: Konrads von Würzburg kleiner Roman »Engelhard«. In: Euphorion 93 (1999), S. 305-348, die den Text als Geschichte Engelhards lesen.

47 Üblicherweise wird als Schuld die von Dietrich angeregte Manipulation des Gottesurteils vermutet, ohne dass die Forschung die Engelhard unterstellte Deutung befürwortet. Vgl. CIESLIK, Karin: Probleme der Bestimmung sozialer und ethisch-moralischer Normen in der Literatur. Zum »Engelhard« Konrads von Würzburg. In: Die deutsche Literatur des Mittelalters im europäischen Kontext. Tagung Greifswald, 11.-15. September 1995. Hg. v. Bräuer, Rolf. Göppingen 1998 (GAG 651),

Idealität seines Freundes direkt im Anschluss sein Unverständnis darüber zu äußern (EH, V. 5726f.).[48] Der Erzähler erklärt jedenfalls an exponierter Stelle – vor der durch einen Engel vermittelten göttlichen Heilungsnachricht an den Kranken, durch die ebenfalls Dietrichs Unschuld bezeugt wird (EH, V. 5443-5449) –, dass Dietrich unschuldig leidet (EH, V. 5426-5433). Überdies fühlt sich Dietrich selbst nicht schuldig (EH, V. 5374-5381).[49] Auch einer der wichtigsten Belege für die Annahme einer Bestrafung Heinrichs, seine eigene Aussage, er müsse sein bisheriges gottfernes, weltliches Leben büßen (AH, V. 383-433), wird ebenfalls nicht vom Erzähler bestätigt.[50] Ich

---

S. 121-134; GÖTTERT [Anm. 46], S. 156-162; HERZMANN, Herbert: Die alte Ordnung und der neue Mensch. Zum »Engelhard« des Konrad von Würzburg. In: Sprache, Text, Geschichte. Hg. v. Stein, Peter K. Göppingen 1980 (GAG 304), S. 385-407; KESTING [Anm. 46], S. 246-255; KOCH, Arne: Die zwei Formen der *triuwe* in Konrads von Würzburg »Engelhard«. In: Colloquia Germanica 32 (1999), S. 201-222; SCHNELL, Rüdiger: Die ›Wahrheit‹ eines manipulierten Gottesurteils. Eine rechtsgeschichtliche Interpretation von Konrads von Würzburg »Engelhard«. In: Poetica (1984), S. 24-60; WEHRLI, Max: Geschichte der deutschen Literatur vom frühen Mittelalter bis zum Ende des 16. Jahrhunderts. Stuttgart 1980 (Geschichte der deutschen Literatur von den Anfängen bis zur Gegenwart 1), S. 492. Einen Überblick über die verschiedenen – Dietrich entlastenden – Positionen bietet BRANDT, Rüdiger: Konrad von Würzburg. Kleinere epische Werke. Berlin 2000 (Klassiker-Lektüren 2), S. 137-140. KOKOTT [Anm. 46], S. 59f., interpretiert dagegen den Aussatz als Strafe Gottes für Dietrichs Aktionismus im Zusammenhang mit dem Gottesgerichtskampf, ROHR [Anm. 46], S. 327f., S. 331, versteht stattdessen die Verletzung Dietrichs während des Gottesgerichtskampfes als Strafe für den Rollentausch.

48 Vgl. zur Irritation um diese widersprüchliche Textstelle sowie als eine Erklärungsmöglichkeit: BRANDT [Anm. 47], S. 128 und S. 128, Anm. 116f.

49 Vgl. KAISER [Anm. 5], S. 5.

50 Zur umfangreichen Debatte über den Aussatz als Strafe oder Prüfung im »Armen Heinrich« vgl. u. a. DE BOOR, Helmut: Hartmann von Aue »Armer Heinrich« V. 390f. In: PBB 84 (1962), S. 474-476; CORMEAU [Anm. 46], bes. S. 5-24; FECHTER, Werner: Über den »Armen Heinrich« Hartmanns von Aue. In: Euphorion 49 (1955), S. 1-28; DERS.: Absalom als Vergleichs- und Beispielfigur im mittelhochdeutschen Schrifttum. In: PBB 83 (1961/62), S. 302-316; HENNE, Hermann: Herrschaftsstruktur, historischer Prozeß und epische Handlung. Sozialgeschichtliche Untersuchungen zum »Gregorius« und »Armen Heinrich« Hartmanns von Aue. Göppingen 1982 (GAG 340), S. 186-188; KAISER [Anm. 5], S. 3f., S. 45f.; MERTENS [Anm. 1]; NAGEL, Bert: Der arme Heinrich Hartmanns von Aue. Eine Interpretation. Tübingen 1952; NEUMANN, Friedrich: Der »Arme Heinrich« in Hartmanns Werk. In: ZfdPh 75 (1956), S. 225-255; OHLY, Walter: Die heilsgeschichtliche Struktur der Epen Hartmanns von Aue. Diss. Berlin 1958; SCHIROKAUER, Anton: Zur Interpretation des »Armen Heinrich«. In: ZfdA 83 (1951/52), S. 59-78; DERS.: Die Legende vom armen Heinrich. In: GRM 33 (1951/52), S. 262-268; SCHÖNBACH, Anton E.: Über Hartmann von Aue. Drei Bücher Unter-

verstehe dieses persönliche Schuldeingeständnis ebenso wie andere Charakteristika und Handlungen, die ihm und Dietrich zugeschrieben werden, als Melancholiesignale. Und auch Engelhards spontane Reaktion besitzt in diesem Kontext eine spezifische Bedeutung.

Heinrichs und Dietrichs Melancholie

Noch bevor das humoralpathologische Erklärungssystem der vier Säfte voll ausgebildet ist, findet sich der Begriff μελαχολία bereits in den ältesten hippokratischen Schriften aus dem letzten Drittel des 5. Jahrhunderts vor Christus, wobei dem Melancholiker hier wie in späteren Schriften des »Corpus Hippocraticum« eine Reihe von somatischen und psychischen Krankheiten zugeordnet werden. Galen systematisiert das Krankheitsbild der Melancholie, indem er drei Stadien der Erkrankung unterscheidet: 1. Magenbeschwerden durch die Verunreinigung des Blutes in der Magengegend mit schwarzer Galle, 2. psychische Störungen durch das Aufsteigen der Dämpfe der schwarzen Galle zum Gehirn und 3. die Erfüllung des gesamten Körpers mit schwarzer Galle. Deutlicher als im »Corpus Hippocraticum« erfolgt bei ihm bereits die Rückbindung des Krankheitsbildes an einen angenommenen Konstitutionstyp. Mit der Ausdifferenzierung der Humoralpathologie und der Ausweitung der Viersäftelehre zu einer Lehre von den vier Temperamenten wird diese Verbindung fortgeführt und immer stärker differenziert. So kommt es zu einer Bedeutungserweiterung des Begriffs Melancholiker, mit dem nun Menschen bezeichnet werden, die die schwarze Galle so beherrscht, dass sie durch eine eher schwermütige Grundstimmung, Antriebslosigkeit und grüblerische Neigungen gekennzeichnet sind. So lange die schwarze Galle wohltemperiert ist, ist dieser Zustand laut der pseudo-aristotelischen »Problemata« aus dem 3. Jahrhundert vor Christus nicht nur ungefährlich, sondern er wirkt sich sogar positiv auf das Denkvermögen aus. Dieses Stadium höchster Leistungsfähigkeit kann jedoch schnell in pathologische Zustände umschlagen, wenn die schwarze Galle überhitzt oder abgekühlt wird. Ein Übermaß an Wärme führt demnach zu manischen, ein zu Viel an Kälte zu depressiven Krankheitserscheinungen. Furchtsamkeit, welt- und menschenverachtender Missmut, Todessehnsucht bei gleichzeitiger Todesfurcht sowie Wahnvorstellungen oder Stumpfsinn gelten als charakteristische Symptome, denen mit einer Diät, Aderlass, dem Einsatz von Abführmitteln und Bädern therapeutisch begegnet werden soll.[51]

---

suchungen. Graz 1894; SCHRÖDER, Werner: Zum Wortgebrauch *riuwe* bei Hartmann und Wolfram. In: GRM 40 (1959), S. 228-234. Einen zusammenfassenden Überblick bietet KÖNNEKER [Anm. 37], S. 61-66.

51 Vgl. zum antiken Melancholie-Verständnis: FLASHAR, Hellmut: Melancholie und Melancholiker in den medizinischen Theorien der Antike. Berlin 1966; DERS.: Melancholie. In: HWbPh 5 (1980), Sp. 1038-1040; HEHLMANN, Wilhelm: Wörterbuch

Der wohl wirkmächtigste und zugleich prototypische Melancholie-Traktat des Mittelalters, durch den die antike Konzeption der Melancholie fortlebt,[52] stammt von Constantinus Africanus. Der Laienbruder, der um 1080 in Monte Cassino wirkte, übersetzte mit seinem »De melancholia«[53] eine Zusammenstellung griechischer und arabischer Texte eines Jahrtausends zum Thema Melancholie ins Lateinische. Da der Traktat den Melancholie-Diskurs der bedeutenden Medizinschule von Salerno bestimmt hat und von dort Einfluss auf das Denken an anderen Medizinschulen nahm, gilt er heute als exemplarisch,[54] weshalb er hier als Folie für die Textinterpretation dienen soll.

Als die beiden typischen Krankheitsausprägungen bestimmt Constantinus Africanus einerseits den Glauben der Betroffenen an ein Überfallenwerden von nicht-existenten Übeln, andererseits einen der Seele innewohnenden Argwohn, aus dem Furcht und Traurigkeit entstehen. Ausgelöst werden diese Fehleinschätzungen durch den Dunst der erwärmten schwarzen Galle, der zum Gehirn aufsteigt und dadurch den Verstand verwirrt, wenn die angeborene melancholische Disposition durch einen ungünstigen Lebensstil oder schwierige psychische Einflüsse negativ beeinflusst wird. Steigt im Falle der hypochondrischen Variante der Melancholie die schwarze Galle bis zum Herzen, so erzeugt sie Niedergeschlagenheit, Furcht, Todesangst und Misstrauen, von denen Erkrankte noch schwerer geheilt werden können, sobald die Gallenflüssigkeit das Gehirn erreicht und sich die Ängste dort festsetzen. Schädigt die schwarze Galle – wie im Falle der zweiten Melancholie-Form, der Kephalose, – die Hirnsubstanz, so sind Kopfschmerzen, Schlaflosigkeit, Augendruck und Flimmern vor den Augen die Folge. Die Symptome der pathologischen Melancholie sind zahlreich, verschiedenartig und bisweilen widersprüchlich. Constantinus nennt als Kennzeichen andauernde, allgemeine Niedergeschlagenheit im Wechsel mit Leichtfertigkeit, das ständige Um-

---

der Psychologie. Stuttgart 1968 (Kröners Taschenausgabe 269), S. 345, Sp. 1; KLIBANSKY/PANOFSKY/SAXL [Anm. 2], S. 39-124; MATEJOVSKI [Anm. 6], S. 42-45; PETERS, Uwe Henrik: Lexikon Psychiatrie, Psychotherapie, Medizinische Psychologie. Mit einem englisch-deutschen Wörterbuch als Anhang. München, Jena [5]2000, S. 344, Sp. 1; SCHIPPERGES, Heinrich: Melancolia als ein mittelalterlicher Sammelbegriff für Wahnvorstellungen. In: Studium Generale 20 (1967), S. 723-736, hier S. 723 Sp. 2-S. 727 Sp. 1; TELLENBACH, Hubertus: Melancholie. Problemgeschichte, Endogenität, Typologie, Pathogenese, Klinik. Berlin u. a. [4]1983, S. 1-11.

52 Vgl. KLIBANSKY/PANOFSKY/SAXL [Anm. 2], S. 145.

53 Ishāq ibn 'Imrān: Maqāla fī l-mālīhūliyā (Abhandlung über die Melancholie) und Constantini Africani: Libri duo de melancholia. Vergleichende kritische arabischlateinische Parallelausgabe. Deutsche Übersetzung des arabischen Textes, ausführliche Einleitung und arabischer wie lateinischer drogenkundlicher Apparat v. GARBERS, Karl. Hamburg 1977.

54 Vgl. SCHIPPERGES [Anm. 51], S. 725, Sp. 2.

schlagen von Angst vor ungefährlichen Dingen und Tollkühnkeit sowie der Wandel von Jähzorn zu übertriebener Friedfertigkeit und umgekehrt. Außerdem führt er permanentes Grübeln über Unwichtiges, Lebensüberdruss, die Wahrnehmung nicht vorhandener schrecklicher Erscheinungen, die soziale Entfremdung Betroffener durch die Veränderung ihres Charakterbildes und ihrer üblichen Lebensgewohnheiten sowie als Besonderheit das unbedingte Streben der Patienten nach Heilung an. Sobald aber der Arzt mit der gewünschten Behandlung beginnt, versuchen sie sich dieser wieder zu entziehen. Zur Behandlung schlägt er eine Vielzahl von Pharmazeutika und eine Diät vor, durch die die schwarze Galle reduziert und ein Ausgleich zwischen den vier Säften geschaffen werden soll. Die Ratschläge erinnern an die entsprechenden Empfehlungen für Aussätzige. So wird auch Melancholikern der Verzehr von Jungtierfleisch empfohlen, ebenso das Austreiben der schwarzen Galle durch Aderlässe und Abführmittel. Zur Beruhigung des Kranken empfiehlt Constantinus Africanus außerdem gutes Zureden, Bäder, Musik, Massagen und Sport. Ein günstiges Wohnklima in Verbindung mit einer geregelten Lebensführung soll vorbeugend wirken bzw. den erneuten Ausbruch der Erkrankung verhindern.[55]

Constantinus Africanus verwendet den Begriff Melancholie also als Sammelbegriff für eine von der schwarzen Galle verursachte psychische Disposition und für daraus resultierende Krankheiten.[56] Dieses umfassende Verständnis bleibt bis zum Ende des 18. Jahrhunderts erhalten, dann setzt eine zunehmende Bedeutungsverengung ein, die schließlich zur Ersetzung des Terminus in der modernen Psychologie, Psychiatrie und Psychoanalyse führt.[57] Einige wenige Krankheitsbilder, die in den früheren Gesamtkomplex

---

55 Vgl. KLIBANSKY/PANOFSKY/SAXL [Anm. 2], S. 145-151; MATEJOVSKI [Anm. 6], S. 45-47; SCHIPPERGES [Anm. 51], S. 727-736; SCHMITT [Anm. 6], S. 209-211.

56 SCHIPPERGES [Anm. 51], bes. S. 727 Sp. 1. Vgl. zu dieser und anderen Definitionen von Melancholie im Mittelalter außerdem: SCHIPPERGES, Heinrich: Vom ›humor melancholicus‹ in der Heilkunde des Mittelalters. In: Leib – Geist – Geschichte. Brennpunkte anthrologischer Psychiatrie. Festschrift zum 60. Geburtstag von Hubertus Tellenbach. Mit einem Vorwort von Wyss, Dieter hg. v. Kraus, Alfred. Heidelberg 1978 (Medizin im Wandel), S. 141-159.

57 Vgl. LESSING, H.-U.: Melancholie. In: HWbPh 5 (1980), Sp. 1040-1043; PETERS [Anm. 51], S. 344; SCHMITT, Wolfram: Zur Phänomenologie und Theorie der Melancholie. In: Melancholie in Literatur und Kunst. Hürtgenwald 1990 (Schriften zur Psychopathologie, Kunst und Literatur), S. 14-28; STRASSER, Petra: Trauer versus Melancholie aus psychoanalytischer Sicht. In: Trauer. Hg. v. Mauser, Wolfram u. Pfeiffer, Joachim. Würzburg 2003 (Freiburger literaturpsychologische Gespräche, Jahrbuch für Literatur und Psychoanalyse 22), S. 35-52. Vgl. zu den daraus resultierenden Problemen bei der Interpretation mittelalterlicher Texte vor dem Horizont historischer und moderner Melancholietheorien: ACKERMANN, Christiane u. RIDDER, Klaus: Trauer – Trauma – Melancholie. Zum Willehalm Wolframs von Eschenbach. In: Trauer. Hg. v. Mauser, Wolfram u. Pfeiffer, Joachim. Würz-

der Melancholie gehören und fachintern zunächst noch mit diesem Begriff bezeichnet wurden, werden nun als bestimmte Depressionsformen definiert, um sie von der unspezifischen umgangssprachlichen Begriffsverwendung zu unterscheiden.[58]

Jedoch gibt es in der zweiten Hälfte des 20. Jahrhunderts auch Versuche, an die antike und mittelalterliche Begriffsverwendung und den damit verbundenen traditionellen weiten Bedeutungshorizont anzuknüpfen.[59] Die angestrebte Überzeitlichkeit legt nahe, eine solche kulturanthropologische Konzeption als ergänzende Interpretationshilfe zu nutzen, erst recht weil einer der wichtigsten Vertreter dieses Ansatzes, der Psychologe Hubertus TELLENBACH, selbst untersucht hat, ob die von ihm erarbeiteten Merkmale das Verständnis biblischer und literarischer Figuren ermöglichen.[60] TELLENBACH definiert auf der Grundlage seiner klinischen Arbeit Melancholiker als Menschen, die mit größter Genauigkeit eine Vielzahl von Tätigkeiten ausführen, ihre Mitmenschen als ihren Lebensinhalt ansehen und über ein ausgeprägtes Gewissen verfügen, das zu einer »überdurchschnittlichen Schuldsensibilität« führt. Entsteht durch Krankheit, Veränderungen im sozialen Gefüge oder Generationsvorgänge, z. B. das Altern, beim Melancholiker das Gefühl, er könne seine Arbeit nicht mehr in der üblichen Qualität und Quantität leisten, so empfindet er den Mitmenschen gegenüber, denen er sich verpflichtet fühlt, ein Schuldgefühl. Aus der Persönlichkeitsstruktur des Melancholikers erwächst so eine psychopathologische Erkrankung, die von permanenter Unzufriedenheit und Traurigkeit bis hin zu körperlichen Störungen reicht.[61]

---

burg 2003 (Freiburger literaturpsychologische Gespräche, Jahrbuch für Literatur und Psychoanalyse 22), S. 83-108, bes. S. 84-91.

58 Vgl. PETERS [Anm. 51], S. 344f.

59 Vgl. BLANKENBURG, Wolfgang: Was heißt ›anthropologische‹ Psychiatrie? In: Leib – Geist – Geschichte. Brennpunkte anthroplogischer Psychiatrie. FS Hubertus Tellenbach. Mit einem Vorwort von Wyss, Dieter hg. v. Kraus, Alfred. Heidelberg 1978 (Medizin im Wandel), S. 15-28; KRAUS, Alfred: Existenzanalytisch-anthropologische Aspekte der Persönlichkeit Melancholischer. In: Leib – Geist – Geschichte. Brennpunkte anthroplogischer Psychiatrie. FS Hubertus Tellenbach. Mit einem Vorwort von Wyss, Dieter hg. v. Kraus, Alfred. Heidelberg 1978 (Medizin im Wandel), S. 160-171.

60 Vgl. TELLENBACH (1992) [Anm. 4].

61 Vgl. TELLENBACH [Anm. 51], bes. S. 64-120. Die unterschiedlichen Verbindungen zwischen den historischen Diskursen über Melancholie und Leistung bzw. Arbeit, die Antje WITTSTOCK: Melancholie und asketisches Arbeitsethos bei Bartholomäus Sastrow. In: Konzepte von Produktivität im Wandel vom Mittelalter in die Frühe Neuzeit. Hg. v. Laude, Corinna u. Heß, Gilbert. Berlin 2008, S. 119-140, aufzeigt, bestätigen ebenfalls den Rückgriff auf diesen Ansatz und geben Anlass dazu, die Überlegungen über Heinrich und Dietrich als Melancholiker jeweils mit einem Blick auf die Leistungen zu eröffnen, die sie erbringen.

Heinrich und Dietrich können nach diesem wie nach mittelalterlichem Verständnis also nur dann als Melancholiker charakterisiert werden, wenn ihnen nicht nur psychopathologische Züge, sondern auch die skizzierten Persönlichkeitsmerkmale eingeschrieben sind. In Heinrichs Fall werden zu Beginn des »Armen Heinrich« seine Aufgaben als Herrscher und Ritter umfangreich aufgezählt (AH, V. 32-74), wobei ihm vom Erzähler neben uneingeschränkter Idealität (AH, V. 32-35) im Besonderen das Eintreten für Andere bescheinigt wird: *er was der nôthaften vluht, / ein schilt sîner mâge / der milte ein glîchiu wâge* (AH, V. 64-66). Seine Geschenke an die Meierstochter (AH, V. 328-341) erscheinen in diesem Kontext als Bestätigung seiner Charakterzeichnung. Heinrich überträgt seine höfischen Sitten, die er in Perfektion beherrscht und verinnerlicht hat, auf sein neues Umfeld - hier seine zuvor besonders herausgehobene Freigebigkeit. Auch das Spiel mit der vertrauten Anrede *gemahel* (AH, V. 341) gehört in diesen Zusammenhang. Es verweist nicht auf ein erotisches Interesse Heinrichs,[62] sondern erinnert an das Können des Gesunden als Minnesänger, der *sanc vil wol von minnen* (AH, V. 71),[63] wodurch gleichzeitig seine geistig-kreativen Fähigkeiten aufgezeigt werden. Dementsprechend fasst der Erzähler seine Vorzüge zusammen: *er was hövesch unde darzuo wîs* (AH, V. 74). So weiß Heinrich auch, wohin er sich bei seiner Suche nach geeigneter ärztlicher Hilfe wenden muss, er erkennt die Unmöglichkeit der Heilung an (AH, V. 233-236) und trifft anschließend das beste Arrangement für sich und sein Land.

Seine größte Leistung besteht aber im Verzicht auf das Selbstopfer des Mädchens, der aus dem Nachdenken Heinrichs resultiert: *in dûhte dô daz niht guot, / des er dô ê gedahte / und verkêrte vil drâte / sîn altez gemüete / in eine niuwe güete* (AH, V. 1236-1240). Dabei wird sein Erkenntnisgewinn explizit als Ergebnis eines durch den Vergleich seiner Person mit dem Mädchen angestoßenen längeren Reflektionsprozesses dargestellt (AH, V. 1241-1256). Seine zwischenzeitliche Zustimmung dient vor diesem Hintergrund nicht dazu, auf ein bestehendes Defizit Heinrichs hinzuweisen, wie auch die sofort nach dem Opferangebot einsetzenden Zweifel des Kranken belegen (AH, V. 999-1006),[64] sondern der Betonung des Weges zur Erkenntnis als intellek-

---

62 Dies korrespondiert mit der seit der Antike zum Bild des Melancholikers gehörenden Zuschreibung geringer sexueller Aktivität, deren Erhöhung als Therapiemöglichkeit auch noch bei Constantinus Africanus genannt wird. Vgl. SCHIPPERGES [Anm. 51], S. 732, Sp. 1. Diese Annahme widerspricht dem hier ausgeführten medizinhistorischen Aussatzverständnis nicht, steht jedoch im Gegensatz zum theologischen Diskurs über den Aussatz als Sündenstrafe für die Wollust, der sich u. a. in Hildegards von Bingen Überlegungen zur Lepra und in der Episode um die Auslieferung Isaldes an die Aussätzigen bei Eilhart von Oberg wiederfindet. Vgl. MERTENS [Anm. 28], S. 912 Anm. zu V. 119

63 Vgl. MERTENS [Anm. 28], S. 908 Anm. zu V. 71.

64 So auch KAISER [Anm. 5], S. 76.

tueller Leistung. Die scheinbare Unmöglichkeit einer Heilung, die Heinrich nach seinem ersten Besuch in Salerno akzeptiert hatte, muss durch die Opferbereitschaft des Mädchens hinterfragt werden. Dass Heinrich das Angebot der Meierstochter nicht spontan ablehnt, sondern abwägend darüber nachdenkt, entspricht also der Charakterzeichnung eines Melancholikers. Aber auch das lange Nachdenken Heinrichs bis kurz vor den Opfervollzug ist in diesem Kontext kein Hinweis auf Mängel der Persönlichkeit, sondern verweist einerseits auf die Schwierigkeit, bei eigener Betroffenheit zu einem objektiven Urteil zu gelangen, andererseits auf die Einschränkung der positiven Fähigkeiten melancholischer Menschen, wenn die schwarze Galle aus ihrem Gleichgewicht gerät.

Die plötzlich auftretende Aussatzerkrankung – nach modernem Verständnis ein typischer Umschlagpunkt im Leben konstitutioneller Melancholiker hin zur Ausprägung pathologischer Verhaltensweisen – zwingt Heinrich zur Aufgabe seines bisherigen Lebens als Herrscher, so dass er seinen Verpflichtungen nicht mehr nachkommen kann. Vor diesem Hintergrund und unter Berücksichtigung der überdurchschnittlich ausgeprägten Schuldsensibilität von Melancholikern gehört das vom Erzähler unbestätigt bleibende Schuldeingeständnis Heinrichs (AH, V. 383-433) in den Kontext der Melancholiemerkmale und kann nicht als rationale und schlüssige Erklärung für den Aussatz als verdiente Sündenstrafe verstanden werden. Aber auch Merkmale der Melancholie als Pathologie nach Constantinus Africanus bietet der »Arme Heinrich«. So wechselt Heinrichs Stimmung nach der Aussatzdiagnose abrupt von einem Extrem zum anderen. Genoss er zuvor ein Leben voller *vrœliches muotes / und werltlîcher wünne* (AH, V. 78f.), so heißt es nun:

er was trûric und unvrô
sîn swebendez herze daz verswanc,
sîn swimmendiu vreude ertranc,
sîn hôchvart muose vallen,
sîn honec wart ze gallen
(AH, V. 148-152).[65]

---

65 Das Gegensatzpaar Honig-Galle, mit dem hier metaphorisch der Verlust von Gesundheit und angenehmen Leben beschrieben wird, stellt eine Adaption des lateinischen Wortspiels *mel-fel* dar, die auch im AH, V. 108f. verwendet wird. Vgl. MERTENS [Anm. 28], S. 910, Anm. zu V. 108f. Diese Übernahme scheint sich im Rahmen des »Armen Heinrich« besonders anzubieten, gilt doch der Honig als geeignetes Therapeutikum gegen die übermäßige Produktion der schwarzen Galle, da beiden Substanzen nach der Viersäftelehre genau entgegen gesetzte Qualitäten zugesprochen werden. Vgl. KLIBANSKY/PANOFSKY/SAXL [Anm. 2], S. 149, Anm. 48. Im »Engelhard« wird der Umschlagpunkt in Dietrichs Leben ebenfalls durch eine Honigmetapher versinnbildlicht. Vor der Erkrankung wird dessen Dasein als *der sælden honicseim* (EH, V. 5138) charakterisiert, das sich anschließend ins Gegenteil verkehrt. Trotzdem ist eine auf den medizinhistorischen Diskurs abhebende In-

Als sich der Hoffnungsschimmer einer Heilungsmöglichkeit, der ihm zwischenzeitlich Trost spendet (AH, V. 163-175), in Salerno zerschlägt, steigert sich Heinrichs Verzweiflung zu Todessehnsucht: *des wart sîn herzesêre / alsô kreftic unde grôz, / daz in des aller meist verdrôz, / ob er langer solde leben* (AH, V. 242-245).[66] Trotz der guten Betreuung durch den Meier beherrscht ihn auch drei Jahre später Hoffnungslosigkeit: so provoziert die Aufforderung, über Behandlungschancen zu berichten, einen *tiefen sûft von herzen / mit bitterlîchen smerzen* (AH, V. 379f.), und das Bekenntnis, sich selbst für wertlos zu halten (AH, V. 426f.); das Angebot des Mädchens führt zu Tränen (AH, V. 927-930) sowie der Offenbarung grundsätzlicher Zweifel an der Heilungsmöglichkeit, verbunden mit der Angst vor Hohn und Spott der Mitmenschen (AH, V. 944-948). Außerdem spiegelt der Text das besondere Verhältnis von Melancholikern zu Heilungsaussichten wieder, das Constantinus als Besonderheit hervorhebt. Der Vorwurf, die Erkrankten würden erst Heilung um jeden Preis fordern, dann aber vor der Behandlung zurückzuschrecken, erklärt das Verhalten des salernitanischen Arztes im »Armen Heinrich«, der zunächst auf Heinrichs Interventionsversuche vor der Tötung des Mädchens nicht eingehen will, obwohl sie seiner eigenen Tötungsabneigung entgegen kommen (AH, V. 1055-1280d).

Auch von Dietrichs (und Engelhards) vielfältigen Fähigkeiten, von denen der König von Dänemark und sein Hof profitieren, wird ausgiebig berichtet:

> Swâ mite ein man ûf erden
> ze hove liep sol werden,
> daz kunden si wol trîben.
> lesen unde schrîben
> sach man si beide schône.
> in süezer stimme dône
> seitens unde sungen.
> si tanzten unde sprungen.
> si schuzzen ouch ze deme zil.
> schâchzabel unde seitenspil
> kundens ûzer mâzen wol.
> swaz man nû kurzewîle sol
> vor rittern und vor frouwen
> hœren unde schouwen,

terpretation dieser Textstellen wenig sinnvoll, da die Metaphorik ubiquitär ist; sie ist aus der Bibel bekannt, wird in der geistlichen Literatur des Mittelalters tradiert und findet sich auch in der höfischen Literatur, so z. B. in Hartmanns »Gregorius« (V. 455f.) und »Iwein« (V. 1580f.). Vgl. KÖNNEKER [Anm. 37], S. 38, Anm. zu V. 108f. Im »Engelhard« heißt es kurz vor der Entdeckung von Engeltrud und Engelhard durch Ritschier: *do liez diu Minne ir trüeben / sorge drunder vallen / und machte zeiner gallen / daz vil honicsüeze spil* (EH, V. 3184-3187).

66 Vgl. KAISER [Anm. 5], S. 33f.

daz lac an in mit voller kraft
(EH, V. 747-761).

Größer noch ist Dietrichs Einsatz für seinen Freund Engelhard, indem er
für ihn den Gottesurteilskampf übernimmt (EH, V. 4122-5130). Zu Beginn
ihrer Freundschaft wird die besondere Genauigkeit Dietrichs betont. Selbstverständlich besteht er den Freundschaftstest, zu dem Engelhards Vater geraten hatte, indem er den ihm gereichten Apfel mit dem Schenkenden teilt (EH,
V. 445-633). Darüber hinaus schält er die Frucht sogar, bevor er sie dem
neuen Freund reicht (EH, V. 552-561). Neben der hier zum Ausdruck kommenden Qualität der Aufgabenerfüllung als Persönlichkeitsmerkmal eines
Melancholikers, die zur ebenso typischen Quantität seiner Tätigkeiten hinzu-
kommt, wird Dietrich im Unterschied zu Engelhard außerdem durch seine
bessere Problemlösungsfähigkeit als solcher markiert.

Nachdem Engelhard während seines Stelldicheins mit Engeltrud im Baum-
garten von Ritschier von Engelland entdeckt wurde, denkt er über einen ge-
eigneten Ausweg aus der Situation nach. Allerdings fallen ihm nur die nahe
liegenden Möglichkeiten Flucht und Leugnen ein (EH, V. 3333-3347). Er
bleibt am Hof, um Engeltrud durch sein Verschwinden nicht zu kompromit-
tieren, und beschließt mit ihr gemeinsam alle Vorwürfe abzustreiten (EH,
V. 3405-3442). Er stellt sich dabei durchaus geschickt an, denn er beherrscht
die juristische Rhetorik,[67] und erweist sich außerdem als schlagfertig. So
schlägt er Ritschier vor, ihn lieber des Diebstahl zu bezichtigen, wenn er ihn
schon mutwillig verleumden wolle, als Engeltrud mit zu diffamieren (EH,
V. 3726-3804), und verwendet das offen gebliebene Tor des Baumgartens als
Beleg seiner Unschuld (EH, V. 3935-3965). Allerdings wird an dieser Stelle
seine Gedankenlosigkeit, es tatsächlich nicht verschlossen zu haben (EH,
V. 3232-3240), im Nachhinein betont, auch wenn die erotische Inszenierung
der Szene seinen Mangel an Konzentration verständlich macht (EH, V. 2955-
3153; 3241-3245). Alles in allem aber reagiert Engelhard nur – wenn auch
findig - im Rahmen der Konventionen, ohne eine wirkliche Idee zu haben,
wie er das Problem lösen kann. Deshalb *wart vil angestbære / sîn vil el-
lenthafter sin* (EH, V. 4126f.) nach der Verabredung des Gottesgerichtskampfes, so dass er bei seinem Freund, den er als kompetenten Ratgeber schätzt,
um Hilfe nachsucht:

> ze mînem trûtgesellen
> Dieterîche will ich varn.
> der kan vor schaden mich bewarn
> und hilfet mir ûz dirre nôt.
> wan zwâre er læge ê für mich tôt
> ê daz er lieze sterben mich.

---

67 Vgl. GERNENTZ, Hans-Joachim: Konrad von Würzburg. Charakter und Bedeutung
   seiner Dichtung. In: Weimarer Beiträge 7 (1961), S. 27-45, hier S. 40.

durch sîne triuwe lûterlich
gît er gewisse lêre
daz ich lîp und êre
behalte mit gelimpfe wol.
sîn herze rîcher tugent vol
erdenket etelichen rât
der mir ze staten hie gestât
(EH, V. 4138-4150).

Seine Hoffnung wird nicht enttäuscht, Dietrich schlägt den Rollentausch vor (EH, V. 4467-4505), der erfolgreich durchgeführt wird. Im Falle seiner eigenen Aussatzerkrankung dagegen plagen Dietrich Skrupel nachdem er von der Möglichkeit erfährt, dass er durch das Blut der Kinder seines Freundes geheilt werden kann (EH, V. 5481-5548). Er denkt darüber nach, ob es sich dabei wirklich um einen göttlichen Hinweis handeln könnte, der befolgt werden darf, kommt aber zu dem Ergebnis, dass er damit in Versuchung geführt werden soll (EH, V. 5496-5501). Deshalb lehnt er im Unterschied zu Heinrich von Anfang an das Menschenopfer ab. Auch das ausgeprägte Gewissen von Melancholikern, deren Handeln laut TELLENBACH auf das Wohlbefinden der Mitmenschen zielt, spielt bei der Entscheidungsfindung eine Rolle, denn Dietrich belastet insbesondere die Vorstellung, dass unschuldige Kinder für seine Heilung ihr Leben lassen müssen (EH, V. 5516-5523). Deswegen verschweigt er auch seinem Freund so lange wie möglich diese Chance, um ihn nicht mit der Gewissensentscheidung zwischen dem Leben seiner Kinder und seines Freundes zu belasten (EH, V. 5840-5947).[68] Erst Engelhards Drohung, ihm die Freundschaft aufzukündigen, bewegt Dietrich dazu, sein Schweigen aufzugeben (EH, V. 5948-6106). Dessen Einwilligung, seine Kinder zu opfern, betont Dietrichs Melancholiemerkmale.

Zwar tötet Engelhard seine Kinder nicht gedankenlos, weshalb ihm die Umsetzung der Tötungsabsicht schwer fällt (EH, V. 6250-6287), aber im Gegensatz zu seinem Freund hinterfragt er weder die Echtheit der Traumbotschaft noch die Angemessenheit und die Wirksamkeit der Therapie (EH, V. 6108-6202). Seine Entscheidung fällt im Bewusstsein, Gottes Wille zu erfüllen (EH, V. 6174-6177, 6216-6221, 6238-6241), und aufgrund der Annahme, dass er keinen vergleichbaren Freund mehr finden wird, während ihm noch Kinder geboren werden können, ohne dass darüber reflektiert wird, ob dies vielleicht eine Fehleinschätzung ist (EH, V. 6184-6191), und ohne Rücksprache mit seiner Frau oder Vertrauten, weshalb er seine Tötungsabsicht dann auch in aller Heimlichkeit in die Tat umsetzen muss (EH, V. 6242-6249).[69] Zu Engelhards weniger reflektiertem Handeln passt auch seine

---

68 Vgl. KAISER [Anm. 5], S. 60-71, der allerdings »Dietrichs Neigung zum Reflektieren« und seinen »Todeswunsch« als »typische Eigenheiten des passiven Helden« deutet (S. 70); außerdem: ROHR [Anm. 46], S. 334.
69 Vgl. KAISER [Anm. 5], S. 86-92.

spontane und kurz darauf nach genauerer Überlegung revidierte Befürchtung, der Aussatz seines Freundes sei die Strafe für die Manipulation des Gottesurteils, die deshalb als Beleg für den Strafcharakter der Krankheit wenig taugt.

Obwohl Engelhard und Dietrich über weite Strecken der Verserzählung als gleichberechtigte Protagonisten agieren, sind sie nicht, wie zumeist angenommen, als identische Personen konzipiert.[70] Zwar heißt es im »Engelhard«: *sô anelîche gebildet / wâren diu vil werden kint / als dâ zwei wahs gedrücket sint / in ein vil schœnez ingesigel* (EH, V. 470-473). Sie entsprechen einander mit ihrem Äußeren und ihrem höfischen Auftreten, so dass sie am Hof des Königs von Dänemark einzig durch die vom König verordnete unterschiedliche Kleidung auseinander zu halten sind (EH, V. 445-851, 1296-1309) und sich die Königstochter Engeltrud nur aufgrund der Ähnlichkeit ihres Namens mit dem Engelhards und unterstützt durch Dietrichs Heimkehr nach Brabant für einen von beiden entscheiden kann (EH, V. 852-1249; V. 1269-1628). Die Siegelabdrücke weisen jedoch Unterschiede auf, denn Engelhard ist optimistisch und handelt stets entschlossen. So glaubt er trotz der Armut seiner Familie fest an seine Aufstiegschance und verfolgt zielstrebig und letztlich erfolgreich seinen Plan, zum König von Dänemark zu ziehen und ihm zu dienen, um von ihm die Schwertleite zu empfangen (EH, V. 288-319, 2407-2892). Als Dietrichs Vater stirbt, setzt Engelhard dessen Heimkehr und Herrschaftsübernahme durch (EH, V. 1402-1591), denn der Generationsübergang führt – so wie in der Melancholietheorie angenommen – ebenso wie die spätere Aussatzerkrankung dazu, dass die konstitutionelle Melancholie Dietrichs pathologische Züge annimmt.

Dass in erster Linie der bevorstehende Wechsel vom unbeschwerten Dasein als Knappe am dänischen Hof zum Herzog von Brabant mit seinen verantwortungsvollen Herrscherpflichten Dietrich handlungsunfähig macht, zeigt sich daran, dass er den Verlust seines ständigen Begleiters während der nun endenden Lebensphase der Jugend mehr beklagt, als den Tod seines Vaters (EH, V. 1382-1387).[71] Lieber will er auf sein Land verzichten, als

---

70 Selbst bei Wahrnehmung der sozialen Unterschiede und der Differenzen zwischen den jeweiligen Liebeskonzeptionen werden die Gemeinsamkeiten betont, wie z. B. zuletzt von KLINGER, Judith u. WINST, Silke: Zweierlei *minne stricke*. Zur Ausdifferenzierung von Männlichkeit im »Engelhard« Konrads von Würzburg. In: Aventiuren des Geschlechts. Modelle von Männlichkeit in der Literatur des 13. Jahrhunderts. Hg. v. Baisch, Martin u. a. Göttingen 2003 (Aventiuren 1), S. 259-289. BLOH [Anm. 46], S. 330 sieht Engelhard und Dietrich als Ausformungen zweier verschiedener Männerrollen, wenngleich auch sie zunächst auf die Ähnlichkeit als Merkmal größtmöglicher Nähe verweist (S. 321f.).

71 BLOH [Anm. 46], S. 323, versteht die unterschiedliche Stärke der Trauer dagegen als Beleg für die Bedeutung der Freundschaft, die so zur wichtigsten Bindung stilisiert würde. Als Thematisierung der schwierigen Phase der Adoleszenz wurde der Text bereits interpretiert von PESCHEL-RENTSCH, Dietmar: Geglückte Pubertät?

sich von seinem Freund zu trennen (EH, V. 1390-1400, 1489-1515). Deshalb bietet er ihm an, seine Herrschaft mit ihm zu teilen (EH, V. 1406-1427) oder ihn wenigstens zum Ritter zu machen (EH, V. 1539-1543). Durch die Betonung seiner Verpflichtungen gegenüber dem dänischen König kann Engelhard Dietrich von seinen Plänen abhalten und zur Übernahme seiner Aufgaben bewegen (EH, V. 1430-1488, 1516-1538, 1546-1569). Im Zusammenhang mit Dietrichs Aufbruch ist auch von ernst gemeintem wie rituellem Abschiedsschmerz, der Traurigkeit und den Klagen Engelhards (EH, V. 1588-1591), des dänischen Königspaares und des Hofes (EH, V. 1600-1617) die Rede, aber niemandem werden so viele Wehklagen und so großer Kummer zugeschrieben wie Dietrich, dessen Stimmung durch die Botschaft aus seiner Heimat abrupt wechselt.

Mit dem Ausbruch der Lepraerkrankung wird ebenso schlagartig *in ungemüete grôz / verkêret al sin wunne gar* (EH, V. 5140f.). Die umfangreiche Darstellung von Dietrichs Introspektionen und seine langen Redeteile bieten viel Raum, um das durch die Krankheit ausgelöste Leid des Protagonisten darzustellen. Bereits kurz nach Beginn der Erkrankung ist er *trûric unde freuden bar* (EH, V. 5175) und sobald klar ist, dass ihm die Ärzte nicht helfen können, *was [er] ân alle zuoversiht / daz er genesen möhte* (EH V. 5202f.).[72] Wie Heinrich beklagt er sein Leid (EH, V. 5206-5211), das auch in seinem Fall durch die scheinbar nicht umsetzbare theoretische Heilungsmöglichkeit noch verschärft wird (EH, V. 5481-5489), und sehnt wiederholt seinen Tod herbei (EH, V. 5212-5215, 5284-5297, 5386-5391, 5410-5416).[73] Als *der tumbe klagende* (EH, V. 5417) erschöpft von einer seiner Klagereden über sein Schicksal als Aussätziger (EH, V. 5360-5416) einschläft, erinnert sogar seine Körperhaltung an die der Melancholiker in der bildenden Kunst:

Der jâmerhafte Dieterich
ûf sînen elenbogen sich
leinte zuo dem brunnen
und barc sich vor der sunnen
hin under dâ ez schate was.
[…]

Diet-rîch, Rîch-hart, Engel-hart, Engel-trût. Vom Erwachsenwerden eines jungen Adligen in der Erzählung »Engelhart« Konrads von Würzburg. In: Jahrbuch für internationale Germanistik 33 (2001), S. 8-27; SCHMID, Elisabeth: Engelhard und Dietrich: Perpetuierung der Adoleszenz. In: Jahrbuch für internationale Germanistik 33 (2001), S. 28-40; DIES.: Engelhard und Dietrich: Ein Freundespaar soll erwachsen werden. In: Familienmuster – Musterfamilien. Zur Konstruktion von Familie in der Literatur. Hg. v. Brinker-von der Heyde, Claudia u. Scheuer, Helmut. Frankfurt a. M. 2004 (MeLiS 1), S. 31-49.
72 Vgl. Kaiser [Anm. 5], S. 27f., S. 34f.
73 Vgl. Kaiser [Anm. 5], S. 55.

er hæte in sîne hant genomen
vil riuwecliche ein wange
und was von deme gange
den er zuo dem brunnen gie
sô gar unmehtic worden hie
daz er entslief nâch sîner klage.
(EH, V. 5351-5355, 5420-5425)

Heinrich und Dietrich: Melancholiker mit und ohne Aussatz

So wie es Überschneidungen in der Ikonographie von Aussatz und Melancholie gibt, die im Fall des erschöpft eingeschlafenen Dietrich in ein sprachliches Bild umgesetzt ist, so sind die Themenbereiche auch im »Armen Heinrich« Hartmanns von Aue und im »Engelhard« Konrads von Würzburg miteinander verknüpft. Die Lepraerkrankung Heinrichs und Dietrichs wird zum Auslöser einer pathologischen Form der Melancholie, die mit dem radikalen Stimmungsumschwung der Betroffenen beginnt und anschließend in der Hoffnungslosigkeit, Niedergeschlagenheit und Todessehnsucht der Protagonisten ihren Ausdruck findet, die ihnen wiederholt zugeschrieben werden, aber auch ihre Denkfähigkeit einschränkt. So benötigt Heinrich längere Zeit bis er zur Erkenntnis gelangt, dass es besser ist, auf das Opfer des Mädchens zu verzichten. Dietrich dagegen lehnt das Menschenopfer von vornherein ab. Er bringt sich durch die Fehldeutung der göttlichen Heilungsbotschaft als Versuchung beinahe um die Möglichkeit seiner Gesundung, die er allein der Tatkraft seines Freundes Engelhard zu verdanken hat, der im Gegensatz zu ihm nicht als Melancholiker konzipiert ist. Doch nicht nur die Überproduktion und die zu starke Abkühlung der schwarzen Galle führt zu Erkrankungen wie dem Aussatz und den geschilderten depressiven Zuständen, sondern auch die Überhitzung dieses Körpersaftes. Die dadurch verursachten manischen Merkmale der Melancholie – wie übermäßige oder unangemessene Heiterkeit und Freude – finden sich auch bei den Protagonisten des »Armen Heinrich« und des »Engelhard«. Trotz ihrer Tugendhaftigkeit vergessen sie bisweilen im Überschwang von Glücksgefühlen sogar die Grundsätze des adligen Lebens und die höfischen Verhaltensregeln.

So agiert Heinrich kurz vor seiner Aussatzerkrankung nicht nur als vorbildlicher Herrscher und Repräsentant des höfischen Lebens für andere, sondern er genießt sein Leben *voller vroelîches muotes / und werltlîcher wünne* (AH, V. 78f.). Sein damit verbundener *hochmuot* (AH, V. 82) ist aufgrund der Einbettung des Begriffs in den Text zwischen Heinrichs Vorbildlichkeit und der sich anschließenden theologischen Ausdeutung der totalen Umkehrung seines bisherigen Lebens bedeutungsoffen zwischen der größtmöglichen angemessenen Hochgestimmtheit eines Adligen und unangemessenem Übermut angesiedelt.[74] Ähnlich stellt sich sein Verhalten nach seiner Gesundung dar. Zwar ist seine Freude über die Heilung vom Aussatz verständlich und mit der angemessenen Belohnung der Meiersfamilie für ihre Bemühungen knüpft Heinrich an seine vormals vorbildlichen Herrscherqualitäten an (AH, V. 1437-1450), indem er jedoch die Ehe mit der Meierstochter eingeht (AH, V. 1451-1513), die er in seiner Ausgelassenheit seinen Ratgebern gegenüber fälschlich als ihm ständisch ebenbürtig charakterisiert (AH, V. 1497), verstößt er gegen die Interessen seiner Dynastie, da ein solcher Eheschluss im Regelfall die Standesminderung der Kinder zur Folge hatte.[75]

Über Dietrichs Stimmungslage vor dem Tod seines Vaters erfährt man nichts, da er stets in Personalunion mit Dietrich beschrieben wird. Und auch über sein Leben nach der Heilung werden keine Details berichtet. Sein Freund und er sind glücklich über das Wunder, das Gott Dietrichs Kindern zuteil werden ließ, *und lebeten beide unz an den tôt / frœlichen unde schône* (EH, V. 6454f.). Als Engelhard aber nachts Hilfe suchend vor dem Burgtor steht, verhält sich Dietrich ihm gegenüber ebenso überschwänglich wie Heinrich nach seiner Gesundung gegenüber dem Mädchen. Er eilt *barfuoz und âne hemde* (EH, V. 4285) zur Burgzinne – nicht aufgrund von Engelhards großer Not, von der ihm der Burgwächter berichtet hatte (EH, V. 4246-4272), sondern weil der *fürste lobesam / von sîner kunft sô rehte frô* (EH, V. 4276f.) war. Nachdem er sich davon überzeugt hat, dass tatsächlich sein Freund vor dem Tor steht, wirft Dietrich selbst die Pforte *biz an den angen* (EH, V. 4301) auf, und eilt Engelhard entgegen, um ihn zu umarmen und zu küssen (EH,

---

74 Vgl. KÖNNEKER [Anm. 37], S. 37, Anm. zu V. 82; MERTENS [Anm. 28], S. 908f., Anm. zu V. 82. Das jeweilige Wortverständnis hängt von der Interpretation der Schuldfrage ab und steht somit in engem Zusammenhang mit der Bewertung von Heinrichs scheinbaren Schuldeingeständnis.

75 Vgl. KÖNNEKER [Anm. 37], S. 49, Anm. zu V. 1521 sowie S. 81-87; MERTENS [Anm. 28], S. 935, Anm. zu V. 1497. Vgl. zu diesem sozialgeschichtlichen Befund sowie der sich daraus entwickelten Debatte, wie der Schluss des »Armen Heinrich« zu verstehen ist: BORCK, Karl Heinz: *Nû ist si vrî als ich dâ bin*. Bemerkungen zu Hartmanns »Armen Heinrich«, v. 1497. In: Medium Aevum deutsch. Beiträge zur deutschen Literatur des hohen und späten Mittelalters. FS Kurt Ruh. Hg. v. Huschenbett, Dietrich u. a. Tübingen 1979, S. 37-50; BEYERLE, Franz: Der »Arme Heinrich« Hartmanns von Aue als Zeugnis mittelalterlichen Ständerechts. Karlsruhe 1948; BOON, Pieter: Die Ehe des »Armen Heinrich«. Hartmanns Verwerfung des *contemptus mundi*-Gedankens. In: ABÄG 20 (1983), S. 47-55; CORMEAU [Anm. 45], bes. S. 37f.; FREYTAG, Hartmut: Ständisches, Theologisches, Poetologisches. Zu Hartmanns Konzeption des »Armen Heinrich«. In: Euphorion 81 (1987), S. 240-261; HENNE [Anm. 50], S. 232-241; MÜLLER [Anm. 34], S. 285-293; SEIFFERT, Leslie: Das Herz der Jungfrau. In: Hartmann von Aue. Hg. v. Kuhn, Hugo u. Cormeau, Christoph. Darmstadt 1973 (Wege der Forschung 359), S. 135-150; TOBLER, Eva: *daz er si sîn gemahel hiez.* Zum »Armen Heinrich« Hartmanns von Aue. In: Euphorion 81 (1987), S. 315-329.

V. 4302-4307). Anschließend wiederholt er zuallererst sein Angebot, die Herrschaft über Brabant mit Engelhard zu teilen, ohne sich an die Worte des Wächters zu erinnern oder den Ankömmling überhaupt zu Wort kommen zu lassen (EH, V. 4309-4348).

Dem Verständnis der Wiedersehensepisode als kontrastierendem Spiegelbild zur Abschiedsszene am Hof von Brabant, mit der die Freundestreue der Protagonisten ein weiteres Mal bestätigt wird,[76] eröffnet die Betrachtung im Kontext von Aussatz und Melancholie somit eine zusätzliche Bedeutungsdimension. Dies gilt, wie gezeigt werden konnte, ebenso für andere sowohl viel interpretierte als auch wenig betrachtete Textstellen in beiden hier behandelten Werken und damit für das Verständnis des »Armen Heinrich« Hartmanns von Aue und des »Engelhard« Konrads von Würzburg an sich.

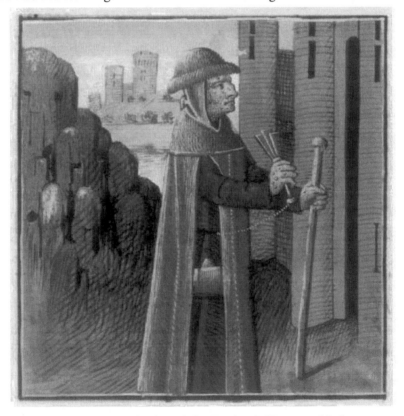

Abb. 1   Leprakranker in typischer Tracht mit Klapper und Stab
Bartholomaeus Anglicus »De proprietatibus rerum« (15. Jh.)[77]

---

76 Vgl. BLOH [Anm. 46], S. 325f.
77 Reproduziert nach JANKRIFT [Anm. 15], S. 122.

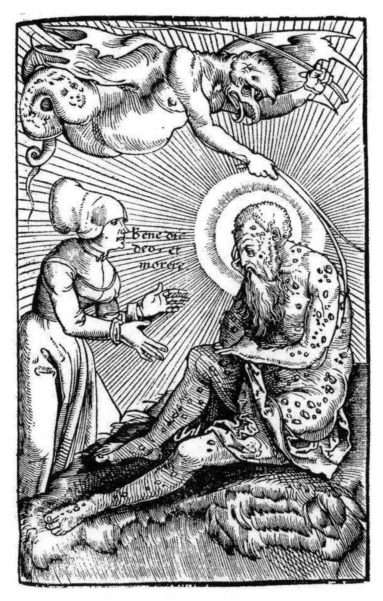

Abb. 2   Hiob als Leprakranker
Hans von Gerßdorff »Feldbuch der wundartzney« (1517)[78]

---

[78] Druck: Joanné Schott, Straßburg 1517, reproduziert nach: Lepra – Gestern und Heute [Anm. 3], S. 3, Abb. 1.

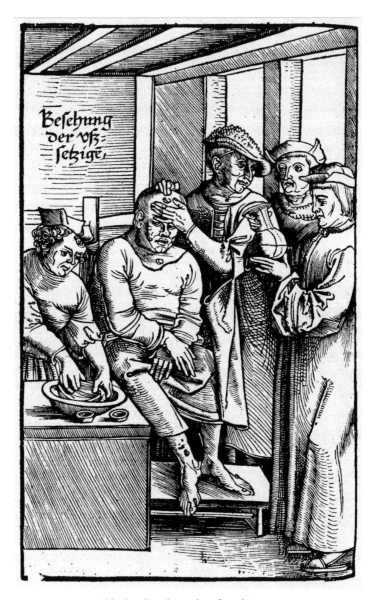

Abb. 3   »Besehung der vßsetzigē«,
Hans von Gerßdorff »Feldbuch der wundartzney« (1517)[79]

---

[79] Druck: Joanné Schott, Straßburg 1517, Holzschnitt: Johann Wechtelin zugeschrieben, reproduziert nach: Lepra – Gestern und Heute [Anm. 3], S. 77, Abb. 15.

Marina Münkler
Melancholy and Despair
The »Historia von D. Johann Fausten«

Die emotionale Ambiguität der Faust-Figur fasziniert Autoren wie Leser bis heute. Der Grund für diese Faszination liegt in der vielschichtigen Verschränkung der »Historia von D. Johann Fausten« mit dem Melancholiediskurs. Um diese These zu entwickeln, gibt der Beitrag einen kurzen Überblick über die Geschichte von Melancholiekonzepten von der antiken Tradition der Humoralpathologie über den Geniediskurs in der Renaissance bis zu Luthers Auffassung von Melancholie als teuflische Macht über den Menschen. Insbesondere Luther betont in diesem Zusammenhang die kontradiktorischen Energien von falsch empfundener Euphorie einerseits und unermesslicher Traurigkeit andererseits. Demgegenüber entwickelt sich in der humanistischen Tradition ausgehend vom medizinischen Diskurs eine neue Sprache der Gefühle. Der Aufsatz zeigt, wie die »Historia« den Melancholiediskurs durchkreuzt und verschiedene insbesondere kontradiktorische Aspekte dieses Diskurses zur Entfaltung einer biographischen Narration produktiv macht, in der sowohl die Ambiguität des melancholischen Protagonisten als auch das Oszillieren von Melancholie zwischen Empfindsamkeit und Verzweiflung zum Tragen kommt.

That the »Historia von D. Johann Fausten« should interest today's reader is by no means self-apparent. Even if one concedes that this work inspired one of the greatest literary characters of the modern age, that Goethe's Faust would hardly have been created without it, one can scarcely deny that this is a remarkably conservative piece of literature – particularly in light of the manner in which it piles on with didactics. The earliest »Faustbook«, having appeared in print in 1587, combats nearly every concept that modernity has so pathetically claimed as its own: the autonomous individual, who transgresses against theological boundaries; the life script of a free floating intellectual, who addresses himself to a variety of tasks; the scientific ideal, which values the command over the forces of nature above the observation and interpretation of nature. By no means is this a tale that tells of the tragedy of an intellectual caught between the pursuit of knowledge and intellectual hubris. If tragedy means becoming guilty innocently, then the Faust character of the »Historia« is anything but a tragic hero. »It's your own fault!« – is the cry with which the narrator sends Faust off to hell shortly after having let the devil jeer him during his final hours, employing proverbs such as *Ein ge-*

bratene Wurst hat zween Zipfel (›Every sausage has two ends‹), *Hoffart thäte nie gut* (›Good never comes of arrogance‹) and *Wer zuviel will haben / dem wirt zu wenig* (›He who seeks too much will end with too little‹).[1]

Already present in the very delivery of the »selbst schuld« verdict is the delineation of a notion of an individual's responsibility for his or her own actions which clearly contradicts the medieval tradition of circumstantiality. This tradition taught that each sin would be judged individually and upon the circumstances« under which it was committed. The »Historia« does not recognize extenuating circumstances.

It is consistent then, that Faust should be the first character who – after having entered into a pact with the devil – would end up without redemption, trapped firmly in the clutches of hell.[2] In earlier tales, either the merciful virgin mother or a saint had invariably come to the rescue of previous signatories, but with the reformatory abolishment of such interceding characters this relatively easy escape route was cut off.[3] The »Faustbook« implemented this abscission consequently and with a noticeable inclination to cruelty: After the twenty-four year period stipulated in the contract had expired, the devil comes to claim Faust's soul. His body lands on the dung heap, his brain is pasted on the parlor wall, eyes and teeth are strewn across the floor.[4]

Convincing as this perspective may have been, it was not the only one from which the »Historia« strove to demonstrate the fatality of the pact. In fact, its fatality was already being made clear within the period of unlimited insight and infinite abilities that had been granted to Faust.

The »Historia« does not tell the tale of the tragic self-sacrifice of an intellectual who had been prepared to pay the ultimate price in his quest for knowledge. On the contrary, it tells the tale of the loss of that intellectual's interest in knowledge as a consequence of its unholy pursuit, as well as of the downfall of a human being caught between manic stupefaction and deep dejectedness after he had delivered himself up to the devil. In other words: where the *curiosus* gets involved with the devil, *curiositas* leads to melan-

---

1 »Historia von D. Johann Fausten«. Text des Druckes von 1587. Kritische Ausgabe. Mit den Zusatztexten der Wolfenbütteler Handschrift und der zeitgenössischen Drucke. Ed. by FÜSSEL, Stephan and KREUTZER, Hans-Joachim. Stuttgart 1988 (RUB 1516), p. 116.

2 Cf. HAUG, Walter: Der Teufelspakt vor Goethe oder Wie der Umgang mit dem Bösen als *felix culpa* zu Beginn der Neuzeit in die Krise gerät. In: DVjs 75 (2001), pp. 185-215.

3 As Maria E. MÜLLER has stated, Catholic associates of the devil make it to heaven, whereas Protestant associates end up in hell. Cf. MÜLLER, Maria E.: Der andere Faust. Melancholie und Individualität in der Historia von D. Johann Fausten. In: DVjs 60 (1986), pp. 572- 608, here p. 577.

4 Cf. »Historia« [note 1], pp. 122-123.

choly.[5] In the »Historia«, melancholy does not appear as a prerequisite for intellectual superiority, but rather in the form of intellectual impermanence, aimless agitation, and spiritual despondence. In Luther's words: *Ubi melancholicum, ibi Diabolus habet Balneum paretum* (›Where there is a melancholic, a bath is prepared for the devil‹).[6]

In order to warn of this bath, however, the »Historia« must begin by running the water for it. This text is faced with a problem common to all parenetic writings: namely that it has to evoke that which it wishes to execrate, with the paradoxical effect of developing upon the very idea that it strives to combat.

In the case of melancholy, this effect is made particularly apparent through a close reading of the text guided by an interdisciplinary cultural studies approach.[7] The »Historia« links to a variety of discourses, it rearranges them, and weaves them together with quite contradictory groups of statements to form a biographical narrative that processes and adapts not only the bipolarity of the melancholic character – trapped between states of haughtiness and desperation – but the oscillation of melancholy between illness and sinfulness as well.

Humor melancholicus vel amor inordinatus

Melancholy was one of the most popular and widely treated topics of the Renaissance and of the early modern period. The writers of philosophical-anthropological treatises, theological-parenetic tracts, and medical dissertations all engaged the topic of Melancholy, asking about its causes and conse-

---

5 For a discussion of the concept of curiosity in the »Historia von D. Johann Fausten« and the later »Faustbooks« Cf. MÜNKLER, Marina: *allezeit den Spekulierer genennet. Curiositas als identitäres Merkmal in den Faustbüchern des 16. und 17. Jahrhunderts.* In: Faust-Jahrbuch 2 (2005/2006), pp. 61-81.

6 AURIFABER, Johannes: Tischreden oder Colloquia Doct. Mart: Luthers / So er in vielen Jaren / gegen gelarten Leuten / auch frembden Gesten / vnd seinen Tischgesellen gefüret / Nach den Heubtstücken vnserer Christlichen Lere / zusammen getragen. Gedruckt zu Eisleben / bey Urban Graubisch 1566. Faksimiledruck der Originalausgabe 1566 aus dem Besitz der Universitätsbibliothek Leipzig. Mit einem Nachwort von Helmar Junghans. Wiesbaden 1981, fol. 319ᵛ.

7 The concept of thick description has been developed by the American anthropologist Clifford GEERTZ. Cf. GEERTZ, Clifford: Thick Description: Toward an Interpretive Theory of Culture. In: GEERTZ, Clifford: The Interpretation of Cultures. Selected Essays. New York 1973, pp. 3-30. For an account of the transmission of this concept to literary studies compare the volume: Kultur als Text. Die anthropologische Wende in der Literaturwissenschaft. Ed. by Bachmann-Medick, Doris. Frankfurt a. M. 1996 (Fischer-Taschenbücher 12781).

quences.[8] Dürers »Melencolia I« is certainly the most famous example of how the condition was represented in the pictorial arts, but it is only one among many paintings and etchings.[9]

Of course, no single unified image of melancholy emerges from such a wide-ranging discursive formation. Instead we are presented with a spectrum along which melancholy oscillates between a pathological-emotional disorder, a predisposition to genius, a heightened sensibility, and the consequence of turning away from God.[10] These four facets hardly seem compatible. Indeed, they do in part conflict with one another sharply. Nevertheless, each facet has historically influenced the other and any analysis lacking an exami-

---

8 For the Renaissance-era concept of melancholy cf. SCHLEINER, Winfried: Melancholy, Genius and Utopia in the Renaissance. Wiesbaden 1991 (Wolfenbütteler Abhandlungen zur Renaissanceforschung 10); BRANN, Noel L.: The Renaissance Passion of Melancholy: The Paradox of its Cultivation and Resistance. Diss. Stanford 1965; LOBSIEN, Verena: Das manische Selbst: Frühneuzeitliche Versionen des Melancholieparadigmas in der Genese literarischer Subjektivität. In: Geschichte und Vorgeschichte der modernen Subjektivität. Ed. by. Fetz, Reto Luzius et al. Berlin 1998 (European Cultures. Studies in Literature and the Arts 11.1), pp. 713-744; LYONS, Bridget Gellert: Voices of Melancholy. Studies in literary treatments of melancholy in Renaissance England. New York 1971 (Ideas and forms in English literature); SILLEM, Peter: Saturns Spuren. Aspekte des Wechselspiels von Melancholie und Volkskultur in der frühen Neuzeit, Frankfurt a. M. 2001 (Zeitsprünge. Forschungen zur Frühen Neuzeit Bd. 5, H.1/2, 2001).

9 For Dürer's copperplate »Melencolia I« cf. PANOFSKY, Erwin: Die Kulmination des Kupferstichs. Albrecht Dürers »Melencolia I«. In: PANOFSKY, Erwin: Das Leben und die Kunst Albrecht Dürers. München 1977, pp. 208-229; KLIBANSKY, Raymond; PANOFSKY, Erwin u. SAXL, Fritz: Saturn und Melancholie. Studien zur Geschichte der Naturphilosophie und Medizin, der Religion und der Kunst. Trans. Christa Buschendorf. Frankfurt a. M. 1992 [1963] (stw 1010), pp. 406-522; BÖHME, Hartmut: Albrecht Dürer. Melencolia I. Im Labyrinth der Deutungen. Frankfurt a. M. 1991 (Fischer-Taschenbücher 3958).

10 For an account of the conflicting concepts of genial melancholy and religious despair cp. especially MIDELFORT, H. C. Erik: A History of Madness in Sixteenth-Century Germany. Stanford Ca. 1999, pp. 54-78; MIDELFORT, H. C. Erik: Sin, Melancholy, Obsession: Insanity and Culture in 16th Century Germany. In: Understanding Popular Culture. Europe from the Middle Ages to the Nineteenth Century. Ed. by Kaplan, Steven L. Berlin et al. 1984, pp. 113-145, SCHLEINER [note 8], pp. 19-31 and 56-97. For the medical tradition cf. SCHMITZ, Heinz-Günther: Physiologie des Scherzes. Bedeutung und Rechtfertigung der Ars Iocandi im 16. Jahrhundert. Hildesheim, New York 1972 (Deutsche Volksbücher in Faksimiledrucken, Reihe B: Untersuchungen zu den deutschen Volksbüchern 2), pp. 116-134; TEMKIN, Owsei: Medicine and the Problem of Moral Responsibility. In: TEMKIN, Owsei: The Double Face of Janus and Other Essays in the History of Medicine. Baltimore 1977, pp. 50-67.

nation of their highly sophisticated and partially concealed interaction would fail to do the complexity of the Faust character justice.

The medical tradition began with the Hippocratic Corpus.[11] According to the Hippocratic school of medicine, which dates back to 400 B.C.E., sickness occurred in those instances in which the mixture (known as crasis) of the four bodily fluids – the four humors: blood, phlegm, black and yellow bile – was out of balance. Melancholy appeared in the form of an illness when black bile contaminated, even inundated, the blood. In other words, it emerged when there was a lighter or stronger dyscrasia of blood and black bile. The illness, believed to be endogenously determined, manifested itself principally as an emotional disorder. Those afflicted with melancholy suffered from a loss of appetite, insomnia, despondency, and a state of anxiety.[12]

In his Aphorisms, Hippocrates provided a concise outline of the symptomatology that would bring about a clinical diagnosis of melancholy: »If a fright or despondency lasts for a long time, it is a melancholic affection.«[13] At the same time, he spoke of certain melancholics who were especially susceptible to the illness. In doing so, he distinguished between the melancholic person and melancholy as a form of illness. Hippocrates considered the melancholic – a type he viewed to be characterized by a preponderance of black bile in their crasis – as being particularly prone to the melancholic illness. Nevertheless, he noted that any type of man could become melancholy and qualified that not all melancholics would necessarily end up suffering from the affliction.

The distinction between psycho- physiological constitutional types was already entrenched when Galen, following in the Hippocratic tradition, later dubbed them ›complexions‹ or ›temperaments‹. In its literal sense, the term *temperamentum* signifies the correct balance of distinct substances. Galen used the term to denote four psycho-physiological constitutional types, whereas the Hippocratic Corpus had only made mention of three.[14]

Galen distinguished between a sanguineous, a phlegmatic, a choleric, and a melancholic temperament. The sanguineous temperament – the lone tem-

---

11 For a discussion of the Hippocratic concept of humoral pathology and especially melancholy cf. ELEFTHERIADIS, Anastassia: Die Struktur der hippokratischen Theorie der Medizin. Logischer Aufbau und dynamische Entwicklung der Humoralpathologie. Frankfurt a. M. 1991 (Europäische Hochschulschriften: Reihe 20; 330); FLASHAR, Hellmut: Melancholie und Melancholiker in den medizinischen Theorien der Antike. Berlin 1966; KLIBANSKY/PANOFSKY/SAXL [note 9], pp. 39-54.

12 Cf. Hippokrates, Epid. III, 17, 2. cf. TELLENBACH, Hubertus: Melancholie. Problemgeschichte, Endogenität, Typologie, Pathogenese, Klinik. 3., erw. Aufl. Berlin esp. pp. 4-6.

13 Hippokrates, Aphorismi VI, 23.

14 Cf. KLIBANSKY/PANOFSKY/SAXL [note 9], pp. 39-47.

perament with a Latin name – turned upon a preponderance of blood, which like air was warm and moist; the phlegmatic temperament upon a preponderance of phlegm, which like water was cold and moist; the choleric temperament upon a preponderance of yellow bile, which like fire was warm and dry; and the melancholic temperament upon a preponderance of black bile, which like earth was cold and dry. The unity of microcosm and macrocosm that becomes apparent through this correlation to the four elements was made perfect through the association of each of the four temperaments with a planet, whereby the melancholic temperament was linked to Saturn, ancient god of the earth.

While the sanguineous temperament was regarded as the most likely to guarantee mental and emotional well-being, and while the choleric and phlegmatic temperaments were considered problematical only in the case of a marked preponderance of yellow bile or of phlegm respectively, it was the melancholic temperament which was considered the intrinsically pathological temperament, just as it was Saturn which was considered the most inauspicious of the astral influences.

A defining feature of the humorist tradition was the bipolar nature of melancholy. Depending on the state of his black bile, the melancholic would oscillate between an abyss of a manic-ecstatic lunacy, which appeared in the form of severe restlessness and excitement, and a mind-numbing spleen, which was accompanied by deep sadness and the incapacity to act.

The belief that melancholy had exogenous roots became enormously popular, particularly during the Renaissance. The medical discourse on the whole experienced a considerable boom during the Renaissance period. It was toward the end of the 16th century that melancholy became a favored topic of medical dissertations. Of the 241 printed medical dissertations that Oskar Diethelheim was able to demonstrate as having been released during the period between 1550 and 1650, 138 dealt with the topic of melancholy or with those maladies associated with it. These included hypochondria, obsession / mania, and Phrenesis (that is: being possessed by delusions). After 1600, hysteria joined this pantheon of favored subject-matter.[15]

Medical knowledge was becoming increasingly popularized and the melancholic illness became part and parcel of the way people portrayed themselves. In numerous diaries and autobiographical writings, the authors of the late humanist period attested to being affected by melancholy themselves. As a rule, they ascribed this ailment to external agents and influences, and especially to traumatic experiences.[16] Apparently, whether these experiences

---

15 Cf. DIETHELM, Oskar: Medical Dissertations of Psychiatrist Interest Printed before 1750. Basel u. a. 1971. Cf. also MIDELFORT 1984 [note 10], pp. 119-125.

16 Cf. TERSCH, Harald: Melancholie in österreichischen Selbstzeugnissen des Humanismus. Ein Beitrag zur historischen Anthropologie. In: Mitteilungen des Instituts

were of a political or of a private nature was not determinative. In any case, their consequence was an onset of melancholic illness – accompanied by lethargy, the loss of appetite, sadness, crying, and insomnia – which could, in its most severe manifestations, even lead to thoughts of suicide.

Yet the purpose of these self-diagnoses of clinical melancholy was neither to give a precise description of its symptoms nor to name the appropriate remedies, but rather for the author to certify that he had a heightened sensitivity himself. As the medical discourse became ever more popularized, melancholy came to signify a language of emotions. Whosoever was capable of true emotions was prone to developing melancholy as an illness. Consequently, if a person was able to show that they were afflicted by melancholy then they would certify their own sensitivity.[17]

Throughout the Middle Ages, use of the term melancholy remained more or less confined to the realm of medical and natural science. When phenomena that were perceived to be related to melancholic illness were brought up within the framework of theological and moral-philosophal discussions, the generic term *acedia* was used.[18] *Acedia*, meaning lethargy or listlessness, was first named as one of the eight vices in the Logosmoi of Evagrius of Pontus. This catalog of eight vices was transmitted to a western audience during the 5th century by John Cassian.[19] In the 2nd and 3rd chapters of Book 10 of his work »De institutis coenobiorum et de octo vitiorum principalium remediis«, which addressed the organization of monasteries, Cassian describes *acedia* as being a vice typical among monks. He understood it to be a form of lethargy, as the inability to truly become engaged in the pursuit of God.[20]

As the *acedia* concept was developed upon, *tristitia*, or sadness, came to be its defining attribute in much the same way that it had become the defining attribute of melancholy. And yet in this instance, sadness was not perceived

---

für Geschichtsforschung 105 (1997), pp. 130-150; WEBER, Wolfgang: Im Kampf mit Saturn. Zur Bedeutung der Melancholie im anthropologischen Modernisierungsprozeß des 16. und 17. Jahrhunderts. In: Zeitschrift für historische Forschung 17 (1990), pp. 155-192, esp. pp. 169-175.

17 Cf. TERSCH [note 16], pp. 130-133.

18 For an introduction to the medieval concept of *acedia*, which was regarded as one of the seven deadly sins, cf. WENZEL, Siegfried: The Sin of Sloth: Acedia in Medieval Thought and Literature. Chapel Hill [2]1967; JEHL, Rainer: Melancholie und Acedia. Ein Beitrag zur Anthropologie und Ethik Bonaventuras. Paderborn 1984 (Münchener Universitätsschriften: Veröffentlichungen des Grabmann-Institutes zur Erforschung der mittelalterlichen Theologie und Philosophie N. F. 32); THEUNISSEN, Michael: Vorentwürfe von Moderne. Antike Melancholie und die Acedia des Mittelalters. Berlin, New York 1996, pp. 25-38.

19 Cf. WENZEL [note 18], pp. 3-22.

20 Cf. WENZEL [note 18], pp. 20-22.

as a physiologically determined state of mind but rather as an expression of sinfulness. Sometimes, *acedia* and *tristitia* were even equated with one another and used interchangeably, as they had been by Peter Lombard and Thomas Aquinas. Thomas described *tristitia / acedia* as a mixture of despondency, emotional rigidity, obscure resentment, spiritual deviation (*evagatio mentis*), and despair.[21] Underlying the notion of *acedia* – and of all sins for that matter – was the *timor mali*, referring to fear of an imagined evil, and the *amor inordinatus*, referring to a misguided love which was directed at something other than the highest good. While melancholy had been seen as an illness resulting from a preponderance of black bile, *acedia* was considered to be a vice. In those instances in which theologians operated using both terms, melancholy, having been brought about by natural causes, was evoked as something of a mitigating circumstance for a sinner affected by *tristitia*. This is because it was not (in fact) his turning away from God, but a physiological illness which brought on the deadly affliction. [22]

Decisive for the fact that the term melancholy replaced the term *acedia* in the vocabulary of Protestant theology during the early modern period was Martin Luther's dismissal of the catalog of seven deadly sins or vices. Luther considered the tradition of the seven deadly sins to be the manifestation of a hollow and empty system of classification. Hence he avoided using the term *acedia*, preferring to speak of melancholy instead.[23] I have already cited one example from his »Tischreden«: *Ubi Melancholicus, ibi Diabolus habet Balneum paretum.*

That which had been named *acedia* changed into melancholy, whereby medical-humoral-pathological and moral-theological facets were fused. In this process, discourses that had previously remained largely distinct and had run parallel to one another were terminologically interconnected. This resulted in a competition over the conceptual and interpretative authority over the term, which was to reach a considerable level of explosiveness in the latter part of the 16th century. Luther himself had already realized that the manner in which one assessed melancholy would not simply be a matter of one's perspective, but also a matter of the particular discourse one was hooked into. As he uttered once in his »Tischreden«: *Die Artzney macht Krancke, die Mathematic trawrige und die Theology Sündhaffte Leut.* (›Medicine makes men ill, mathematics makes them sad, theology makes them wicked.‹).[24]

---

21 Cf. WENZEL [note 18], pp. 47-67; THEUNISSEN [note 10], pp. 25-37.
22 Cf. JEHL [note 18], pp. 85-89.
23 Cf. STEIGER, Johann Anselm: Melancholie, Diätetik und Trost. Konzepte der Melancholie-Therapie im 16. und 17. Jahrhundert. Heidelberg 1996, pp. 11-20; STEIGER, Johann Anselm: Medizinische Theologie. Christus Medicus und Theologia Medicinalis bei Martin Luther und im Luthertum der Barockzeit. Leiden 2005 (Studies in the history of Christian traditions 121).
24 AURIFABER [note 6], fol. 494[v].

It was not just the ambivalence of the term melancholy in and of itself that proved to be decisive, but also the fact that the theological conception of melancholy took over an aspect from the medical elements of humoral pathology that had previously been alien to the concept of *acedia*: namely, the notion of the bipolarity of melancholy. This bipolar nature was clearly demonstrated by Simon Musaeus, who in his tract »Wider den Melancholischen Teufel« elaborated that:

> Die Melancholey ist zweyerlay, eine Leiblich, die ander Geistlich. Von der Leiblichen reden und rahten die Erzte auß den Büchern des Hypocratis und Galeni und brauchen darwider die Natürlichen Mittel und Kräuter auß den Apothecken, damit sie das schwere Gebluete reinigen und das schwache Gehirn stercken. Von der Geistlichen aber lehret der Heilige Geist in der Schrifft also, daß, wenn wir sie eygentlich verstehen wollen, so sollen wir uns für die Augen stellen die beyden Holtzwegen zur Rechten und zur Lincken. [...] Der Holtzweg zur Rechten ist vermessene Sicherheit, der Holtzweg zur Lincken ist trostlose Furcht, Traurigkeit und Verzweiffelung.[25]

> ›Melancholy has two sides: the body and the soul. It's the body of which the physician speaks when he cites Hippocrates and Galen. It's bodily melancholy that he combats, trying to [cleanse / purge] the blood and strengthen the feeble mind with natural remedies and herbs from the apothecary. Of the soul, however, it's Scripture that speaks, through the Holy Spirit intimating to us that if we truly wished to understand what it says we should imagine the two faulty tracks. To the right is the way of impetuous false security, to the left that of inconsolable fear, sadness and despair.‹

The contraposition of a false and impetuous sense of security on the one hand, and of inconsolable sadness on the other, elevated melancholy's role in the theological discourse of Lutheran Protestantism to one of the fundamental problems in the human condition.[26] People who reckoned themselves suffi-

---

25 Two different versions of »Melancholischer Teufel« by Simon Musaeus appear in: LAMBRECHT, Roland: Geist der Melancholie. Eine Herausforderung philosophischer Reflexion. München 1996, pp. 251-256 (text A: *Warnung und Trost/ wider die grawsame Teuffelische Plage der Melancholey / welche zum hoechsten wider das Erste Gebot strebt/ vnd viel leut toedtet. Durch Simon Musaeum/ zu Gotha Pfarherr und Superattendens* [1557]) and pp. 257-276 (text B: *Melancholischer Teuffel/ das ist/ Nuetzlicher Bericht und heylsamer Rath/ Gegruendet auß Gottes Wort/ Wie man alle Melancholische/ Teufflische Gedancken/ von sich treiben sol/ Jnsonderheit allen Schwermuetigen Hertzen zu sonderlichem Trost gestellet. Durch Simon Museum/ der heiligen Schrifft Doctor*), here p. 257.

26 Cf. KOCH, Ernst: Die höchste Gabe in der Christenheit. Der Umgang mit Schwermut in der geistlich-seelsorgerlichen Literatur des Luthertums im 16. und 17. Jahrhundert. In: Krisenbewußtsein und Krisenbewältigung in der Frühen Neuzeit –

ciently secure and who thought that they could dally away their days on a variety of futile activities, living a life of earthly pleasures, fancying that they would be able to buy God's grace through charity, going to mass, and purchasing indulgences were just as likely to degenerate into melancholy as were the people who did not place their faith wholly and fully in God's grace, who lived in the constant fear of death, and who eventually despaired of themselves.[27]

This new usage conflicted not just with the traditional concept of *acedia* as it had been conceived of in Catholic theology, but also with the turn that the concept of melancholy had taken through the humanists' adaptation of the pseudo-Aristotelian »Problemata«.

The thirtieth book of the »Problemata Physica«, ascribed to Aristotle but presumably originating from Theophrastus of Eresos, characterized those people who it determined to be ›melancholics by nature‹ by the peculiar irritability of their mind. While it caused them to be subject to severe despondency, it was precisely this agitation that gave them mental powers far surpassing those of other people. [28] Aristotle / Theophrastus put a completely new twist on the philosophical-anthropological discourse based upon the constitutional types of the Hippocratic tradition. In doing so, he succeeded in distinguishing it from humoral pathology, which up to that point had held the melancholic in rather low regard. Aristotle ennobled the melancholic by certifying that he had extraordinary mental powers. Of course, he added the qualification that this applied only to those melancholics who were able to master their emotional instability and who managed to keep their mind in a relative equilibrium.

These qualifications were largely cast aside by humanists dealing with the subject. While Marsilio Ficino had continued to argue in his work »De Vita« that if one's black bile was in just the right state then melancholy would produce fantastic philosophical ability in the person, other humanists cast this prerequisite aside.[29] This disregard was accompanied by a far reaching reap-

Crisis in Early Modern Europe. FS Hans-Christoph Rublack. Ed. by Hagemeier, Monika and Holtz, Sabine. Frankfurt a. M. 1993.

27 Cf. STEIGER 1996 [note 23], pp. 11-15; BEINTKER, Horst: Die Überwindung der Anfechtung bei Luther. Berlin 1954 (Theologische Arbeiten 1), pp. 12-24; OHLY, Friedrich: Desperatio und Praesumptio. Zur theologischen Verzweiflung und Vermessenheit. In: FS Otto Höfler. Ed. by Birkhan, Helmut. Wien, Stuttgart 1976 (Philologica Germanica 3), pp. 499-577.

28 Vgl. [Pseudo]-Aristoteles, Problemata Physica, XXX,1, griech.-deutsch in: KLIBANSKY/PANOFSKY/SAXL [note 9], pp. 59-76.

29 Cf. BRANN, [note 8]; NEBES, Liane: Der *furor poeticus* im italienischen Renaissance-Platonismus: Studien zu Kommentar und Literaturtheorie bei Ficino, Landino und Patrizi. Diss. München 1999, pp. 12-28; SCHLEINER [note 8], pp. 25-26.

praisal of melancholy and of the melancholic, as has been succinctly described by Erwin PANOFSKY:

> Was ein Elend und in der mildesten Form noch sehr abträglich gewesen war, wurde ein zwar noch gefahrvolles, aber darum umso höheres Privilegium: das Privilegium des Genies. Sobald diese – dem Mittelalter, wo Menschen Heilige werden konnten, aber nicht ›göttliche‹ Philosophen oder Dichter, ganz und gar fremde – Idee unter der vereinigten Schirmherrschaft von Aristoteles und Plato wiedergeboren war, wurde die bis dahin verunglimpfte Melancholie mit dem Strahlenschein des Erhabenen umgeben. Hervorragende Werke trugen ihrem Urheber von selbst den Ruf der Melancholie ein [...], und bald wurde die aristotelische Meinung, daß alle großen Männer Melancholiker gewesen seien, zu der Behauptung, daß alle Melancholiker große Männer wären: *Malencolia significa ingegno*, ›Melancholie bedeutet Genie‹ [...].[30]

> ›That which had previously been viewed as miserable and which was, even in its mildest form, considered to be prejudicial, was transformed into an exalted, if still a somewhat perilous, privilege: namely the privilege of genius. Once this idea – which had been altogether alien to medieval thought, in which a man could be a saint but never a divine philosopher or poet- was reborn under the dual auspices of Aristotle and Plato, melancholy, which had up to that point been defamed, was from then on enveloped by rays of sublime light. Soon the Aristotelian argument, stating that all great men had been melancholics, turned into the claim that all melancholics were great men: *Malencolia significa ingegno*, ›melancholy signifies genius‹.‹

Curiosity and despair: Faust the melancholic

Somewhat surprisingly, the »Historia« participates in this same humanistic strand of representation when it narrates that Faust was *eins gantz gelernigen und geschwinden Kopffs* (›of a very learned and clever mind‹), that he was particularly *zum studiern qualificiert vnd geneigt* (›inclined and qualified for academic studies‹), and that he performed so well during his studies that he excelled at the Master's exam. With him were sixteen other candidates, *denen ist er im Gehoere/ Fragen vnnd Geschicklichkeit obgelegen und gesieget*.[31]

> ›There were sixteen other candidates, to whom he proved in address, composition, and competence so superior that it was immediately concluded he had studied sufficiently, and he became Doctor Theologiæ.‹

Early in his youth, Faust's parents – who were simple country folk – detected their son's splendid *ingenium* and *memoriam*, and so they readily

---

30 PANOFSKY, Erwin: Die Kulmination des Kupferstiches: Albrecht Dürers »Melencolia I«. In: Melancholie. Ed. by Walther, Lutz. Leipzig 1999, pp. 86-106, here p. 95.
31 »Historia« [note 1], p. 14.

agreed to send the boy to Wittenberg. There he was to be brought up by a wealthy uncle, who would first enable him to be trained at a Latin academy and subsequently would ensure his being able to study at the famous Wittenberg University. This initial description is in strict conformity with the concept of genial melancholy prevalent in the humanistic tradition and in the theories of education derived from it. Immediately, the »Historia« conjoins its prior emphasis of Faust's extraordinary ability to a contrary declaratory statement, which at first glance seems to represent quite a contradiction:

> Danben hat er auch einen thummen / vnsinnigen und hoffertigen Kopf gehabt / wie man jn denn alle Zeit den Speculierer genennet hat / Ist zur bösen Gesellschafft gerahten/ hat die H. Schrifft ein weil hinder die Thür vnnd vnter die Bank gelegt / ruch- und Gottloß gelebt (wie denn diese Historia hernach gnugsam gibt). Aber es ist ein wahr Sprichwort: Was zum Teuffel will / das läßt sich nicht auffhalten / noch jm wehren.[32]

> ›For the rest, he was also a stupid, unreasonable and vain fellow, whom, after all, his companions always called the speculator. He came into the worst company, for a time laid the Holy Scriptures behindst the door and under the bench, did not revere God's Word but lived crassly and godlessly in gluttony and lust (as the progress of this Historia will sufficiently manifest). Surely the proverb is true: what is inclined to the Devil will go to the Devil.‹

Indeed, we should not misunderstand the terms *thumm und vunsinnig* as indicating a deficiency in intellectual capacity, but a fundamental failure in its orientation instead. This is made apparent by the linkage of the aforementioned terms with *hoffertig und gottloß*. While Faust's outstanding intellectual gifts were partially to blame, it was especially his pride and his *amor inordinatus* – familiar to us from the *acedia*-description – which drove Faust into the devil's arms.

> Wie obgemeldt worden / stunde D. Fausti Datum dahin / das zu lieben, das nicht zu lieben war / dem trachtet er Tag und Nacht nach / name an sich Adlers Flügel / wolte alle Gründ am Himmel vnd Erden erforschen / dann sein Fürwitz / Freyheit und Leichtfertigkeit stache und reizte jhn also / daß er auff eine zeit etliche zauberische vocabula / figuras / characteres und coniurationes / damit er den Teufel vor sich möchte fordern / ins Werck zusetzen / vnd zu probiern jm fürname.[33]

> ›As was reported above, Doctor Faustus' complexion was such that he loved what ought not be loved, and to the which his spirit did devote itself day and night, taking on eagle's wings and seeking out the very foundations of Heaven and Earth. For his prurience, insolence and folly so pricked and incited him that he at last resolved to utilize and to prove

---

32 »Historia« [note 1] , p. 14.
33 »Historia« [note 1], p. 15.

certain magical vocabula, figuræ, characteres and coniurationes in the hope of compelling the Devil to appear before him.‹

Initially, Faust's *Fürwitz* serves him in pursuing his *curiositas*. This effort quickly reveals itself to be the first hallmark of melancholy, even if the word had not yet been explicitly evoked.[34] The combination of curiosity, arrogance, and recklessness serves as a clear indicator to demonstrate that Faust was proceeding along the wrong track and that it was presumptuous for him to feel so secure. This very misjudgment constitutes one of the poles defining melancholy in the Protestant theological discourse of the time. It is only consistent, therefore, that the narrator should describe Faust's humor shortly after sealing his pact with the devil in the following manner:

> Doctor Faustus lebt also im Epicurischen Leben Tag vnd Nacht / glaubet nit daß ein GOTT / Hell oder Teuffel were / vermeinet Leib vnd Seele stürbe miteinander / vnnd stach jhn seine Aphrodisia Tag vnd Nacht / [...].[35]

> ›While he lived thus day in and day out like an Epicure with faith neither in God, Hell nor the Devil, believing that body and soul would die together, Doctor Faustus' aphrodisia day and night [...] pricked him [...].‹

This sense of security, quickly overturned, transforms into uncertainty and fear as soon as Faust begins to contemplate those very curiosities for the sake of which he had signed the pact in the first place. His feeling of security disappears, clearing the way for a fog of confusion.[36]

---

34 For the semantics of *Fürwitz* and the connection between curiosity and melancholy cf. MÜNKLER [note 5], pp. 67-68 and pp. 73-80.

35 »Historia« [note 1], p. 27.

36 The concept of melancholy in the »Historia von D. Johann Fausten« has been the subject of a wide-ranging discussion. Cf. DABEZIES, André: Faust et ses désirs: une essai de lecture théologique du ›Volksbuch‹ de 1587. In: Faust ou la mélancholie du savoir. Textes réunis par Masson, Jean-Yves. Paris 2003 (Littéature et idée), pp. 21-34; FRÖMMING, Götz: Satan und Saturn. Die Historia von D. Johann Fausten. In: Z. Zeitschrift für Kultur- und Geisteswissenschaften 13 (1996), pp. 21-34; KRAß, Andreas: Schwarze Galle, schwarze Kunst – Poetik der Melancholie in der »Historia von D. Johann Fausten«. In: Zeitsprünge. Forschungen zur Frühen Neuzeit 7 (2003), pp. 537-559; MÜLLER [note 2]; MÜNKLER, Marina: Höllenangst und Gewissensqual. Gründe und Abgründe der Selbstsorge in der »Historia von D. Johann Fausten«. In: Zeitschrift für Germanistik N. F. XIV/2 (2004), pp. 249-264 [2004a]; MÜNKLER, Marina: Ubi Melancholicus – Ibi Diabolus. Die Historia von D. Johann Fausten. In: Humboldt-Spektrum 11/2 (2004), pp. 30-35; SCHMIDT, Jochen: Faust als Melancholiker und die Melancholie als strukturbildendes Element bis zum Teufelspakt. In: Jahrbuch der deutschen Schillergesellschaft 41 (1997), pp. 125-139; SØHOLM, Kirsten Molly: Historia von D. Johan Fausten. Ein Beispiel barocker Melancholie. In: Augias 43 (1992), pp. 3-27.

The first time that the word melancholy is used explicitly is not until after the completion of the »*Disputationes* concerning Hell« between Faust and the devil:

> D. Faustus gieng abermals gantz Melancholisch vom Geist hinweg / wardt gar Verwirret und zweiffelhaftig / gedacht jetzt da<->/ dann dorthin / trachtete diesen dingen Tag vnnd Nacht nach / Aber es hatte kein bestandt bey jme / Sonder wie oben gemeldet / hat jhn der Teuffel zu hart Besessen / Verstockt / Verblendt und Gefangen.[37]

> ›Again Doctor Faustus departed from the spirit all melancholy, confused and full of doubt, thinking now this way now that, and pondering on these things day and night. But there was no constancy in him, for the Devil had hardened his heart and blinded him. And indeed when he did succeed in being alone to contemplate the Word of God, the Devil would dizen himself in the form of a beautiful woman, embrace him, debauching with him, so that he soon forgot the Divine Word and threw it to the wind.‹

At this point, melancholy appears less in the form of sadness and desperation, and more in the form of uncertainty and instability. The only instance in which Faust actually exhibits any level of constancy is through his manic occupation with hell. In fact, this occupation dominated his quest for knowledge from the moment that the pact had been sealed. Of course this quest was, in and of itself, the effect of an incipient fear beginning to afflict him. Faust keeps having fear-filled dreams of hell and the whole gamut of his inquiries is energized by this very same dread, whereby his equally pathetic and rational sounding pretense – Faust wished to observe and inspect hell's qualities, attributes, foundation, even its very substance[38] – reveals itself as an attempt at camouflaging the beginnings of melancholic desperation.

The onset of that melancholic desperation had been exposed at an earlier point in the text, however, at which Faust had asked Mephistopheles about the cause of Lucifer's Fall and had seen in the answer a reflection of himself:

> D. Faustus / als er den Geist von diesen dingen hatte gehört / Speculiert er darauff mancherley Opiniones vnd Gründe / gieng auch also darauff stillschweigendt in seine Kammer / leget sich auf sein Beth / hub an bitterlich zu weinen vnd seufftzen / vnd in seinem Hertzen zu schreyen / Betrachtet auff diese erzehlung des Geistes / wie der Teuffel vnd verstoßene Engel / von GOtt so herrlich gezierdt war / wenn er nit so Trotzig vnd Hochmütig wider Gott gewesen / wie er ein ewiges Himmlisches wesen vnd wohnung gehabt hette / vnd jetzunder von Gott ewig verstoßen seye / vnd sprach: O weh mir immer wehe / also wirt es mir auch gehen […] mein vbermüthig Fleisch hat mich an Leib vnd Seel in Ver-

---

37 »Historia« [note 1], p. 42.
38 »Historia« [note 1], p. 52.

dammlichkeit gebracht / [...] Darumb kann ich keiner Gnade mehr hoffen / [...].[39]

›Doctor Faustus, having heard the spirit concerning these things, did now speculate upon many different tenets and justifications. He went in silence from the spirit into his chamber, laid himself upon his bed and began bitterly to weep and to sigh, and to cry out in his heart. For the account by the spirit caused him this time to consider how the Devil and Banished Angel had been so excellently honored of God, and how, if he had not been so rebellious and arrogant against God, he would have had an eternal Heavenly essence and residence, but was now by God eternally banished. Faustus spake: O woe is me and ever woe! Even so will it come to pass with me also, nor will my fate be the more bearable, for I am likewise God's creature, and my insolent flesh and blood have set me body and soul into perdition, enticed me with my reason and mind so that I as a creature of God am strayed from Him and have let the Devil seduce me to bind myself unto him with body and soul, wherefore I can hope no more for Grace but must needs be, like Lucifer, banished into perpetual damnation and lamentation. Ah woe and ever woe! To what perils I am exposing myself! What is my purpose with myself? O, that I were never born!‹

Eventually, his despair is replaced by a constant state of heightened restlessness. After the Devil refused to answer any more questions concerning hell, Faust is overcome by a desire to travel. In turn, the devil and he ascend into the heavens in a dragon-drawn carriage, Faust's gaze shifting aimlessly from here to there.[40] The two travel through innumerable countries and cities, each of which is described only cursorily and strung together in such a random manner that they resemble a »Schuttberg disparater Wissenstrümmer« (›disparate pile of rubbled knowledge‹)[41] rather than any itinerary.[42]

The subsequent adventures at the papal and at the imperial court, as well as the quixotic escapades during which Faust dazes the knights, farmers, and traders who cross his path – more or less harmlessly hexing them – do not serve to underscore the might of the magical arts, but rather to demonstrate their futility.

In trying to empower itself, the melancholic subject reveals just how far from God it has fallen and demonstrates the vast distance which exists between the individual and the position in the natural order which it tried to usurp.

---

39 »Historia« [note 1], pp. 32-33.
40 Cf. »Historia« [note 1], pp. 56-59.
41 MÜLLER, Jan-Dirk: Ausverkauf menschlichen Wissens. Zu den Faustbüchern des 16. Jahrhunderts. In: Literatur, Artes und Philosophie. Ed. by Wachinger, Burghart and Haug, Walter. Tübingen 1992 (Fortuna vitrea 7), pp. 163-195, here p. 179.
42 Cf. »Historia« [note 1], pp. 60-72.

Plunging from one extreme into the next – and thereby expanding the bounds of the notion of bipolarity – Faust falls from a state of manic brooding into disoriented diversion, the latter of which provided him with just as little insight as had the questions which he posed to the devil. Through his senseless wanderings, Faust reveals himself to be a drifter in accordance with the description given by Simon Musaeus in his »Der Melancholische Teufel«:

> Aber die schaendtliche Melancholey vertreibet den heiligen Geist / und laedet zu gast den boesen Geist / der macht auß vnser Seele vnnd Leib ein lauter Rumorhauß / oder ein vngestuem Meer / das fuer und auff und nider gehet / brauset vnd schaeumet mit Sorgen / Grillen / Hummeln vnd Tauben durch einander / da jmmer ein gedancke den andern treibet / vnnd ein Vnruwe die ander jagt vnnd schlegt.[43]

> ›But that damnable melancholy expels the holy spirit and invites as a guest the enemy who turns our body and soul into a place of unrest or into a tumultuous ocean which rages here and there and up and down booming and foaming and mixing worries crickets bumblebees and doves together since one thought is always chasing the other and one restlessness is always hunting and defeating the next.‹

To the extent that Faust – acting as if he had been unaware of the relentless pace of the hourglass – squandered away the twenty-four years granted to him by accumulating vain nuggets of information and by practicing the magical arts, so too does an acute awareness of time impose itself upon him during the twenty-fourth year, and with a vengeance.

> Dem Fausto lieff die Stunde herbey / wie ein Stundglas / hatte nur noch einen Monat fuer sich / darinnen sein 24 Jar zum ende lieffen / in welchen er sich dem Teuffel ergeben hatte/ mit Leib und Seel / wie hiervorn angezeigt worden / da ward Faustus erst zame / vnd war jhme wie einem gefangenen Moerder oder Räuber / so das vrtheil im Gefännuß empfangen und der Straffe des Todes gewertig sein muß. Denn er ward geängstet / weynet und redet jmmer mit sich selbst / fantasiert mit den Händen / ächzet und seuffzet / nam vom Leib ab / und ließ sich forthin selten oder gar nit sehen / wolte auch den Geist nit mehr bey jm sehen oder leyden.[44]

> ›His days ran out like the sand in an hourglass, and when only one month remained of the twenty-four years which he had contracted of the Devil (as ye have read) Doctor Faustus became fainthearted, depressed, deeply melancholic, like unto an imprisoned murderer and highwayman over whose head the sentence hath been pronounced and who now in the dungeon awaiteth punishment and death. Filled with fear, he sobbed and held conversations with himself, accompanying such speeches with

---

43 »Melancholischer Teufel« [note 25] text B, p. 261.
44 »Historia« [note 1], p. 113.

many gestures of his hands. He did moan and sigh and fall away from flesh. He kept himself close and could not abide to have the spirit about him.‹

The particular form of the fear of death that is detailed in the »Historia« as being characterized by soliloquizing, hallucinations, unrestrained crying, loss of appetite, and self isolation ultimately reads like one of the descriptions of the melancholic illness in an advanced stage that one might have encountered in any number of the medical dissertations on the topic, which began appearing in Basel in 1575 and continued being released in large numbers until well into the 17th century. These texts delineated the stages of the melancholic illness, which they described as being characterized by an accelerated progression in which the bipolar strains of manic unconsciousness and doubtful speculation would, with the onset of the terminal stage, flow into a unipolar state of despair.

In the case of Faust, this path can be tracked particularly well. While curiosity, doubtfulness, and ›Weltlust‹ alternated in the first and third parts of the text, Faust was now clearly governed by desperation, by his anguish of mind, and by his misery.[45] It is for this reason that Faust shares the fate of most melancholics. The desperation that grips those of the damned already in Hell seizes the melancholic person prior to the actual moment of death.[46] As Simon Musaeus stated in his »Melancholic Devil«, they depart

> als Teufels Märtyrer / [welche] aus diesem Leben / welches on das ein kurtz betrübt elend ist / gar eine Helle machen / und faren also auß einer Helle in die ander.[47]

> ›as the devil's martyrs / from this life which is anyhow a short and sorrowful misery, / which they experience as a living hell, / so that they jump from one hell into the other.‹

Apparently, it was a medical discourse – with its precise phenomenological descriptions of that which modern medicine would later diagnose as the normal course of endogenous depression – which made it possible to conceive of the distinctive forms of despair much more precisely. And yet Faust's melancholic despair was not determined ›endogenously‹, but ›exogenously‹. His melancholy was triggered by an external agent: namely the devil. It was precisely for this reason that his case was not curable. What medical tracts had argued could be remedied through diet and other regimen because of its exogenous nature was – from a theological perspective – totally incurable. A condition which had been declared as the expression of a person's increased sensitivity in humanistic diaries and autobiographies, was in turn derided as a clear sign of the very same person's being at the mercy of

---

45 Cf. OHLY [note 27], p. 553.
46 Cf. MÜNKLER 2004a [note 36], pp. 262-263.
47 »Melancholischer Teufel« [note 16], text B, p. 257.

their emotionality in the »Historia«. Even if the despairing sinner wished to repent and to combat the root cause of melancholy, it would still not suffice to escape the devil's clutches. It was this very same melancholic despair that had already made any return impossible because it dominated not just the sinner's soul, but also their will. In presenting this argument, the »Historia von D. Johann Fausten« depicted melancholy as the inevitable consequence of apostasy on the one hand, and as its natural continuation on the other, since at the root of the melancholic's deepest despair lay his refusal of God's grace. It was precisely in doing so that the text developed the image of an individual who was at the mercy of the conflicting emotions raging inside of him, in the face of which his will-power proved ineffectual.

Yet these very same emotions bestow upon the individual the capacity to describe itself.[48] In a manner reminiscent of the humanist scholars of his time, Faust began keeping a sort of emotional diary during his final days. In it he revealed the extent of his sorrows, *damit ers nicht vergessen möchte* (›so that he shan't forget‹).[49] These latter chapters, entitled »Wehklagen« (›lamentations‹), are considered to be the »Historia's« most ambitious literary effort.[50] In them, Faust not only divides himself into an ›I‹ and a ›You‹, but into a variety of entities out of which his ›self‹ was comprised:

> Ach / ach / ach / ich arbeitseliger Mensch / O du betrůbter vnseliger Fauste / du bist wol in dem Hauffen der Vnseligen / da ich den vbermåssigen schmertzen des Todes erwarten muß / Ja viel einen erbaermlicheren dann jemals eine schmertzhaffte Creatur erduldet hat. Ach / ach Vernunfft / Mutwill / Vermessenheit vnnd freyer Will / O du verfluchtes vnd vnbeståndiges Leben / O du Blinder vnd Vnachtsamer [...]. O zeitlicher Wollust / in was Mühseligkeit hastu mich geführet / daß du mir meine Augen so gar verblendet vnd vertuckelt hast. Ach mein schwaches Gemůt / du meine betrůbte Seel / wo ist dein Erkåndtnuß?[51]

---

48 Cf. Röcke, Werner: Das Subjekt und das Böse. Rituelle Abwehr und Verrechtlichung des Teufels als Formen der Subjektkonstitution in der Literatur des Spätmittelalters. In: Inszenierungen von Subjektivität in der Literatur des Mittelalters. Baisch, Martin, et al., eds. Königstein/Taunus 2005, pp. 288-308, esp. pp. 302-306.

49 »Historia« [note 1], p. 113.

50 Cf. Könneker, Barbara: Faust-Konzeption und Teufelspakt im Volksbuch von 1587. In: FS Gottfried Weber. Burger, Heinz-Otto and von See, Klaus, eds. Bad Homburg 1967 (Frankfurter Beiträge zur Germanistik 1), pp. 159-213.

51 »Historia« [note 1], p. 114. To the concept of ›arbeitseligkeit‹ cf. Jaeger, C. Stephen: Melancholie und Studium. Zum Begriff *Arbeitsælikeit*, seinen Vorläufern und seinem Weiterleben in Medizin und Literatur. In: Literatur, Artes und Philosophie. Ed. by Haug, Walter and Wachinger, Burghart. Tübingen 1992 (Fortuna vitrea 7), pp. 117-141.

›Oh, oh, oh weary wretched me: oh sorrowful, unfortunate Faustus, now you are in the number of the damned, for now I must await for the unmeasurable pains of death, yea a far more lamentable than ever any painful creature has suffered. Oh reason, willfullness, recklessness and free will! Oh cursed and unstable life! Oh You blind and careless…Oh worldly pleasure, into which wretchedness did You lead me, darkening and blinding my eyes! Oh my weak heart, my troubled soul, where is your knowledge?‹

Faust, speaking here in the humanist language of emotions, does not look to place responsibility on anyone else. He knows quite well that it lies squarely with him.[52]

In doing so, the Faust character developed a level of emotional complexity that we can identify as having been truly remarkable among the other literary works of the late 16th century. The language of sensitivity would have ennobled Faust no less than an emphasis on his extraordinary genius would have. The inter-textual connectedness between Faust's language and the language of humanist self-description, the latter of which was so highly esteemed at the time, would inevitably give way to an appreciation of Faustus far away from the paranetic function of the »Historia«.

Out of the variety of discourses, having been conjoined to serve a didactic and parenetic purpose, a figure crystallized that transcended those very same didactic and parenetic purposes. By painting a picture of the individual's inescapable responsibility for his actions in a manner that so precisely depicted helplessness in the face of uncontrolled emotionality, the »Historia« captured exactly that inconstancy of the modern individual which it had sought to combat. In large part, it was this paradox which made the »Historia« a text that continues to warrant engagement to this day – both ahead of and alongside Goethe. Backward into the early modern period! This is the trail that the earliest »Faustbook« blazes, a trail that a cultural studies-oriented reading of the text is particularly suited to pursuing.

Translated from the German by David Duer

---

52 I use the term ›emotion‹ according to Stefan HÜBSCH. Cf. HÜBSCH, Stefan: Vom Affekt zum Gefühl. In: Affekte. Philosophische Beiträge zur Theorie der Emotionen. Ed. by Hübsch, Stefan and Kaegi, Dominic. Heidelberg 1999 (Beiträge zur Philosophie), pp. 137-150. There has been intensive scholarship according to the history of emotions during the last years. Cf.: Emotionalität. Zur Geschichte der Gefühle. BENTHIEN, Claudia, et al., eds. Köln u. a. 2000 (Literatur – Kultur – Geschlecht, Kleine Reihe 16). Esp. for the »Historia von D. Johann Fausten« cf. SCHONLAU, Anja: ›Bin ich ein Gott? Mir wird so licht!‹ Zur Bedeutung der Emotionen für die Wissenskultur im ›Faust‹-Stoff. In: Faust-Jahrbuch 2 (2005/2006), pp. 95-109.

Grantley McDonald
The Emblem of Melancholy
in Seventeenth-Century Germany:
Andreas Tscherning's »Melancholey Redet selber«*

Der Beitrag zeichnet am Beispiel von Andreas Tschernings Gedicht »Melancholey Redet selber« nach, wie durch die Kombination divergierender Traditionsstränge (Ficino, Pratensis, Luther) neue Distinktionen im Melancholiediskurs des 17. Jahrhunderts emergieren. Ein maßgeblicher Anteil des Innovationspotentials von Tschernings Gedicht resultiert dabei aus Bezügen zu Visualisierungen und poetischen Techniken barocker Emblematik. Neben der Rekonstruktion spezifischer Diskurszusammenhänge (Medizin, Philosophie, Theologie), richtet sich der Fokus des Beitrags auf die Analyse rhetorischer Register, über die Tscherning Melancholie in besonderer Weise als psychologisch bedrohlichen Zustand erhellen kann.

Since the nineteenth century, the term ›melancholy‹ has often been understood as little more than a vague and wistful nostalgia, and stronger forms of emotional or psychological disturbance diagnosed and described more precisely by terms such as depression, bipolar disorder or schizophrenia. In contrast, earlier centuries understood melancholy as a powerful but ambiguous mental and emotional state. The ambiguity of melancholy was manifold: it could be brought on by external factors or arise spontaneously; it could spark flights of almost supernatural genius or destroy a person utterly. The transformation of the understanding of melancholy in the English renaissance is illustrated clearly by two canonical texts: »Hamlet« (*c.* 1602) and Robert Burton's encyclopaedic »Anatomy of Melancholy« (1621). Seventeenth-century German literature has no such major texts on melancholy, but an understanding of the disorder peculiar to this historical and geographical situation can be gleaned from a number of shorter texts. Among these is »Melancholey Redet selber« (›Melancholy herself speaks‹) by the Silesian poet Andreas Tscherning (1611-59), printed in his collection »Vortrab des Sommers« (1655).[1] The following reading of this poem will focus on the way

---

* For Dorothy Lee. Thanks to the Herzog August Bibliothek (Wolfenbüttel) for its support, both financial and institutional, during the writing of this article.
1 Vortrab des Sommers Deutscher Getichte von Andreas Tscherningen / ausgesendet und verlegt in Rostock. Rostock 1655. The poem is transcribed from the Berlin

Tscherning manages to combine three quite different ways of understanding melancholy: the mediaeval interpretation of melancholy as a debilitating and alienating depression; Ficino's reinterpretation of melancholy as a spur to poetic genius and prophecy; and Luther's condemnation of melancholy as the ›devil's bathhouse‹. Our examination of the background to Tscherning's understanding of these complex strands will make special reference to the work of the Dutch poet and physician Jason Pratensis (van der Velde, 1486-1558), whose treatise »On the diseases of the brain« may have provided Tscherning with material. Our reading of Tscherning's poem will also seek to relate it to visual emblems and to emblematic poetry, an influential genre of learned literature in the German baroque. Furthermore, we shall examine how Tscherning's skilful use of rhetorical techniques vividly reflects the psychological distress of the melancholic. Our examination will thus distinguish Tscherning's poem from a number of comparable poems from the sixteenth and seventeenth centuries, by writers such as Hans Sachs, Jakob Balde and Andreas Gryphius.

The seventeenth-century conception of melancholy had a long history going back to the Greek medical writers.[2] Melancholy (*melaina chole*, or black

---

copy Staatsbibliothek Preußischer Kulturbesitz Yi 1503 (2), fols. K4^v-6^v as an appendix to the present article. It is also included in: »Komm, heilige Melancholie«. Eine Anthologie deutscher Melancholie-Gedichte. Ed. by VÖLKER, Ludwig. Stuttgart 1983, pp. 303-305. Generally on Tscherning, see BORCHERDT, Hans Heinrich: Andreas Tscherning. Ein Beitrag zur Literatur- und Kulturgeschichte des 17. Jahrhunderts. München et al. 1912. On »Melancholey Redet selber«, see BENJAMIN, Walter: Ursprung des deutschen Trauerspiels. Berlin 1928. Critical edition ed. by TIEDEMANN, Rolf. Frankfurt a. M. 1978; also found in Gesammelte Schriften. Ed. by TIEDEMANN, Rolf and SCHWEPPENHÄUSER, Hermann Frankfurt a. M. 1991, I.1, pp. 203-430; KLIBANSKY, Raymond; PANOFSKY, Erwin and SAXL, Fritz: Saturn and Melancholy. Studies in the History of Natural Philosophy. London et al. 1964, p. 226; OBERMÜLLER, Klara: Melancholie in der deutschen Barocklyrik. Bonn 1974 (Studien zur Germanistik, Anglistik und Komparatistik 19), pp. 55-59; WATANABE-O'KELLY, Helen: Melancholie und die melancholische Landschaft. Bern 1979 (Basler Studien zur deutschen Sprache und Literatur 54), pp. 39-41; VÖLKER, Ludwig: »Melancholey redet selber«. Überlegungen zum melancholischen Rollenspiel in der deutschen Literatur der frühen Neuzeit. In: Die Affekte und ihre Repräsentation in der deutschen Literatur der frühen Neuzeit. Ed. by Krebs, Jean-Daniel. Bern 1996 (Jahrbuch für internationale Germanistik: Reihe A, Kongressberichte 42), pp. 29-47; WAGNER-EGELHAAF, Martina: Die Melancholie in der Literatur. Diskursgeschichte und Textfiguration. Stuttgart et al. 1997, pp. 186-189.

2 KLIBANSKY/PANOFSKY/SAXL [note 1] gives a detailed account of this tradition. See also FLASHAR, Hellmut: Melancholie und Melancholiker in den medizinischen Theorien der Antike. Berlin 1966; JACKSON, Stanley W.: Melancholia and Depression from Hippocratic Times to Modern Times. New Haven et al. 1986. On the

bile) was understood as one of the four bodily fluids or ›humours‹ of Empedoclean physiology, along with blood, phlegm and yellow bile (choler). The
physical and mental constitution (or ›complexion‹) of an individual was said
to be determined by the tempered balance (*krasis*) of each of these four humours in various proportions. Many physicians believed that the astrological
conditions ruling at the moment of birth predisposed each person to one or
more of these humours. The natural *krasis* predominant in a particular person
could be influenced or disturbed by a number of factors, such as climate, diet,
illness, age or external contingencies upon the mental state of the individual,
including subsequent astrological or environmental factors. The aim of much
Greek medicine was thus to maintain a good *krasis* between the humours.
Sanguine people, whose *krasis* was characterised by a preponderance of
blood, were said to be naturally happy and optimistic. A predominance of
phlegm was said to produce torpidity. A person whose *krasis* tended toward
choler was said to be given to sudden fits of anger. Black bile, often thought
to be accompanied by a thickening of the blood, was said to give rise to a
depressive personality, to solitariness, and to irrational fears. Theophrastus
redefined the parameters of the discourse of melancholy in his famous »Problema« XXX.1, generally attributed throughout the renaissance to Theophrastus' teacher Aristotle. Why is it, Theophrastus asks, that those most outstanding
in politics, in poetry and philosophy are often subject to melancholy? Theophrastus rationalises this observation by explaining that melancholy has a ten-
dency to draw everything, including mental energy and concentration, towards its own centre. Theophrastus also links melancholy to the idea of
divine inspiration, enthusiasm or frenzy, the experience of being filled with
God and becoming his mouthpiece, a theory that Plato had explored in his
»Phaedrus« and »Ion«.

  In the middle ages, Theophrastus' positive estimation of melancholy was
largely forgotten in the Latin West. While the medieval model did maintain
an association between melancholy and mental acuity, mediaeval physicians
tended to believe that a melancholic complexion was brought about by excessive exertion of the brain, in contrast to Theophrastus' model, in which black
bile produces mental greatness. A summary of the mediaeval lore of melancholy is to be found in the »Regimen Salernitanum«. This didactic poem,
composed at the medical school of Salerno in the twelfth century and retain-
ing currency well into the sixteenth, describes melancholics as perverse, sad,

---

renaissance context in general, see BRANN, Noel: The Debate over the Origin of
Genius During the Italian Renaissance: The Theories of Supernatural Frenzy and
Natural Melancholy in Accord and in Conflict on the Threshold of the Scientific
Revolution. Leiden et al. 2002 (Brill's Studies in Intellectual History 107). Espe-
cially on the German context in the sixteenth and seventeenth centuries, see
STEIGER, Johann A.: Melancholie, Diätetik und Trost. Konzepte der Melancholie-
Therapie im 16. und 17. Jahrhundert. Heidelberg 1996.

deceitful, taciturn, sleepless, envious, prone to black skin, hideous night-mares, a hard pulse, weak urine, a rumbling stomach, a heightened sense of taste, an increase in salivation, a tingling left hand and tinnitus.[3] In his popular commentary on the verses, Arnold de Villanova distinguished two kinds of melancholy: ›clear, natural melancholy‹ (*melancholia candida et naturalis*) and ›burned, unnatural melancholy‹ (*melancholia adusta et innaturalis*). Natural melancholy originates in the liver, and from there flows into the blood, where it assists in the proper formation of the bones. An excess of natural melancholy causes the negative effects described in the Salerno verses. Unnatural, adust melancholy, in contrast, is produced by the combustion of the other humours. It tends to desiccate the brain, causing insomnia and nightmares.[4] In his »Teutsche Medicin«, Ortolff von Beyrland (*c.* 1400) describes the evil effects of *verbrannte melancholysche Feuchtigkeit* on a schoolmaster in Koblenz, who studied until he went mad. Ortolff gave the schoolmaster a decoction of bugloss and applied the leaves to his head, hastening his recovery and enabling him to study even more than before.[5] Mediaeval teaching also associated melancholy with *acedia*, a feeling of hopeless dejection, the ›midday demon‹ of Psalm 90 that distracted monks from their devotion and occasionally even drove them to suicide. Since the symptoms of *acedia* and melancholia were so similar, the two became virtually synonymous in mediaeval discourse.[6]

The »Problemata« of Theophrastus re-entered western medical discourse in the fifteenth century, and the picture of melancholy correspondingly began to shift. In 1489, the Florentine philosopher and physician Marsilio Ficino published his »Three books on life« (»De vita libri tres«), the first work to deal specifically with the health of scholars and students.[7] In this work, Ficino maintained the mediaeval connexion between melancholia and mental

---

3 »Regimen Salernitanum«, cit. GIEHLOW, Karl: Dürers Stich »Melencolia I« und der maximilianische Humanistenkreis, In: Mitteilungen der Gesellschaft für vervielfältigende Kunst zu Wien. 1904, Nr. 2: 29-41; Nr. 3: 6-18; Nr. 4: 57-78, here pp. 31-32.

4 GIEHLOW [note 3], p. 32.

5 GIEHLOW [note 3], pp. 33-34. The story of the studious schoolmaster is related again by Hieronymus Brunschwygk in the second book of his »Distillierbuch«, Straßburg 1505, again ostensibly at first hand.

6 See BADER, Günter: Melancholie und Metapher. Tübingen 1990; JEHL, Rainer: Melancholie und Acedia. Ein Beitrag zur Anthropologie und Ethik Bonaventuras. Paderborn et al. 1984 (Münchener Universitätsschriften: Veröffentlichungen des Grabmann-Institutes zur Erforschung der mittelalterlichen Theologie und Philosophie, N.F. 32).

7 Ficino, Marsilio: Three Books on Life. Ed. and trans. KASKE, Carol V. and CLARK, John R. Binghamton, N. Y. 1989 (Medieval & Renaissance texts & studies 57, Renaissance texts series 11).

distress to some extent, but also resuscitated the connexion between melancholy, genius and divine frenzy. Scholars, whose intense mental activity can lead to the exhaustion of the subtle vital spirits, must take special care not to fall victim to unnatural, adust melancholy. But if they know how to make the most of the powers of concentration and profundity bestowed by melancholy and its ruling planet, Saturn, they can reach unimaginable flights of genius. Ficino's positive evaluation thus had a radical impact on the understanding of melancholy, of artistic creation, and even of emotional disturbance in general.

Ficino's »De vita« was well received in the German-speaking territories; it was reprinted first around 1497 in Basel and ran through another score of editions during the next century.[8] The first two books of »De vita« were translated into German three times: two of these translations were circulated only in manuscript (Heidelberg mss Pal. Germ. 730 and 452), while the third, »Das buch des lebens«, translated by the Strasbourg humanist Johannes Adelphus Müling, was printed seven times between 1505 and 1537. »De vita« also formed the basis for a shorter summary treatise by Philipp Ulstad, »Regiment deß lebens Marsilij Vicinj«. Ficino's ideas were also received by a number of Northern European writers on the ›dietetics of the scholar‹, including Johann Ulrich Surgant, Antonius Niger, Eobanus Hessus, Heinrich Bullinger and Philipp Melanchthon. Ficino's idea of melancholy genius and frenzy was highly congenial to a culture in which independent humanist scholars were keen to prove that civilised society could not do without them. The idea of melancholy genius was also taken up by poets, musicians and visual artists. Melanchthon, for example, speaks of the ›most generous melancholy of Dürer‹.[9] The direct influence of Ficino's conception of melancholy is still to be felt as late as Johann Georg Hamann (»Kreuzzüge des Philosophen«, 1762), but the indirect influence lasted even longer, merging with the Romantic and modern cult of the brooding artist, as witnessed in Caspar David Friedrich, Arthur Schopenhauer and Thomas Mann.[10] The line of transmission even runs to Walter BENJAMIN, who mentions Ficino's conception of melancholy in his »Ursprung des deutschen Trauerspiels« (1925).

---

8 See McDONALD, Grantley: Marsilio Ficino in Renaissance Germany: A Reception History [forthcoming] Geneva 2009.
9 Melanchthon, Philipp: Commentarius De Anima. Wittenberg 1548, fol. 82^r: *De Melancholicis ante dictum est, horum est mirifica uarietas. Primum illa heroica Scipionis, uel Augusti, uel Pomponij Attici, aut Dureri melancholia generosißima est, & uirtutibus excellit omnis generis, regitur enim crasi temperata, & oritur à fausto positu syderum.*
10 See WITTKOWER, Rudolf and Margot: Born under Saturn. London 1963; SCHMIDT, Jochen: Die Geschichte des Genie-Gedankens in der deutschen Literatur, Philosophie und Politik 1750-1945. Darmstadt 1985.

It is no coincidence that BENJAMIN was the first modern scholar to give a sympathetic evaluation of Tscherning's »Melancholey«.[11]

Those who took up Ficino's positive interpretation of melancholy not infrequently combined it with the largely negative mediaeval conception, however incompatible the two might appear. The astrologer Johann Virdung von Hassfurt (1533), for example, begins by describing melancholics as individuals capable of profound thought, whose advice can rarely be bettered. But then Virdung tails off into an enumeration of the negative qualities of melancholia, culminating in a direct quotation from the Salerno verses in which the enviousness, cupidity and dishonesty of the melancholic are scratched out in bitter detail. For Virdung, the melancholic is far from salvation, given to an interest in magic and witchcraft, having no confidence either in God or his fellow humans, choosing rather to live in solitude.[12]

Another northern humanist who took up Ficino's ideas was the Dutch poet and physician Jason Pratensis.[13] Pratensis was born at Zierikzee in 1486 and practised medicine in his home town, as his father had done before him. Aside from writing a number of well-regarded texts on obstetrics, Pratensis also published poetry, most notably the »Sylva carminum adolescentiæ« (1530). One of his most interesting works is the treatise »On the diseases of the brain« (»De cerebri morbis«), completed in 1535 and printed in 1549, which has been hailed as the first systematic text on neurology. Alan Pestronk has shown that Pratensis' new approach was apparently due to a

---

11 One gathers from BENJAMIN's damning review (1927) of Karl von Montoriola's selection of translations: Briefe des Mediceerkreises aus Marsilio Ficino's Epistolarium. Berlin 1925. In: Schriften III, p. 54, that BENJAMIN had read at least some of these letters in the original Latin.

12 Johann Virdung von Hassfurt: Nova medicinæ methodus curandi morbos, ex Mathematica scientia deprompta, nunc denuo reuisa, & exactissime emendate. Hagenau, March 1533, fol. 18ʳ: *Saturnini sunt multæ & profundæ cogitationis bonorum consiliorum, quorum consilia uix meliorari possunt, raro diligentes homines, sed cum diligere incipiunt, fit eorum dilectio uehemens, & cum oderint, odio persequuntur uehementissime, & a quo uix desistere possunt, leuiter irascentes, iramque diu retinentes, uoraces & helluones, ponderosi corporis, tardo gressu incedentes, auari, fraudelenti, dolosi, iniqui, proditores, fures, magici, malefici, ualde parci, taciti, parum aut modicum loquuntur, sunt & usuarij, pecuniam in terram fodentes, & sparsores malorum, rerum nouarum, ita tamen simulantes, ac si inuiti adferrent, tristes incedunt, nullam habentes eonfidentiam [sc. confidentiam], nec in deum nec in homines, solitariam ducentes uitam, angulariaque loca quærentes.*
Inuidus & tristis, cupidus, dextræque tenacis.
Atque melancholicus his signis notus habetur.
Non expers fraudis, timidus, luteique coloris.

13 On Pratensis, see MEERTENS, Pieter J.: Letterkundig leven in Zeeland in de zesiende en de eerste helft der zeventiende eeuw. Amsterdam 1943, pp. 39, 43-44.

renewed interest in Galen and an associated study of the anatomy, functions and disorders of particular organs.[14] Pratensis' treatment of melancholy in this treatise draws on a wide variety of authorities, including Theophrastus' »Problema« XXX.1, Galen and Ficino. Pratensis also struggles to reconcile the ancient medical tradition to a Christian context.

The sixteenth and seventeenth centuries saw further developments in the conception of melancholy under the influence of Martin Luther's idea of ›Anfechtung‹, a subtle reinterpretation of the mediaeval sin of *acedia*. For Luther, the laws outlined in the bible are impossible to fulfil. Their function rather is to reproach us with our own unworthiness and thus to lead us to the realisation of our own need for grace. While Luther had torn away the safety net of purgatory, he wanted us to believe that God's forgiveness was a free gift of grace; in Luther's famous formulation, the faithful believer thus becomes ›both sinner and justified‹. But a person who feels the reproach of the law especially heavily, who has not yet glimpsed the grace of God, or whose conscience has been afflicted by the devil in an ›Anfechtung‹, can easily fall prey to feelings of terror and dread despair. In 1569, Simon Musaeus, preacher in Thorn, published a work entitled »The Melancholy Devil« (»Melancholischer Teufel«) in which he dissects the varieties of religious melancholia, relating them both to physiological causes and to the assaults of the devil. According to Musaeus, melancholia destroys our belief in God's providence and blessing, drawing his displeasure on us. It then drives out the Holy Ghost and makes room for the spirit of evil.[15]

A poet of Tscherning's generation thus had a number of rich (albeit mutually inconsistent) discourses of melancholy to draw on. Walter BENJAMIN, Klara OBERMÜLLER, Ludwig VÖLKER and Helen WATANABE-O'KELLY have all pointed out the importance of Tscherning's poem as one of the handful of detailed literary witnesses for the conception of melancholy in seventeenth-century Germany, alongside Jakob Balde's Latin ode »Melancholia« and

---

14 Wolfenbüttel, Herzog August Bibliothek, A: 98 Med. Generally on this treatise, see PESTRONK, Alan: The First Neurology Book. *De cerebri morbis* […] (1549) by Jason Pratensis. In: Archives of Neurology 45 (1988), pp. 341-344.

15 Musaeus, Simon: Melancholischer Teufel / Nützlicher bericht und heilsamer Rath / Gegründet aus Gottes Wort / wie man alle Melancholische / Teuflische gedancken / und sich trösten sol, 2nd ed. Tham [Neudamm] 1572, fols. B4^v-5^v: *Darumb sind die grausame scheden / so aus der Melancholey wachsen diese / Nemlich / das sie durch jre vermessenheit* [fol. B5r] *vnd vnglauben / GOtt den Herrn mit seinem segen / schutz vnd geleit von vns abwendet / vnd wirfft vns vnter seinen fluch vnd zorn* […] [fol. B5^v]. *Aber die schendliche Melancholey vertreibet den heiligen Geist / vnnd ladet zu gast den bösen Geist / der macht denn aus vnser Seel vnd Leib ein lauter Rumorhaus* […]. The entire treatise is reprinted in STEIGER, Johann A.: Medizinische Theologie: Christus medicus und theologia medicinalis bei Martin Luther und im Luthertum der Barockzeit. Leiden 2005, pp. 210-256.

several poems by Gryphius and Opitz.[16] Tscherning's approach to the problem of representing melancholy differs from that of Opitz and Gryphius, who virtually ignore the physiological tradition and project their own emotional state on to descriptions of ›melancholy landscapes‹ (to use WATANABE-O'KELLY's phrase). The mood of Tscherning's poem also differs from that of Balde's »Melancholia« ode; Balde focuses on the experience of spiritual claustrophobia, but also countenances a redemption from this state through poetry.

OBERMÜLLER suggests three reasons why seventeenth-century Germans might have been particularly susceptible to melancholy.[17] First was the gradual reception of Copernican cosmology, which could cause either a feeling of liberation from ignorance or a sense of dislocation and inconsequentiality, of being cast adrift from the firmness and immobility of biblical and Ptolemaic cosmology. The second cause of general melancholy adduced by Obermüller (in reliance on BENJAMIN) is Lutheran theology. The third cause is the Thirty Years' War, in which the devastation of the country, the massacre of millions of soldiers and civilians, disease, hunger and the displacement of survivors naturally produced feelings of unimaginable grief, as observed by the Lutheran pastor Sigismund Schererz even after the end of the war.[18]

It was in this context of a mixed, even paradoxical understanding of melancholy that Andreas Tscherning wrote his poem. From the beginning he broke with tradition, writing in German rather than Latin: the tradition of melancholy (argues the character of *Melancholey* herself) has hitherto been confined primarily to learned discourse in Latin, but she now plans to share this knowledge in the vernacular (lines 3-4, cf. Lucretius, »De rerum natura« I.136-9). This move is typically Lutheran: just as priests and monks left their monastic enclosures under Luther's prompting; just as all believers were now counted as priests before God; just as the scriptures were democratised through translation into the vernacular – so now all people, not just monks and scholars, were liable to suffer from melancholia, this most complex and ambiguous psychological state.[19]

---

16 Opitz' »Elegie auß dem ersten Buch Propertij and Echo oder Widerschall«; Balde's »Melancholia«; and Gryphius' »Menschliches Elende« and »Einsambkeit« are reprinted in VÖLKER (1983) [note 1], pp. 295-303.

17 OBERMÜLLER [note 1], pp. 42-53. WATANABE-O'KELLY [note 1], pp. 12-14, disputes OBERMÜLLER's arguments.

18 Schererz, Sigismund: »Fuga Melancholiæ«. Lüneburg 1652, p. 2, cit. STEIGER [note 2], p. 131: *Und wenn wie Seelsorger und Prediger recht und genau acht auff unsere anbefohlene Schäflein haben / so finden wir der traurigen und mit Schwermuht des Geistes beladenen Leute von Tage zu Tage je länger je mehr.* On Schererz' book, see STEIGER [note 2], pp. 73-79.

19 STEIGER [note 2], pp. 25-26.

Despite his decision to cast his poem in the vernacular, Tscherning was too steeped in the tradition of classical rhetoric to abandon it. To begin, his choice of genre is a very sophisticated: Tscherning cast his poem as a ›prosopopoeia‹, a rhetorically potent personification of an abstract or allegorical figure, in this case melancholy itself.[20] The poem is thus almost unique in Tscherning's output, the majority of which consists of occasional poetry such as epithalamia and poems of consolation.[21] Tscherning's decision to cast his depiction of melancholy as a prosopopoeia rather than as a narrative or dialogue, as Hans Sachs had done in his »Gesprech der Philosophia mit eynem melancholischen, betrübten jüngling«, has two important consequences. Firstly, the figure in a prosopopoeia is solitary: unlike Sachs' melancholy youth, Tscherning's *Melancholey* is cut off from the human conversation and contact praised by medical therapists as an effective remedy for melancholia. Secondly, the figure in the prosopopoeia is static, incapable of change, stuck in a mental rut.

Tscherning's choice to depict melancholy as a woman – even if predetermined to some extent by the grammatical gender of the word *Melancholey* – sat well within an established tradition that began with *Dame Mérencolye* in Alain Chartier's »Espérance ou Consolation des Trois Vertus« (1428).[22] Such personifications were later encountered on the stage (as in Filidor's »Ernelinde oder die viermal Braut«, 1655), in masques or on floats in proces-

---

20 On ›prosopopoeia‹, see Quintilian: »De institutione oratoria« 9.2.31; BLOOMFIELD, Morton W.: A Grammatical Approach to Personification Allegory. In: Modern Philology 60 (1963), pp. 161-171; DE MAN, Paul: Autobiography as De-facement, MLN 94 (1979), pp. 919-930; reprinted in DE MAN, Paul: The Rhetoric of Romanticism. New York 1984; CULLER, Jonathan: Reading Lyric, Yale French Studies 69 (1985), pp. 98-106; JOHNSTON, Gregory S.: Rhetorical Personification of the Dead in 17th-Century German Funeral Music: Heinrich Schütz's »Musikalische Exequien« (1636) and Three Works by Michael Wiedemann (1693). In: The Journal of Musicology 9 (1991), pp. 186-213; CARRDUS, Anna: Consolatory Dialogue in Devotional Writings by Men and Women of Early Modern Protestant Germany. In: MLR 93 (1998), pp. 411-427; POIRION, Daniel: Mask and Allegorical Personification. In: Yale French Studies 95 (1999), pp. 13-32.
21 One of the few other similar examples is »Rachel Klaget über den Kinder-mord Herodis«, in Tscherning's »Deutscher Getichte Früling Auffs neue übersehen und verbessert«. Rostock [1646], pp. 7-16. It is perhaps significant that this poem also deals with a woman in a state of intense emotional distress.
22 See KLIBANSKY/PANOFSKY/SAXL [note 1], pp. 220-228. The figure of *Dame Mérencolye*, a foil to the aggressively masculine character of Saturn, may also have provided women with an outlet for their melancholy. A slightly different thesis is presented by SCHIESARI, Juliana: The Gendering of Melancholia. Feminism, Psychoanalysis, and the Symbolics of Loss in Renaissance Literature. Ithaca, London 1992, who suggests that positive Renaissance conceptions of melancholy were figured in predominantly masculine terms.

sions.[23] The conventions of such depictions were so well known as to need little explanation. *Melancholey* herself remarks that those who do not yet know her will soon guess her nature through her gestures and physical attitude (lines 49-51).[24] Aside from his literary predecessors, Tscherning could also draw on visual representations of ›Dame Melancholy‹, such as Dürer's »Melencolia I« or Cesare Ripa's emblem book »Iconologia«, in which »Malinconia« is depicted as a woman in squalid clothing, sitting on a rock and gazing towards the earth (cf. fig. 1, next page).[25]

Indeed, the unfolding of Tscherning's poem resembles that of an emblem to a considerable degree. Well-constructed emblems are comprehensive and polyvalent; the author of the emblem invites the reader to reflect and draw a particular and personal meaning from the universal concept represented enigmatically by the image and its accompanying texts. Helen WATANABE-O'KELLY pointed out that Tscherning's poem is a veritable compendium of current views on melancholy;[26] the poem thus has the comprehensiveness required of a good emblem. In Tscherning's rich and compelling description of melancholia, the reader is invited to see something of him- or herself. Perhaps more surprisingly, the reader eventually begins to make out Tscherning's own shadowy image in the words of *Melancholey* herself.

In line 12, *Melancholey* announces her intention to tell the reader about her nature and her ›Fall‹. This word, ambiguous in German, signifies *Melancholey*'s fall, her dejection, that misery to which humans are inescapably bound since the fall from paradise, and even the fall of Lucifer from the heavens.[27] The word ›Fall‹ also signifies *Melancholey*'s particular case: like an emblem, the poem thus moves from a contemplation of the general symptoms of melancholy to a consideration of the protagonist's own suffering and,

23 VÖLKER (1983) [note 1], pp. 306-308; VÖLKER (1996) [note 1], p. 35; DALY, Peter M.: Literature in the Light of the Emblem. Structural Parallels between the Emblem and Literature in the Sixteenth and Seventeenth Centuries. Toronto 1979, pp. 143-149, 162-167.

24 WAGNER-EGELHAAF [note 1], p. 188.

25 Ripa, Cesare: Iconologia. Padua 1611; repr. New York 1976, p. 324; repr. in VÖLKER (1983) [note 1], p. 301; WAGNER-EGELHAAF [note 1], p. 241. Further on the theory of emblems in KÖHLER, Johannes: Der *Emblematum liber* von Andreas Alciatus (1492-1550). Eine Untersuchung zur Entstehung, Formung antiker Quellen und pädagogischen Wirkung im 16. Jahrhundert. Hildesheim 1986 (Beiträge zur historischen Bildungsforschung 3), esp. pp. 55, 77-91; VUILLEUMIER-LAURENS, Florence: La raison des figures symboliques à la Renaissance et à l'Âge Classique. Études sur les fondements philosophiques, théologiques et rhétoriques de l'image. Geneva 2000 (Travaux d'Humanisme et Renaissance 340). Fig. 1 reprinted from collection of Grantley McDonald.

26 WATANABE-O'KELLY [note 1], p. 40.

27 WAGNER-EGELHAAF [note 1], p. 188.

by extension, that of the poet and of the readers themselves, who are invited by the poem to contemplate their own situation. The poem thus has a dual function: instruction in the lore of melancholy, and personal confession of its debilitating effects, gradually and almost imperceptibly moving from the former to the latter.

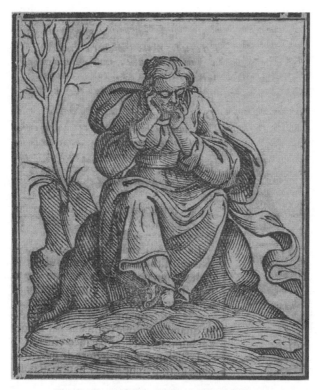

Fig. 1 Cesare Ripa »Malinconia« (1611)

The figure of *Melancholey* begins by introducing herself as the »mother of heavy blood« (*Mutter schweren bluts*). Pratensis, on whom Tscherning is perhaps relying, follows the traditional distinction between natural and un-natural melancholy, describing the latter as »the sediment of properly-digested blood or, perhaps more accurately, that part of healthy blood which is thicker and drier.«[28] *Melancholey* soon strengthens the medical aetiology of her essence by apostrophising herself as »black bile« (*schwarze Gall*, line 3). Yet there is more to Tscherning's »mother of heavy blood« than the merely medical: this ambiguous phrase combines the ostensibly positive attribute of motherhood with unmistakable undertones of pollution and tabes-

---

28 Pratensis (1549) [note 14], p. 259: *sanguinis probè concocti sedimentum: aut aptius fortaßis, quæ craßior est, sicciorque probi sanguinis pars.*

cence, of that revulsion at the visceral which Julia KRISTEVA calls abjection.[29] *Melancholey* is a woman, but her motherhood is under suspicion from the beginning. There is a similarly disquieting quality to Georg Pencz' painting »Melancholie«: here the female figure of melancholy holds a pair of compasses and leans heavily on a book while exposing her breast, an ambiguous combination of scholar, magus, mother, prostitute and witch.[30]

The unsettling phrase »mother of heavy blood« sets the reader up for the hints of witchcraft that appear later in the poem (lines 8-9, 18-20, 68). Is *Melancholey* a benign mother or, like the witch at the edge of the village, a kind of anti-mother who suckles pain itself (line 55) and whose children have the suspicious whiff of sulphur (line 20)? Cassian had formulated the point with epigrammatic sharpness: »a melancholy head is the devil's bath house« (*melancholicum caput balneum diabolis*), a phrase later beloved of Luther.[31] Melancholics are not simply sad or difficult, but somehow touched by the demonic.

Melancholey continues her exposition of the physical origins of melancholy by describing herself further as the »stolid weight of the earth« (*faule last der erden*, line 1), thus identifying herself with one of the physical elements of the Empedoclean scheme: heavy, cold, dry earth. *Melancholey* later explains that she (like the woman in Ripa's emblem) constantly looks down towards the earth, as if to her own mother (lines 50-1). Later, *Melancholey* refers to the mortal body as an »earthen vessel« (*irdnes Faß*; line 37), recalling the Pythagorean pun on the body (*soma*) as a prison (*sema*), a topos also adduced by Jakob Balde.[32] This motif also prefigures the melancholic's paranoid fear of being transformed into a pot and smashed (line 79).

Despite the predominantly dark hues in which *Melancholey* begins her self-portrait, she goes on to hint at the positive doctrine of melancholia proposed by Theophrastus and Ficino. Once again, Pratensis could have provided Tscherning with details of this tradition. Pratensis' conception of melancholy is deeply informed by Ficino, whom he praises as a great scholar and

---

29 See KRISTEVA, Julia: Powers of Horror. An Essay on Abjection, transl. Leon Roudiez. New York 1982 (European Perspectives).

30 Pencz, Georg. »Melancholie« (1545), Pommersfelden, Schloß Weißenstein, reproduced in SCHUSTER, Peter-Klaus: Melencolia I: Dürers Denkbild. Berlin 1991, vol. 2, plate 138, fig. 318. The links between witchcraft and melancholy in the German renaissance are explored by ZIKA, Charles: Exorcising our Demons: Magic, Witchcraft and Visual Culture in Early Modern Europe. Leiden et al. 2003 (Studies in Medieval and Reformation Thought 91), esp. pp. 266, 284, 293-294, 333-339, 341-348, 356-374, 395-396, 402-404, 415, 424, 504, 509.

31 JEHL [note 6], pp. 10-11.

32 Balde, Jakob »Melancholia«, lines 11-2, transcr. in VÖLKER (1983) [note 1], p. 298-299: *Tota mihi quamvis adeo Germania carcer, / Deterius quoque carcere corpus.*

cites at several critical junctures.[33] Pratensis also reports the opinion of Aristotle (that is, Theophrastus) that »melancholics excel in genius, and that all the most creative people have been of this nature.«[34] Just as this tradition believed that melancholia could lead to poetic and prophetic powers, Tscherning's *Melancholey* is also a poet, and can inspire others with her skill, nearly as well as Phoebus Apollo himself, the »father of all art« (*Vater aller Kunst*, line 7). (The reader ultimately wonders whether Tscherning wants to claim Melancholey or Apollo as his own tutelary genius.) Directly contradicting the mediaeval denigration of melancholy as the least noble complexion, *Melancholey* argues that her »noble blood« (*edles blut*, line 13) gives her a special proximity to the »divine spirit« (*Himmelischer Geist*, line 14). The reader notes in passing that the uncanny »heavy blood« of the opening has been rehabilitated and ennobled. When this divine spirit excites frenzy within *Melancholey*, she in turn ›ignites‹ the heart of the poet (line 15). In her role as transmitter of frenzy, *Melancholey* thus plays the same role as the Muse in Plato's model of divine inspiration (»Ion« 533d). According to Plato, inspiration is transferred, like magnetic attraction through iron rings, from god to muse to poet to rhapsode to hearer. Consistent with this model, *Melancholey* too speaks of those she inspires as standing outside themselves and seeking a »more than earthly« path (*Da gehn sie ausser sich / und suchen eine Bahn | Die mehr als Weltlich ist*; lines 16-7).

These associations are all part of the positive tradition of melancholia. The gift of prophecy was attributed to melancholics by Aristotle (»De insomniis et de divinatione« 463b17) and – perhaps more equivocally – by Cicero (»De divinatione« I.81).[35] Ficino made a connexion between melancholy, poetic inspiration, prophecy and ecstasy.[36] The great German magician Heinrich Cornelius Agrippa argued that the melancholic is filled with intermediate

---

33 Pratensis (1549) [note 14], p. 260: *Quale Marsilius Ficinus (inter disciplinarum proceres nequaquam postremus) auri colore insigniuit, sed ad purpuram vergente. Etenim quando uel propriore sui uigore, uel animi, corporisue motu accenditur, non alio magis fulgore coruscat, quàm ignitum, rutilumque aurum purpureo mixtum amabili luce splendescit. Quin iridis instar assumit varios pulchro de corde colores.*

34 Pratensis (1549) [note 14], p. 261: *Aristotelis igitur sententiam valde probabilem fateri oportet, qui melancholicos ingenio præstare dixit, et clariβimos quosque artifices huius fuisse naturæ.*

35 BENJAMIN [note 1], p. 127; SCHLEINER, Winfried: Melancholy, Genius, and Utopia in the Renaissance. Wiesbaden 1991 (Wolfenbütteler Abhandlungen zur Renaissanceforschung 10), p. 23.

36 Ficino, Marsilio: Opera Omnia. Basel 1576; repr. ed. by KRISTELLER, Paul Oskar. Torino 1959, pp. 291-295 (Theologia Platonica XIII.2), 1281-1284 (Argumentum in Ionem). The former chapter is translated in Ficino, Marsilio: Platonic Theology, transl. Michael J. B. Allen. Ed. by HANKINS, James. Cambridge. vol. 4, pp. 162-165.

daemons – though not necessarily evil ones – who supply prophecies of the future.[37] Again though, Pratensis could have supplied Tscherning with the main features of this positive tradition. Pratensis claimed that the ›ignition‹ of the melancholy blood was a cause of frenzied genius, and wrote that the melancholics' spirit has a certain familiarity with the heavenly bodies, which leads them on to a desire to commune with demons and finally to abandon themselves to frenzy:

> And what an outstanding and enviable frenzy this is! Of this Ovid says: »God is within us, and we burn as he presses us with his goad« (»Fasti« VI.5). Indeed, those who are excited by this frenzy are borne above themselves, and become almost like the gods themselves, worthy of adoration, inventors of arts that they have never learned, founders of sacred law, investigaters of the natural world, interpreters of the divine mysteries, poets, prophets, bards.[38]

Despite the positive spin given by Ficino and Agrippa, Tscherning's *Melancholey* (as perhaps Tscherning himself) has a conflicted attitude towards the demonic associations of the melancholy bard. *Melancholey* shies away from the suggestion that she can see into the future (line 10), clearly concerned to shake off her reputation as a demon, but later claims that she, not Apollo, was the source of the Sibyls' inspiration (lines 17-18). This claim runs counter to Vergil's claim, in the best-known account of divine possession in Latin literature (»Aeneid« VI.56, 69, 77, 101), that it was Apollo who inspired the Cumaean Sibyl with frenzy. (It could be that Tscherning is following Agrippa, who had attributed the prophetic powers of the Sibyls to melancholia.) Even if *Melancholey* explicitly denies that she is a demonic

---

37 Agrippa von Nettesheim, Heinrich Cornelius: De occulta philosophia libri tres. Ed. by COMPAGNI, V. Perrone. Leiden et al. 1992 (Studies in the History of Christian Thought 48), pp. 212-215, 458, 547-551; cf. SCHLEINER [note 35], p. 26.

38 Pratensis (1549) [note 14], pp. 261-262: *Cæterum huiusmodi sanguis quum accenditur (mirabile dictu) quandam cum ætheris natura similitudinem habet, unde ex eo scaturiens spiritus cum supernis corporibus quandam veluti familiaritatem, ac necessitudinem trahit: & quemadmodum hæc calore, luce, motu prædita operantur, [p. 262] sic ille quoque calidus, lucidus, agilis instat: adeo ut ex hoc consensu, dulcique commercio huiusce sortis mortalibus gaudeant, ac concupiscant cœlestes dæmones uersari, ac sese (quod antiquitas credidit) nimis quàm lubentes immittunt, insinuantque intimis horum penetralibus, atque ibi consident, ac deliciantur, tanquam in regione illa clarißimorum syderum uolubili: qui ubi sese commouerint, animam quoque commouent, & mirabiliter afficiunt, coguntque furere. O præclarum, atque optabilem furorem. Hunc sonat illud Ouidii: Est deus in nobis, agitante calescimus illo. furore quidem perciti supra seipsos efferuntur, et quodammodo adorabiles dij efficiuntur, artium, quas nunquam didicere inuentores, legum sanctißimarum conditores, naturalium rerum perscrutatores, diuinorum mysteriorum interpretes, poetæ, Prophetæ, Vates.*

agent (*Höllengeist*, line 9), she explicitly compares her own torments to those of the hosts of hell (lines 65-66), again raising the suspicion of the demonic.

One source of *Melancholey*'s torment is the sense of being somehow separated from her environment. Even in the midst of joy, writes Tscherning, melancholy can cut even the highest spirits dead (*Durch meine wundermacht | Ist manch so junges Mensch von aller Lust gebracht / | Wie frölich es auch sprang*; lines 39-41). Even worse is the feeling of being misunderstood (line 8). The melancholic, even in the midst of joyful company (lines 71-74), is soon filled with feelings of angst, disgust and despair (lines 82-84). Pratensis had also adumbrated this aspect of melancholia:

> [Melancholics] commonly suffer from terror, fear, trepidation, claustro-
> phobia and anxiety. They flee at the sound of leaves rustling in the wind;
> they perpetually grieve, mourn and complain, avoid their friends and ac-
> quaintances, hate all people, and seek solitude.[39]

Luther likewise wrote that »while others are speaking, drinking, coming out or going in, [melancholics] hear nothing and see nothing, since the thoughts of their hearts are abstracted from their senses.«[40] Even worse than a feeling of alienation from others is the feeling of being alien to oneself, of being self-sufficient yet self-loathing (lines 70-71). Such a person is out of tune with the world, weeping when it is time to laugh, grieving when it is time for joyfulness (lines 45-46). Even worse are the irrational delusions to which the melancholic is subject: a feeling of being crushed under a weight of earth; the fear that Atlas will tire of his weight and let the heavens fall; the fear of being covered by toads or snakes;[41] of being transformed into a chicken, and thus unable to communicate with others; into a glass or a pot, and thus liable to be smashed into a million little pieces (lines 56-59, 79-80).[42]

---

39 Pratensis (1549) [note 14], p. 269: *Communicant omnes in pauore, metu, trepida-
tione, angore, solicitudine. A sonitu frondis uentulo agitatæ diffugiunt, perpetuo
lugent, plangunt, queritantur, amicos, & familiares auersantur, cunctos odiunt,
solitudines captant.*

40 Luther, Martin: Werke. Kritische Gesamtausgabe. Weimar 1883-2007, vol. 34,
p. 520, cit. STEIGER [note 2], p. 113: *Sicut videre est in Melancholicis. Illi aliis lo-
quentibus, bibentibus, ingredientibus aut egredientibus nihil audiunt, nec vident:
quia cordis cogitationes sunt abstractæ a sensibus.*

41 The motif of snakes hanging over Lady Melancholy's face, perhaps drawing on the
iconography of Medusa, also entered the vernacular tradition, for example in Hans
Sachs' »Gesprech der Philosophia mit eynem melancholischen, betrübten jüngling«, transcr. in VÖLKER (1983) [note 1], pp. 290-291. The youth describes her
thus [...] *ein alt weyb, | Dürr und ghruntzelt von leib. | Ihr har, geleich den
schlangen, | Thet für ihr antlitz hangen, | Ihr angsicht dürr und gelb.* Philosophy
subsequently describes this woman as an »old witch« (*alt hex*).

42 On the fantasy of turning into glass, see SPEAK, Gill: *El licenciado Vidriera* and
the Glass Men of Early Modern Europe. In: MLR 85 (1990), pp. 850-865.

Pratensis had recorded similar fantasies, most of which go back to one or more of the ancient medical writers such as Galen (»De partibus affectis« III.10.k190) and Paulus of Aegina (»De re medica« III.14):

> One man thought that he was a vessel made of earthenware or pottery, and therefore avoided contact with people coming towards him, lest he should be smashed by the impact. Another, hearing chickens crowing, copied the sound of the animals and the beating of their wings with movements of his arms against his sides. Another was afraid that Atlas would weary of carrying the entire world on his shoulders, and, sinking under the burden, would shake it off and squash all people under its unbearable weight. I have seen many stubbornly refusing food and drink [...]. Several imagined that they were guilty of crimes, and trembling with fear are terrified that the magistrates will come and seize him and that he should be dragged to the gallows and executed. Others were wretchedly afflicted by an overly scrupulous conscience, looking for a noose to hang themselves and afraid of their guilt where there was none, losing faith in divine mercy and pitifully lamenting day and night that they were destined for hell.[43]

For Tscherning, such sick fantasies serve not only to torment the melancholic, but to alienate him even further from his fellows, who spurn him as a madman, the butt of jokes and stories (lines 75-76). But it is useless, warns Simon Musaeus, to try to guard against such attacks of melancholy, for it comes upon us unawares, »sticks like pitch«, »woos us like a shameless devil-bride«, draws us away from company, leading us to lose all hope, to believe that the world is full of devils, nooses and knives offering themselves to our grasp.[44]

---

43 Pratensis (1549) [note 14], pp. 270-271: *Alius testaceum uas, seu fictile factum se putauit, quapropter obuiantibus de uia cedebat, ne coarctantium attritu in frusta collideretur: alius gallos cantare audiens, ut hi alarum plausu, sic latera bracchijs quatiens, animantium canorem exprimebat: alius metuebat, ne Atlas uniuersum terrarum orbem humeris suis sustinens defatigaretur, & onus ipsum defessus excuteret, cuius intolerabili ruina cuncti mortales opprimerentur [...]. Plusculos uidi cibum ac potum pertinaciter recusantes [...]. Nonnulli criminis se reos imaginantur, & pauidi an-* [p. 271] *xijque uerentur, ne manus ipsis inijciat prætor, & ad tribunalia supplicio afficiendi pertrahantur. Alios tam misere affligit plena scrupulis conscientia, qui nodos in læui scirpo quæritantes culpam metuunt, ubi nulla subest, & divinæ misericordiæ diffidentes se orco destinatos fœda lamentatione noctuque dieque deplorant.* Cf. Galen: On the Affected Parts, transl. Siegel, Rudolph E. Basel 1976, p. 93; Paul of Aegineta: De re medica. In: Medicæ artis principes, post Hippocratem et Galenum. Paris 1557, cols. 424-425.

44 Musaeus (1572), [note 15] fol. C7[r-v]: *Es glaubts aber niemand / denn ders versucht / wie schwer es sey / solcher gestalt der Melancholey sich zu erwehren / zuuoraus wenn man sie zimlich tieff schon hat lassen einwurtzeln / denn wo wir hingehen oder stehen / so schleicht sie vns hinden nach / klebt an wie pech / auch mitten in*

Tscherning skilfully illustrates both the unsettling confidence and the frustration of the melancholic through a number of powerful rhetorical techniques. The poem begins with a number of bold deictic gestures highlighted by anaphora: *Ich Mutter schweren bluts / ich faule last der Erden* [...] *Ich bin die schwartze Gall* [...] *Ich kan durch wahnwitz* [...] (lines 1-5). Later, *Melancholey* cements the immediacy between herself, the subject of her narration and the reader through apostrophe (*Ich meine Manto dich*; line 24). The recurrence of the image of the hangman (lines 44, 57 and 74) vividly shows how the melancholic is imprisoned within disturbing trains of thought from which he cannot escape. The asyndeton and anaphora of *ich* in line 54 (*Ich sitz / ich lieg / ich steh*) suggests the emotional agitation of the melancholic, while the anaphora of *bald* in lines 55-61 emphasises the variety of these delusions and their constant presence in one form or another in the melancholic's thoughts. For while the concentrative power of melancholy can produce genius (as Theophrastus and Ficino had argued), it can also lead to a continual turning over of the same thoughts, a point where wisdom starts to become folly and madness. Melancholey names several great men of antiquity who were weighed down by black bile. She begins with Cato, a man after her own heart (*meines gleichen*; line 33), who could not even be cheered by his victory over the Greeks.[45] Timon was likewise tortured by misanthropy, not caring about the needs or opinions of others (line 73).[46] Even the massive will of Hercules was bowed by melancholy frenzy (lines 37-39).[47]

Tscherning enumerates a number of qualities traditionally associated with melancholy, from the pallor and fearfulness of the Salerno verses (*Furcht / bleichsein / Leid und Klagen*; line 41) to a more complex system of images drawing on the *vanitas*-topos so popular in sixteenth- and seventeenth-century art. (As examples of this topos could be mentioned Dürer's engraving »Hieronymus im Gehäuse«, Domenico Fetti's »La Mélancholie« and a series of still-lives with books and skulls by Charles Emmanuel Bizet, Philippe de Champaigne, Pieter Clasz, Simon Renard de Saint-André and Abraham von

---

geschefften / vnd wil kurtzum mit vns / als eine verschempte Teufelsbraut bulen. Zeucht vns jmmerdar von leuten zu winckel / das wir vns verkriechen / sawer sehen / den Kopff in die Handt fassen / die [fol. C7ᵛ] *hende winden / tag vnd nacht achtzen vnd seufftzen / gerade als were Himel vnd Erde nichts / denn eitel lauter voller Teufel / Stricke vnd Messer / die auff vns zielten / vnnd nirgend keinen trost / heil noch rettung verhanden.*

45 Cato is adduced only infrequently in the discourse of melancholy, but is mentioned by Chartier. KLIBANSKY/PANOFSKY/SAXL [note 1], p. 225.

46 Ficino also mentions Timon as a byword for the Saturnine, melancholic misanthrope; Ficino (1576) [note 36], p. 843.

47 Cf. Theophrastus »Problema« XXX.1; Seneca »Hercules furens«; Vergil »Aeneid« VIII.219-220; Melanchthon »De anima«; cf. KLIBANSKY/PANOFSKY/SAXL [note 1], pp. 18, 89-90.

der Schoor.)[48] Associated with the theme of mortality is that of time. »Time himself becomes the hangman« (*zum Hencker wird die Zeit*; line 44), broods *Melancholey*, an oblique reference to the myth of Saturn, murderous master of the melancholy spleen: while Saturn bestows rich gifts on those who know how to accept them, he will eventually eat his children whole. In other words, humans are capable of sublime creativity, but time consumes both itself and the works of human hands, despite the poet's fantasies to the contrary (Horace »Odes« III.30). Renaissance physicians recommended that the scholar keep an hour-glass and a mirror by him at all times to keep track of the time and to check his physical state regularly, and the hour-glass or clock appears regularly in baroque *vanitas*-paintings.[49] But for the melancholy scholar, whose thought moves in spirals rather than straight lines, the ineluctable passage of time does not bring progress, but merely frustration, a consciousness of worthlessness and mortality. For such people, life itself becomes an object of disgust, and they live a kind of living death (*Das Leben wird durch mich den Menschen selber leid* / | *Sie leben und sind todt*; lines 43-44).[50] For the melancholic, death seems the only comfort (*Das Grab jhr bester trost*; line 45).[51] The suicidal thoughts of the melancholic are also described vividly by Hans Sachs' melancholy youth (*Mein hertz gar ellend schrey* | *Vnnd wünscht mir offt den todt* | *zu endung dieser not*), and recounted in detail by Musaeus.[52]

As Tscherning's poem moves on, it becomes (like an emblem) less universal and more personal. Indeed, Lady *Melancholey* becomes less the *cause* of melancholia than its *victim*. Indeed, the melancholic is to some extent the author of her own misery (*Ich mache selbst mir Plage* | *Ich bin mein eigner Feind*; lines 69-70).[53] One source of torment for the melancholic is the consciousness of sin, which bears down with an unbearable weight (*Bald denck ich an die Sünden* | *Und denn so muß ich Angst / O Zentnerangst! empfinden*;

48 Reproduced in WAGNER-EGELHAAF [note 1], pp. 218-223, 227, 230.

49 See SIRAISI, Nancy: The Clock and the Mirror. Girolamo Cardano and Renaissance Medicine. Princeton, N. J. 1997.

50 Cf. Tscherning »Rachel Klaget über den Kinder-mord Herodis«. In: Deutscher Getichte Früling Breslau 1646 (repr. Rostock 1646), p. 8: *Ich bin bey leben tod.*

51 Cf. Pratensis (1549), pp. 269-270: *Sunt qui uitam despuentes, mortem ex-* [p. 270] *petant. Quosdam iterum alieno, atque extraneo uidebis animo, utpote qui simul & mortem horreant, & tamen uitam sibi adimant, in se quàm in alios potius iniurij.*

52 Sachs, Hans »Gesprech der Philosophia«. In: VÖLKER [note 1], p. 289.

53 Cf. Tscherning's poem »Der Mensch ist sein Feind jhm selber«. In: »Vortrab des Sommers« (1655), fol. C2ᵛ: *Der Mensch ist selbst sein Feind. Was wilt du viel enfliehen* | *Wo See / wo Auffruhr ist / wo Lager seyn und ziehen?* | *Wer sich für schaden hier zu hüten ist bedacht* / | *Der nehme sich für sich am ersten selbst in acht.* Cf. Horace »Odes« II.16.19-20: »who has ever left his homeland but been able to escape himself?« (*patriæ quis exsul* | *se quoque fugit?*).

lines 61-62). The consciousness of individual guilt before the judgement seat of God (*coram deo*) is particularly emphasised in Lutheranism. Luther's theology, which relies on a constant dialectic between law and gospel, sorrow and joy, sin and redemption, almost demands periods in which the believer is plunged into feelings of regret and penitence – feelings that can easily tip over into melancholy, as Luther himself knew. Even if such divine sadness in the imitation of Christ (cf. 2 Cor 7:10) might be interpreted as a sign of God's favour, such a realisation is difficult to make while still suffering under the burden of melancholy.[54] Tscherning's sinful melancholic feels as though God has no love for him (*So mein' ich daß er auch zu mir kein Hertze trägt*; line 64). Even the company of friends is only a temporary relief from inescapable despair.

It is tempting to identify the friends to whom *Melancholey* refers as the three dedicatees named in the epigraph: Caspar Herrmann, Johann Gebhardt and Caspar Näf, who appear elsewhere in Tscherning's œuvre as a Breslau »Freundeskreis«.[55] It is tempting to go yet another step and to identify the poet inspired by *Melancholey* as Tscherning himself. Such a conclusion may be supported by the form of the poem itself. »Prosopopoeia«, wrote Paul DE MAN, »is the trope of autobiography.«[56] Klara OBERMÜLLER likewise attempted to demonstrate that the baroque discourse of melancholy was an important step in the rise of German ›Bekenntnislyrik‹.[57] »Melancholey redet selber« may thus be read not simply as a catalogue of melancholy lore, but as a genuine confession of Tscherning's own psychological state, of his own experience of the elation and despair that *melancholia* can bring about. Perhaps this poem, so atypical of Tscherning's output, both in terms of theme and quality, may be considered as his poetic testament.

*

With the poem »Melancholey Redet selber«, Tscherning thus carved out a place in the discourse of melancholy through a skilful combination of three divergent traditions. First of all, he combined the physiological conception of melancholy derived from the medical tradition with the competing tradition of melancholy genius. A number of striking similarities suggest that Tscherning may have derived his material for these two traditions from Jason Pratensis' treatise »On the diseases of the brain«. Tscherning then combines these two competing streams with the Lutheran conception of the ›melancholy devil‹, itself a reinterpretation of the mediaeval doctrine of *acedia*.

---

54 STEIGER [note 2], pp. 89-90.
55 VÖLKER (1996) [note 1], pp. 40-41.
56 DE MAN (1979) [note 20], p. 926; DE MAN (1984) [note 20], p. 76; CULLER [note 20], p. 103.
57 OBERMÜLLER [note 1], p. 8.

Tscherning also seems to have drawn on visual representations of melancholy, such as the representation of »Malinconia« in the emblem-book of Cesare Ripa. Moreover, Tscherning constructs his poem in a similar fashion to an emblem, beginning with universal principles and progressing thence to the particular and personal, allowing his own poetic voice to merge with that of his protagonist. Furthermore, Tscherning employs an impressive battery of rhetorical techniques to illustrate the melancholic's mental life: prosopopoeia to suggest the melancholic's inability to change or progress; anaphora to suggest the persistence of melancholic delusion; the repetition of images (such as the hangman's noose) to suggest the vicious circle of irrational fears; asyndeton to suggest emotional agitation; apostrophe and deixis to create immediacy between the speaker and the audience; and a constant dialectic between sorrow and ecstasy, between elation and despair, between God and the devil.

For all his reliance on tradition, Tscherning stamped his own distinctive mark on the rich discourse of melancholy. While Ficino had prescribed dozens of ways of minimising melancholy, including dietary prescriptions, music, walks in the countryside and conversation with friends; while Hans Sachs' melancholic youth is cured simply by following Lady Philosophy's advice to avoid idleness, to read improving literature, to associate with like minds and devote himself to God; and while Jakob Balde can conceive of an escape from the prison of a ravaged Germany on the wings of poetic inspiration, Tscherning's melancholic – perhaps the *alter ego* of Tscherning himself – is trapped in his own despair (*ach Morgen / ach ô Leid! | Da tret' ich wiederum in alte Traurigkeit*; lines 83-84). For him, as for the woman of Ripa's emblem or Dürer's »Melencolia I«, there is no escape, no rest, no redemption, but only the eternal return to the centre.

Melancholey
Redet selber.
Geschrieben
An
Hn. Caspar Herrmann /
Rahtsverwandten
zum Brieg.
Hn. Johann Gebharden /
Prof. des Gymnas. zu St. Elisabet
in Breßlaw.
Hn. Caspar Näfen /
Prof. des Gymnas.
zu Mar. Magdal.

Ich Mutter schweren bluts / ich faule last der Erden
Wil sagen / was ich bin / und was durch mich kan werden. [fol. K5ʳ]
Ich bin die schwartze Gall / 'nechst im Latein gehört /
Im Deutschen aber nun / und keines doch gelehrt.
Ich kan durch wahnwitz fast so gute Verse schreiben /   5
Als einer der sich läst den weisen Föbus treiben /
Den Vater aller Kunst. Ich fürchte nur allein
Es möchte bey der Welt der Argwohn von mir seyn /
Als ob vom Höllengeist ich etwas wolt' ergründen /
Sonst könt' ich vor der Zeit / was noch nicht ist / verkünden / 10
Indessen bleib ich doch stets eine Poetinn /
Besinge meinen fall / und was ich selber bin.
Und diesen Ruhm hat mir mein edles Blut geleget
Und Himmelischer Geist / wann der sich in mir reget /
Entzünd ich als ein GOtt die Hertzen schleunig an /   15
Da gehn sie ausser sich / und suchen eine Bahn
Die mehr als Weltlich ist. Hat jemand was gesehen /
Von der Sibyllen Hand / so ists durch mich geschehen /
Von mir kommts her / daß offt ein schuldenreiner Geist
Ein Hexer bey der Welt und Teuffelsbanner heist.   20
Wann nemlich meine Krafft / so hohe Sachen liebet /
Ihm auch / was Göttlich ist / in Kopff und Feder giebet.
Wer war der Calchas doch? wer war die kluge Magd
(Ich meine Manto dich /) die beide weißgesagt?
Ein Paar voll schwartzer Gall. Wo ich der Warheit schone   25
So wundert euch ja nicht. Dann freilich ist nicht ohne
Indem ich wunder red' / entfärb ich mich auch nicht
Ein Zeichen meiner art und thorheit an das Licht
Zugeben / als ich wil. Und wo gebrichts an Thoren?
Den klügsten Leuten ist die Thorheit angebohren.   30
So weit die Wissenschafft erstrecket jhren Schritt
So weit setzt auff den Fuß auch Thorheit ihren tritt.
Beym Cato war vielleicht ein wenig meines gleichen /

Wann nichts den ernsten Mann zum Lachen kont erweichen.
Ists nicht? so war er da von mir nicht gantz entfreyt /   35
Als er dem Griechen dort / dem Unflat jener Zeit /
Sein irdnes Faß geweltzt. Mir / Mir ists offt gelungen
Daß freiher Helden Muht durch meine Krafft bezwungen /
Und schier gedämpfet ist. Durch meine wundermacht
Ist manch so junges Mensch von aller Lust gebracht /   40
Wie frölich es auch sprang. Furcht / bleichsein / Leid und Klagen
Diß sind die Wirckungen davon ich weiß zu sagen.
Das Leben wird durch mich den Menschen selber leid /
Sie leben und sind todt / zum Hencker wird die Zeit
Das Grab jhr bester trost. Ich weine wann zu lachen   45
Ich traure / wann ich soll mir Lust und Freude machen.
Es treugt mich / was ich seh' / und bild es mir doch ein /
Der Tag bedünckt mich Nacht / und Nacht der Tag zu seyn. [fol. K6ʳ]
Wem ich noch unbekandt / der kennt mich von Geberden /
Ich wende fort und für mein' Augen hin zur Erden /   50
Weil von der Erden ich zuvor entsprossen bin.
So seh ich nirgends mehr als auff die Mutter hin.
Ich finde nirgends Ruh / muß selber mit mir zancken /
Ich sitz / ich lieg / ich steh / ist alles in Gedancken /
Bin Amme meiner Pein. Bald bin ich gantz erblaßt   55
Und mein' es falle schon die schwere Himmels Last
Der Atlas sey ermüdt. Bald bin ich unter Schlangen /
Bald haben Kröten sich an meinen Leib gehangen /
Bald hat ein Berg / ein Wall / ein Thurn den Leib bedeckt /
Bald hat ein Hencker mich biß auff den Tod geschreckt /   60
Weil er den Tod gedreut / Bald denck ich an die Sünden
Und denn so muß ich Angst / O Zentnerangst! empfinden /
Wann je der grosse GOtt mit Donner auff uns schlägt /
So mein' ich daß er auch zu mir kein Hertze trägt.
Kan auch der Pluto fast mehr Plagen umb sich führen?   65
Kan auch mehr Schmertz und Angst das Höllenheer berühren?
Dann ich zweyköpffig bin / dreyleibig / Lahm und Blind /
Ich Hex / ich raube mir / und was man schändlichs findt / [fol. K6r]
Das bin in warheit ich. Ich mache selbst mir Plage
Ich bin mein eigner Feind / ich faste gantze Tage /   70
Bin selber mir genung / nach andern frag ich nicht
Was der und jener auch von meiner weise spricht.
So hat mein Timon auch das Griechen Volck gemieden /
Ich lebe zum Verdruß bin nicht mit mir zu frieden /
Bin Traurig / rau und hart /der Leute Mähr und Hohn.   75
Ich mache was ich wil / so krieg ich Spott zu Lohn /
Beklag ich daß ich sey am Galgen auffgehencket /
Bewein' ich meine Noth / ich sey im Meer erträncket /
Beschwer' ich / als mich dünckt / ich sey ein Topff / ein Hahn /
Ein' Henne / Glaß / ja todt / so komm' ich übel an /   80

Und werde bloß verlacht/ Und dieses ist mein leben /
Wo elend Leben heist. Heut wil ich zwar mich geben
In eines Freundes Lust / ach Morgen / ach ô Leid!
Da tret' ich wiederum in alte Traurigkeit.

Jacomien Prins
A philosophic music therapy for melancholy in Marsilio Ficino's »Timaeus« commentary*

In den letzten Kapiteln seines »Compendium in Timaeum« (»Timaeus« Leitfaden oder »Timaeus« Kommentar) (1484-1496) beschäftigt sich Marsilio Ficino mit Fragen der Erhaltung von Gesundheit und dem Verständnis der zugrunde liegenden Prinzipien. Das Hören oder Ausüben von Musik erscheint in diesem Zusammenhang als Heilmittel gegen Melancholie und steht in Verbindung mit der Vier-Säfte-Lehre sowie der Lehre von den Seelenkräften. Musik steht hier modellhaft für die verborgene kosmische Harmonie, die als Verständigungsmittel in der Beziehung zwischen kosmischem und menschlichem Körper, Verstand und Seele fungiert; je harmonischer diese Beziehung ist, desto gesünder ist der Mensch. In dem vorliegenden Beitrag wird Ficinos Auffassung von der Heilung der Melancholie in den Kontext seiner Theorie vom meditativen Aufstieg der Seele zu Gott gesetzt, während dessen stufenweise die Harmonie des Körpers, der Beziehung zwischen Körper und Seele und der verschiedenen Teile der Seele erreicht wird. In meinem Beitrag werde ich aufzeigen, dass Schwierigkeiten und Unklarheiten, die in der Analyse der verschiedenen Stadien der Heilung von Melancholie durch Musik auftreten, dennoch kein Hinderungsgrund für die Popularität und Verbreitung von Ficinos Musiktherapie waren.

Introduction

The famous comments on the healing of melancholy in Marsilio Ficino's »Three books of life« are repeated over and over again.[1] But till now no one examined how they are related to ideas on healing and harmony in Ficino's

---

* I would like to thank Elizabeth Clear and Luuk Huitink for their help with resp. my English and Latin. Of course, I assume all errors which despite their help remained in the text.

1 Cf. Ficino, Marsilio: Three Books on Life. A Critical Edition and Translation (of »De triplici vita«) with Introduction and Notes by Kaske, Carol V. and Clark, John R. Binghamton, New York 1989, esp. pp. 21-24 (Introduction: »Ficino's Melancholy« and »The value and influence of Ficino's doctrine of melancholy«) and pp. 110-129 (»On learned people and melancholy«). The first part of this work deals with preserving the health of scholars, the second with prolonging their life, and the third with astral influences on them. The book functions as a background for later discussions on music and melancholy in Ficino's »Compendium in Timaeum«.

»Timaeus« commentary.[2] At first sight, these ideas seems to be merely familiar reformulations of the therapeutic idea that like ›earth‹ in the mathematical
composition of the four elements, the humour ›black bile‹ does not intermingle easily with blood, phlegm and yellow bile. Therefore, black bile can easily become an obstacle for one's health:

> It is likewise very difficult in nature to have interaction between black
> bile and the three other humours. Saturn, lord of earth, is not mixed up in
> the heaven. Likewise Saturnine and melancholy people do not mix in the
> world either. Similarly the Jews too are subject to Saturn.[3]

In a similar way as in his »Three books of life«, in his »Timaeus« commentary Ficino associates melancholy with Saturn, intelligence, Jews, black
bile, the earth, intestines and genitals. But in the way in which he connects
music with melancholy in this writing a new coordinating perspective is
offered which will be discussed in this article.

In the last chapters of Marsilio Ficino's »Compendium in Timaeum« he
deals with the preservation of health and the understanding of its principles.
In this »Guidebook« he conceives of the activity of listening to or performing
music as a remedy for particular disorders and diseases which are associated
with the four humours as well as with the passions of the mind. Although
never mentioned explicitly in this guide, from his other writings on music
therapy we can gather that he conceived of melancholy as one of the most
important psychosomatic disorders which can be healed with music. Furthermore, that he considered music as a model for a hidden cosmic harmony,
which functions as a means of understanding the relationship between the
cosmic and human body, mind and soul. Ficino believed that the more harmonic this relationship is, the healthier man will be.

---

2 Marsilio Ficino: Compendium in Timaeum (CiT). In: Platonis Opera Omnia.
   Firenze 1484 (Reprint Basel 1576) 1438-1485. The page numbers used in this article refer to this edition of Ficino's »Timaeus« commentary as well as to the text of
   the 1496-edition of ETIENNE, Alexandre: Visages d'un interprète: Marsile Ficin et
   le Timée: De la découverte à la réception de la <<physique>> platonicienne: Une
   étude historique et thématique du ›Compendium in Timaeum‹, Tome II. Unpub-
   lished dissertation. Lausanne 1998, pp. 3-89. For example: 1438, fol. 59ʳ. Marsilio
   Ficino (1433-1499) studied Latin, Greek, philosophy, medicine, and theology. He
   translated and commented on the complete writings of Plato and pseudo-
   Dionysius, founded the Platonic Academy in Careggi, where Cosimo de' Medici
   granted him the use of Greek manuscripts and a villa; here he also wrote his »Theologia Platonica«.

3 *Difficillima similiter est inter naturalem atram bilem ac tres alios humores com-
   mutatio. Saturnus, terrae dominus, non permiscetur in caelo. Saturnini et melan-
   cholici in terra similiter. Similiter et Iudaei Saturno subiecti.* Cf. CiT [note 2], Dis-
   tinctiones Cap. XL, 1474, fol. 86ʳ.

Ficino, who based his writings in the first place on classical predecessors claimed in one of his letters to have brought back knowledge about the healing power of music out of medieval darkness into the bright light of a new age.[4] His rhetoric is often powerful, and almost convincing, but a closer look at his doctrines on melancholy and music throws a different light on this carefully constructed historical image. Ficino's famous theory that melancholy above all must be considered as a gift for philosophers and musicians because it has the power to enlarge the possibilities for sense perception, feeling and thinking, was innovative indeed, and became immensely popular among his followers.[5] However, in terms of the history of musical healing his ideas on the curative power of music are often no more than a variation on biblical, classical and medieval stories on music and melancholy.

Most of the time, Ficino retells old stories on the musical healing of psychosomatic disorders, but in the innovative way he combines aspects of different sources he renews them. His technique of story-telling consists of placing the stories about miraculous musical recoveries in one coordinating story about an ancient past, when man still possessed knowledge about the harmonic structure of the cosmos.[6] Ficino believed that Pythagoras, Orpheus

---

4 Marsilio Ficino wrote this comment on his own time in a letter to Paul of Middelburg. Cf. Ficino, Marsilio: Epistolarum Lib. XI. In: Opera Omnia. 2 vols. Basel 1576, repr. Turin 1959 (Monumenta politica et philosophica rariora. Ser. 1; 7/8), p. 944.

5 For the relationship between Saturn and melancholy cf. for example: KLIBANSKY, Raymond; PANOFSKY, Erwin and SAXL, Fritz: Saturn and Melancholy. Studies in the History of Natural Philosophy. Cambridge 1964; KÜMMEL, Werner F.: Phrenitis-Mania-Melancholia. In: KÜMMEL, Werner F.: Musik und Medizin: Ihre Wechselbeziehungen in Theorie und Praxis von 800 bis 1800. Freiburg i. Br., München 1977, pp. 277-306; COULIANO, Ioan P.: Melancholy and Saturn. In: Eros and magic in the Renaissance. Transl. by Margaret Cook; with a forew. by Mircea Eliade. Chicago 1987, pp. 46-52; For the history of the relationship of melancholy and music cf. for example BANDMANN, Günter: Melancholie und Musik. Ikonographische Studien. Köln 1960 (Wissenschaftliche Abhandlungen der Arbeitsgemeinschaft für Forschung des Landes Nordrhein-Westfalen XII); BRAUN, Werner: Melancholie als musikalisches Thema. In: Die Sprache der Musik: FS Klaus Wolfgang Niemöller. Ed. by Fricke, Jobst Peter. Regensburg 1989, pp. 81-98; AUSTERN, Linda Phyllis: No Pill's Gonna Cure My Ill: Gender, Erotic Melancholy and Traditions of Musical Healing in the Modern West. In: Musical Healing in Cultural Contexts. Ed. by Gouk, Penelope. Aldershot 2000, pp. 113-136.

6 For Ficino's ideas on a perennial ›prisca theologia‹ cf. »Platonism« (Chapter 3). In: Renaissance Philosophy. Ed. by Copenhaver, Brian P. and Schmitt, Charles B. Oxford, New York 1992, pp. 146-148, esp. pp. 143-163 (»Platonism of Marsilio Ficino«); SCHMIDT-BIGGEMANN, Wilhelm: Philosophia perennis: Historische Umrisse abendländischer Spiritualität in Antike, Mittelalter und Früher Neuzeit. Frankfurt a. M. 1998, pp. 259-268. (English edition: SCHMIDT-BIGGEMANN, Wilhelm: Philosophia perennis: Historical Outlines of Western Spirituality in Ancient,

and Plato had also received a kind of divine revelation about the harmonic laws of creation, even though they were not as profound as that confided to the Hebrews, and that their writings therefore could be profitably studied by philosophers in his own time. Accordingly, he tries to formulate a philosophy of eternal spiritual truths about cosmic and human harmony which were revealed to wise men in different cultures and ages. Therefore, his ideas on the musical healing of melancholy can best be studied against the background of his major religious-philosophical project: the reconciliation of the Bible with pagan writings as the »Timaeus«.

For example, in one of his famous letters on the therapeutic power of music, Ficino explains why ›he so often combines the study of medicine with that of music.‹[7] In order to explain ›what the trade of pharmacy has to do with the lyre‹ he cites the biblical story of David's musical healing of Saul's insane kind of melancholy in the context of ancient Greek ideas on musical healing:[8]

> Plato and Aristotle taught [...] that serious music maintains and restores this harmony to the parts of the soul, while medicine restores harmony to the parts of the body. Since the body and soul correspond with each other [...] it is easy to care for the harmony of both body and soul in the same man. Hence Chiron practised both arts, whilst the prophet David is said to have soothed the soul as well as the body of the mad Saul with his lyre.[9]

The miraculous power of music is understood in this passage ›not as any matter of wonder‹. Ficino often emphasizes that music has a stronger effect than anything transmitted through the other senses, because its medium, air, is similar to the human *spiritus*, a substance somewhere in between body and soul.[10] Although Ficino conceives of this theory as self-evident, in this paper I shall argue that Ficino's ideas on the musical healing of melancholy can only be understood against the background of two of his main beliefs: (1) the

---

Medieval and Early Modern Thought, Dordrecht 2004 (International Archives of the History of Ideas 189).

7 Ficino: Epistolarum Lib. I [note 4], Epistola 92, p. 651. For an English translation of this letter cf. The Letters of Marsilio Ficino. Transl. from the Latin by members of the Language Department of the School of Economic Science, London. London 1975, pp. 141-144.

8 For a historical discussion on this biblical theme cf. KÜMMEL, Werner F.: Melancholie und die Macht der Musik: Die Krankheit König Sauls in der historischen Diskussion. In: Medizinhistorisches Journal 4 (1969), pp. 189-209.

9 Ficino: Epistolarum Lib. I [note 4], Epistola 92, p. 651; English translation cf. »The letters« [note 7], p. 142.

10 Cf. CiT [note 2], Cap. XXVIIII, 1453, fol. 69ʳ. For an introduction into the history of the concept of *spiritus* cf. VERBEKE, Gerard: L'évolution de la doctrine du pneuma du Stoicisme à Augustin. Paris et al. 1945.

belief in the existence of a harmonic cosmos in which God, planetary spheres, bodily humours, and musical tones are interrelated; (2) the belief that music literally is able to imitate and express emotions, moral attitudes and cosmic harmony, and thus is able to influence the musician as well as the listener in a direct and all-embracing way. In this article the healing of melancholy is going to be a case study which explains Ficino's ideas on music therapy. Successively, I shall elaborate on Ficino's concept of the healing of melancholy within the context of his ideas on the harmony of the body, of the relationship between body and soul, and of the different parts of the soul.

Healing of melancholy in terms of the harmony of the body

In his »Guidebook to the Timaeus«, Ficino follows Plato in dealing with music as a means towards medical, religious, astrological and magical purposes. These four ultimately converge into the one of purifying the human body, *spiritus* and soul. Purifying can best be understood as harmonizing: the more harmonic the relationship between these three parts, the healthier man will be. A search for harmony within a life of contemplation will ultimately lead to knowledge of and union with God. This is the final aim of the theory of musical healing embedded in Ficino's »Guidebook« whose point of departure we are now to examine: the healing of melancholy in terms of the harmony of the human body.

In the above quoted letter on music and medicine Ficino gives a hierarchy of all kinds of music where movements of the body are defined as the lowest kind of music:

> The first music takes place in reason, the second in fantasy and the third in words; thence follows song and after that the movement of the fingers in sound. Lastly the movement of the whole body in gymnastics or dancing. Thus we may see that the music of the soul is led by steps to all the limbs of the body.[11]

In contrast with the descending hierarchy in this quotation, my analysis starts in the opposite direction: firstly it will deal with obtaining harmony in the human body, because purification of the body is a necessary condition for spiritual health and enlightenment. Ficino divides the human body into three parts, based on the principal cavities of head, thorax, and lower belly (cf. next page fig. 1).[12]

---

11 Ficino: Epistolarum Lib. I [note 4], Epistola 92, p. 651; English translation cf. »The letters« [note 7], p. 143.

12 Cf. CiT [note 2], Cap. XXXXV, 1464, fol. 79^r. For an introduction in ideas on the harmony of the human body in Plato's »Timaeus« cf. JOUBAUD, Catherine: Hygiène corporelle et éducation. In: JOUBAUD, Catherine: Le corps humain dans la philosophie platonicienne: étude à partir du Timée. Paris 1991 (Bibliothèque d'Histoire de la Philosophie), pp. 220-243.

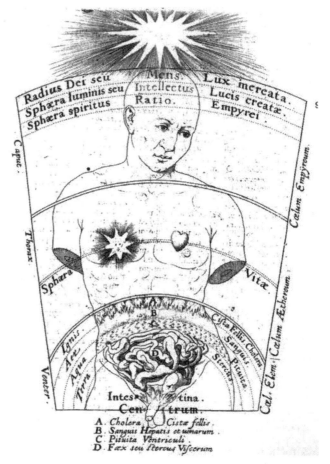

Fig. 1 Threefold man
Robert Fludd »Utriusque cosmi [...] historia« (1617-1621)[13]

Each cavity has a primary life function and dominant organ, exerting its effects through channels containing a particular fluid or spirit. In the chapter ›About man, what belongs to the soul and what to the body‹ Ficino explains the reasons given by Plato why the mortal parts of the soul have certain bod-

13 Cf. Fludd, Robert: Utriusque cosmi, maioris scilicet et minoris, metaphysica, physica, atque technica historia. Oppenheim, Frankfurt 1617-1621, II, a, 1, p. 105. Although the three illustrations of Robert Fludd (1574-1637) used in this article are a later visualization of Ficino's ideas on the harmony of the microcosm (human being) which contains little variations and some ›mistakes‹ as well, they are used because they illustrate Ficino's core beliefs quite well.

ily habitations, and why they are situated in certain organs, separated from the divine part in the head.[14] Ficino elaborates on medieval »Timaeus« commentaries by arguing that the three realms of the cosmos (elemental, ethereal and empyrean) correspond with the three hierarchical realms of man.[15] In this framework he adopts Plato's idea that the elemental sphere of man is inhabited by the lower part of the irrational soul and corresponds with the four elements of the cosmos. The irrational soul consists of two parts, which are located in the region of the heart and the liver. The highest part of the irrational soul is situated in the region of the heart and is connected in a direct way with the heart, the blood circulation and the process of breathing. The lowest part of the soul is housed in the belly, where it has a function in the processes of digestion and reproduction. The main difference between the irrational and rational soul is defined by Ficino as follows:

> However, [it is demonstrated] that the irrational soul somehow or other resides in the members of the body [contrary to the rational soul which is not intermingled with corporeal matter], and that the part of it [irrational soul] which governs courage and inflammability [emotions] is entrusted to the heart, while the part that is dedicated to desire [appetite, thirst, sexual desire] is entrusted to the liver.[16]

The irrational soul is intermingled with corporal matter, whereas the rational soul is fully immaterial. Ficino follows the medical tradition in defining the four humours (blood, phlegm, yellow bile, and black bile) as fluids which are made up and affected by the four elements (earth, air, fire and water) and the four qualities (hot, cold, wet and dry).[17] In a traditional way

---

14 Cf. »Timaeus« 41d-47e. In: CORNFORD, Francis M.: Plato's cosmology: The ›Timaeus‹ of Plato. Translated with a running commentary. London 1966 (repr. 1937 edition), pp. 142-159.

15 For the relationship of the harmony of the spheres and the medieval conception of the heavenly angelic choirs in a supercelestial paradise which are both present in Ficino's »Guidebook« cf. HAMMERSTEIN: Chap. »Sphärenharmonie und Engelsgesang«. In: HAMMERSTEIN, Reinhold: Die Musik der Engel: Untersuchungen zur Musikanschauung des Mittelalters. Bern, München 1962, pp. 116-144.

16 *Irrationalem vero in membris quodammodo residere, et partem quidem eius audaciae et iracundiae compotem cordi, partem vero concupiscentiae deditam, iecori commendatam.* CiT [note 2], Cap. XXXXV, 1464f., fol. 79[r].

17 Ficino writes in Chapter XXXXVI of his »Timaeus«-commentary that he used Galen' »De placitis Hippocratis et Platonis«. The edition and English translation of this work can be found in: On the doctrines of Hippocrates and Plato. Edition, translation and commentary by DE LACY, Philip. 3 vols. Berlin 1978-1984, 1980 (Corpus Medicorum Graecorum, V 4, 1-2). For a general introduction to Galen's work on physiology and medicine on which the medieval medical tradition is based cf. SIEGEL, Rudolf E.: Galen's system of physiology and medicine. Basel, New York 1968. For Galen's ideas on the »Diseases of the Black Bile« cf. The na-

he associates melancholy with black bile, the earth, intestines and genitals. First of all, he conceives of melancholy as the result of a disorder of the natural balance of the bodily humours which provide one of the explanations for physiological and psychological change.[18]

On the elementary level Ficino's diagnoses melancholy as a disturbance of the blood which is not any longer composed of an equal dose of the four humours, but contains an overdose of black bile.[19] The process of digestion has produced residues which are poisoning the human body. Through the blood vessels the black bile is transported to the head where it produces either a state of mania or a state of depression. The two extremes of madness and ignorance mentioned by Plato in the »Timaeus« are connected in Ficino's »Guidebook« with his ideas on the harmony of the human body and soul.[20] Ficino follows Plato in allowing a very strong influence of the body upon the soul. The movements of the body affect the movements of the soul, and ideally both kinds of movements correspond with the movements in the air of musical sounds. At first, Ficino diagnoses psychosomatic diseases in terms of involuntary affections and movements of the soul caused by an imbalance in the bodily humours.

Following Plato, Ficino is convinced that gymnastics, dance and the act of making or listening to music are exercises which stimulate the pulse, and hence are able to rebalance the humours of which the blood consists.[21] In this Timaean view the body's humours are responsible for bringing about alterations in the passions of the mind, among which is mania or madness. This

---

ture of melancholy: from Aristotle to Kristeva. Ed by RADDEN, Jennifer. Oxford et al. 2000, pp. 61-68.

18 Cf. »Three Books on Life« [note 1]: »Learned People Are Subject to Phlegm and Black Bile«, pp. 112-113.

19 Cf. »Three Books on Life« [note 1]: »Why Melancholics Are Intelligent, and Which Melancholics Are So and Which Are Not«, pp. 116-117.

20 Cf. CiT [note 2], Cap. XXXXII *De homine, quoad pertinet ad animam atque corpus* (›About man, what belongs to the soul and what to the body‹, corresponding with »Timaeus« 41d-47e); Cap. XXXXV *Iterum de homine, quantum ad animam spectat, et corpus* (›Again in relation to man, what is concerned with soul and what with body‹, corresponding with »Timaeus« 69a-86a); Cap. XXXXVI *De exspiratione et respiratione secundum Platonem atque Galenum* (›On transpiration and [the process of] breathing by Plato and Galen‹ corresponding with »Timaeus« 78b-80a) and Cap. XXXXVII *De valetudine bona vel mala corporis atque animae* (›On a good or a bad physical and mental health‹ corresponding with »Timaeus« 87c-92c).

21 Cf. »Timaeus« 89a. Cf. CiT [note 2], Cap XXXXVII, 1465, fol. 80^r. For Plato's remedial gymnastics cf. JOUBAUD [note 12], pp. 227-231; for an introduction on the pulse in music therapy cf. KÜMMEL [note 5], pp. 53-62 and SIRAISI, Nancy: The Music of the Pulse in the Writings of Italian Academic Physicians (Fourteenth and Fifteenth Centuries). In: Speculum 50 (1975), pp. 689-710.

passion is linked in Ficino's philosophy with melancholy.[22] In his »Guide-book« Ficino almost literally adopts Plato's view on the two kinds of mad-ness:[23]

> [Plato] says that madness[24] is a double [concept]. One [kind of madness] is occult [hidden] and consists of a continuous affection and ardent incli-nation to insanity. For example: the one [has as symptom] confusion, the other a strong inclination. The other [kind of madness] is that manifest one that reveals oneself in either a confusion increased above a normal level, as happens during the highest degree of lust and pleasure and fears and pains and angers, or in bodily humours – for example black bile originating from blood or salty phlegm from an inflammation – which locked in the body-parts make an attack [on healthy parts].[25]

From the given example it can be inferred that an overdose of black bile has a disturbing effect on the soul. Ficino indeed borrowed the idea from Plato that an overdose of black bile is able to produce a state of ecstasy dur-ing which normally sensory perception is transcended. Plato is mainly inter-ested in the morally strengthening and elevating power of music on the ra-tional soul and aims at expelling all mental weaknesses including melancholy from the human soul.[26] Ficino, on the contrary, is not only concerned with the way music is able to cure mental diseases, but he aims at the subtle ma-nipulation of them as well, not only on the basis of music's affinity with the

---

22 Cf. »Three Books on Life« [note 1]: »Why Melancholics Are Intelligent, and Which Melancholics Are So and Which Are Not«, pp. 116-117.

23 For this division cf. »Timaeus« 86b-87b.

24 Ficino translates Plato's term μανία in this place with *insania*, whereas he trans-lates it in other writings with the term *furor*. There is no reason to assume that this variation in his translation indicates a discrepancy in the philosophical conceptions lying behind the two Latin terms. Ficino often refers in his »Compendium in Ti-maeum« to ideas explained in his former writings, for example in his »De vita« and his »Theologia Platonica«. This is an indication that he conceived of his phi-losophy as a unified system. For an interpretation of Ficino's concept of ›poetic madness‹ cf. Michael J. B. ALLEN Chap. 2: »Poetic Madness«. In: ALLEN, Michael J. B.: The Platonism of Marsilio Ficino. A Study of his Phaedrus Commentary, Its Soures and Genesis. Berkeley et al. 1984, pp. 41-67.

25 *Insaniam vero duplicem esse ait. Unam quidem occultam quae in continua pronaque ad insaniam affectione consistit. Puta habitum quendam ad pertur-bationem aliquam propensissimum. Alteram vero manifestam, scilicet quam vel aliqua perturbatio supra modum adaucta detegit, ut in gradu summo cupiditatis et voluptatis timorisque et doloris et irae, vel vapores humorum inclusi membris inducunt, ut atra bilis ex sanguinis, vel bilis, vel salsae pituitae adustione proveniens.* CiT [note 2], Cap. XXXXVII, 1465, fol. 79ᵛ (corresponding with »Timaeus« 86b).

26 For the moral aspects of Plato's music philosophy cf. C.2.a. »Comment rétablir une harmonie globale?«, C.2.b. »La gymnastique« and C.2.c. »L'équilibre de l'âme«. In: JOUBAUD [note 12], pp. 226-243.

rational soul, but also with the irrational levels of the soul. In his theory, music is able to work directly on the passions of the mind through delicately rebalancing the bodily humours and vice versa. Just as physical medicine is able to restore the harmony of the human body, music is able to interfere with the elementary level of the human being, but in a subtler way:

> As the best trained physicians mix different ointments together in a certain proportion, on the basis of which many and different substances are mixed into a single new form [medicine], and in addition to the power of the [four] elements they also miraculously obtain the power of the heavens [...] so do very well trained musicians understand how to temper very low voices [tones], as if they were cold substances, as well as very high voices, as if they were hot substances. Moreover, they temper medium low voices with such a proportion that they [acquire] a moist [quality] and medium high voices so that they acquire a dry [quality], with the result that out of multiplicity a single form [chord: musical medicine] is born, which in addition to the vocal power brings along a heavenly one too.[27]

Psychosomatic diseases, thus, can be cured by choosing the right kind of music: that means melodies, rhythms and harmonies which are composed of the right elements and qualities. If one suffers for example from maniacal melancholy, music with low tones (used as a kind of cold substance) will help to temper the agitated and poisoned blood, and if one suffers from depressive melancholy, music with high tones (used as a kind of warm substance) will accelerate the blood and will make it impossible for black bile to attach itself to the blood vessels. In contrast with Plato, Ficino is of the opinion that the harmonic chords (which are described as ›single forms with a

---

27 *Quemadmodum medici peritissimi certos invicem succos certa quadam ratione commiscent, per quam in unam novamque formam plures atque diversae materiae coeant, et ultra vim elementalem virtutem quoque caelestem mirifice nanciscantur, [...]; similiter artificiosissimi musici gravissimas voces, quasi materias frigidas, voces item acutissimas, quasi calidas, rursus mediocriter graves, ut humidas, mediocriter et acutas, ut siccas, tanta ratione contemperant, ut una quaedam forma fiat ex pluribus, quae ultra vocalem virtutem consequatur insuper et caelestem.* CiT [note 2], Cap XXXI, 1455, fol. 70ᵛ.

Probably Ficino made a little mistake in his explanation. Against the background of the traditional system of the four elements, humours and temperaments medium low voices possess already a moist quality. In order to temper them, they have to acquire a dry or a hot quality. He also could have had in mind a slightly different system.

Traditional system:

Element	Primary qualities	Humour	Temperament	Voice
fire	dry and hot	yellow bile	choleric	high
air	hot and moist	blood	sanguine	medium high
water	moist and cold	phlegm	phlegmatic	medium low
earth	cold and dry	black bile	melancholic	low

heavenly effect‹) in a polyphonic composition for four voices of the fifteenth century are the most beneficial for man. This revision of the Platonic doctrine of the beneficial effect of the melodic intervals of the octave (2:1), fifth (3:2) and fourth (4:3) in vocal monophonic music is necessary to satisfy the demands of music theory in the fifteenth century.

Healing of melancholy in terms of the harmony between body and soul

Ficino's transformation of Plato's doctrines of cosmic harmony and the healing power of music does not stop by just aligning them with the polyphonic music of his own time. Plato's discussion of how man is able to create harmony between body and soul by way of bodily movement is especially too one-sided and deterministic for him. Whereas Plato is mainly interested in the influence of body upon soul and of the cosmos on man, Ficino's main interest lies in the way in which certain faculties of the human soul are able to influence the body as well as the cosmos. First of all, he is interested in the way in which man is able to ›obtain the power of the heavens‹[28] by way of using music in order to improve one's health. Therefore, Ficino enlarges the Timaean doctrines in his »Guidebook« with an implicit musical *spiritus*-theory.[29] By way of this addition he is able to explain how man is able to influence his destiny and temperament not only by Spartan exercises and optimistic military music in the Dorian mode as prescribed in Plato's philosophy, but also in a more subtle way by attracting cosmic musical influences.

In order to understand the specific character of Ficino's addition to Plato's doctrines, let's have another look at figure 1. After the purification of the body by way of disciplining it with gymnastics and music, man will no longer be distracted by sexual desire, hunger and thirst in his search for harmony and enlightenment. Melancholy as a result of an imbalance on this level no longer occurs, and he is able to continue his quest for knowledge and harmony by purifying his *spiritus*. The spirit is located in the thorax, the sphere of life above the elemental realm of the human body. It corresponds in Ficino's physiology with Plato's higher part of the irrational soul as well as with the ethereal realm of the cosmos. So, the planetary spheres (or ethereal

---

28 Cf. Quotation in note 27.

29 This theory is only explained in a summary way by means of reference to his »De triplice vita« of which Ficino presumably assumes knowledge by his readers. For Ficino's ideas on the relationship between the *spiritus* and music in »De triplice vita« cf. WALKER, Daniel P.: Ficino's *spiritus* and Music. In: Annales Musicologiques I. Paris 1953 and in: WALKER, Daniel P.: Music, Spirit and Language in the Renaissance. Ed. by Grouk, Penelope. London 1985 (Variorum reprints), pp. 131-150.

heaven) correspond to the thorax, the habitat of the spirit, in whose centre rules the heart which is equivalent to the Sun in the ›sphere of life‹.[30]

In his »Guidebook« Ficino adopts the Platonic-Galenic medical doctrine that pulsation in the body is performed by the heart and veins, and that by their dilation the veins draw the outside air into the body through the openings that extend to the skin, for three purposes: to cool, to fan, and to generate spirit.[31] Moreover, by their contraction the veins squeeze out the humours in them that have become sooty and smoky:

> These [veins] now, when they are dilated, absorb open air into the whole body [transpiration] both to cool down the hot spirit as well as to generate animal spirit. [But when they are] compressed, they purge [the veins] from the saturated evaporations of the spirit that had been absorbed. Such a process is characterised [by Galen] as the real perspiration.[32]

During the highly intertwined processes of blood circulation, respiration, transpiration and perspiration healing substances, amongst them musical spirits, can enter the human body and pathogenic waste, for example an overdose of vapours caused by black bile, can leave it. If one is healthy, has a proper diet and exercises daily, the spirit will flow freely through the body and regenerate itself, but if one is diseased, the spirit needs extra care, because it can easily become consumed by a disorder or illness. In that case it has to be replaced from the subtler part of the blood, and this renders the remaining blood dense, dry and black. In consequence one risks the development of a melancholy temperament, or even worse, melancholy as a disease. The spirits which derive from the humour black bile are exceptionally fine, hot agile and combustible.[33] Therefore, they are susceptible to ignite and produce one of the mental illnesses described in the above mentioned passage of Plato's »Timaeus«. The temporary state of mania followed by depression could be caused by an overdose of toxic vapours caused by black

---

30 CiT [note 2], Cap. XXXIII, 1459, fol. 73^v.

31 Ficino borrowed this theory in his »Guidebook« of Galen's »De placitis Hippocratis et Platonis«. For an edition and translation of Galen's »De placitis Hippocratis et Platonis« cf. DE LACY, [note 17]; For Galen's criticism on Plato ideas on spirit, respiration and perspiration mentioned in Ficino's »Guidebook to the Timaeus« cf. Galen: De Placitis. In: DE LACY [note 17], vol. 2. »On respiration and perspiration« (»Timaeus« 77e) – Book VIII.7.^{14}- 8.^{23}, pp. 528-529.

32 *Quae quidem dilatatae externum aerem per totum corpus accipiunt et ad spiritus ferventes refrigerandos, et ad animalem spiritum generandum. Compressae vero caliginosos vapores spiritus insertos expurgant. Eiusmodi motum perspirationem proprie nominat.* CiT [note 2], Cap. XXXXVI, 1484, fol. 79^v. Perspiration (*perspiratio*) is used by Ficino to describe the evaporation of material and spiritual waste drawn off from the venous system in contrast with transpiration (*exspiratio*) which is used to describe the inhalation of air and spirit via the skin.

33 WALKER 1953 [note 29], p. 133.

bile. If, however, melancholy is properly tempered with blood, yellow bile, and phlegm, then the spirit will flourish and make purification and enlightenment possible.

The two opposite manifestations of one kind of madness originating from the »Timaeus« are connected in Ficino's thought with the ambivalent influence of the planet Saturn, to which melancholics traditionally are subject.[34] In order to be able to influence the cosmic spirits which govern the planetary spheres and to get rid of harmful astrologic effects, the human spirit is conceptualized in Ficino's »Guidebook« in terms of a musical string and its vibration. The interaction and affinity of different parts of the cosmos and between the cosmos and man is conceived of as sympathetic vibration between two similarly tuned strings:

> Since from a sounding cithara into one similarly tuned a [sympathetic] sound arises, and from a vibrating string a similar vibration passes at once into a string equally tightened, there should be no doubt that from several voices joined in a certain [fixed] proportion one as it were common form suddenly rises from them all.[35]

If man has knowledge of the sympathetic correspondences between cosmos and man, he will be able to obtain or avoid the specific vibration of a particular planetary sphere in his life. The body in Ficino's »Guidebook« is formed of food, hence of the four elements. This inert matter is vivified by the rational soul, which is fully incorporeal. Ficino explains the wonderful harmony of these two extremes by transferring Plato's concept of the *spiritus mundi*, the limpid cosmic spirit which connects the cosmic body and soul, to the domain of the human being (cf. next page fig. 2).[36] Both kinds of spirits are represented by a string.[37] The string representing the human spirit ex-

---

34 »Three books on life« [note 1], pp. 21-22.

35 *Nam si ex sonante cithara in citharam similiter temperatam resonat repente nonnihil, et ex chorda vibrata, statim in chordam aeque tentam transit vibratio similis, cui nam dubium sit ex pluribus vocibus una quadam ratione conflatis unam subito nasci quasi formam communem cunctis; per quam plura sint unum, ideoque ut unum percipiantur a sensu, et in unum quendam congrediantur effectum.* CiT [note 2], XXXI, 1455, fol. 70ᵛ.

36 Cf. Fludd [note 13], II, a, 1, p. 275. For Ficino's interpretation of Plato's theory of the cosmic spirit (*spiritus mundi*) cf. CiT [note 2], Cap. XXVII, 1449, fol. 67ᵛ.

37 Ficino compares the creative word of the Timaean Demiurge (who corresponds with the biblical God) with Apollo's song. This creative word/song functions as the musical archetype of the World Soul as well as the human soul. Ficino strongly believes that by the strings of music, that is, by their motions and powers, all things in the universe are tempered. The World Soul is created in order to animate the body of the cosmos. Furthermore, this soul is able to play the cosmic lyre composed of the heavenly bodies and the earth, and to let them all vibrate according to musical proportions. Cf. CiT [note 2], Cap. XXVIII, 1453, fol. 69ᵛ.

tends from the immaterial realm of God to the material realm of the human body, and participates in both extremes.

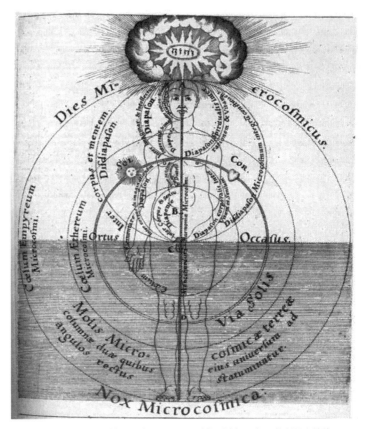

Fig. 2 Robert Fludd »Utriusque cosmi [...] historia« (1617-1621):
›The diapason closing full in man‹

Ficino conceives of the human spirit as the first instrument of the soul, an instrument of imagination and sensation, the link between body and soul.[38] Ficino adopts the theory of sensation according to which the sense-organs are of the same substance as what is sensed. The human spirit »which is defined by doctors as a vapour of blood – pure, subtle, hot, and clear«[39] is of vital importance for him, because it is able to intermingle with earthly matter and

---

38 For Ficino's Platonic-Galenic ideas on the human spirit cf. CiT [note 2], Cap. XXXXVI, 1484, fol. 79[v].
39 »Three books on life« [note 1], Cap. I 2, p. 111.

bring about changes in its form.[40] These changes are thought of as being longer lasting and more profound than the changes realized through, for example, dance and gymnastics. The human spirit is subdivided into natural, vital and animal spirits which are located respectively in the belly, heart and head. According to Ficino, man's contemplation is usually »as good as the compliance of the sense; the sense is as good as is the spirit; the spirit is as good as is both the blood and those three forces which we mentioned, the natural, vital and animal, by which, through which, and in which the spirits themselves are conceived born, and nourished«.[41]

In figure 2 the three realms of man are represented as concentric circles, marked on the left ›Empyrean Heaven of the Microcosm‹, ›Ethereal Heaven of the Microcosm‹, and ›Elemental Heaven‹. Ficino's main focus on musical healing of melancholy is the central realm of the human spirit. According to him the world lives and breathes, and man may inhale its breath (*spiritus*) by means of the human spirit, especially if he renders it even more similar than it already is by nature to the cosmic spirit. Man is on earth to purify his spirit and to make it more celestial. The immense importance which Ficino attributes to astral influence on the human spirit and his acceptance of a cosmic or celestial spirit both suggest that in »De vita« as well as his »Guidebook« he probably had in mind the Neoplatonic astral body, that is, the ethereal vehicle which the soul acquires from the various stars and spheres it passes through during its descent into the earthly body and its re-ascent after death.[42] In his explanation of the creation of man, the Neoplatonic theory of the astral body is addressed only summarily:

> Furthermore, [during the creation] God assigned [human] souls, that is the individual orders of souls, to the individual stars. And he gave them a vehicle, namely: ethereal bodies.[43]

On the basis of this theory the diversity of human health and character can be explained in terms of the human rational souls descending through the stars before their incarnation.[44] At the beginning of this descent the soul is

---

40 In Chapter XXVII of his »Guidebook to the Timaeus« (corresponding with »Timaeus« 34b-c) Ficino deals extensively with the relationship between cosmic and human body, spirit and soul. CiT [note 2], Cap. XXVII, 1450, fol. 67^v.

41 »Three books on life« [note 1], Cap. I 2, pp. 110-111.

42 The ideas in Ficino's »Guidebook« confirm WALKER's analysis of the function of the ethereal vehicle and astral body in the »Three books on life«. Cf. WALKER 1953 [note 29], pp. 145-146. For further information about this doctrine in Ficino's philosophy cf. KRISTELLER, Paul Oskar: The philosophy of Marsilio Ficino. New York 1943, pp. 211-214.

43 *Tum vero deus animas, id est singulos ordines animarum, singulis stellis accommodat. Adhibet et vehicula, id est aetherea corpora.* CiT [note 2], Cap. XXXXII, 1463^v, fol. 77^v.

44 »Timaeus« 42d-44d.

clothed in an ethereal vehicle which might, according to the stars from which it was drawn, destine it either to health and harmony or to disease. Then, as the soul descends through the planetary spheres its vehicle takes on the properties of different spheres at the moment of birth.[45] Therefore, the horoscope is a very important instrument in the diagnosis of an illness and the choice of a therapy.

The concepts of the *spiritus* and ethereal body relate to the harmonic proportions of the consonants, visualised in figure 2 as circles (*diapason*: octave (2:1); *diapente*: fifth (3:2); *diatesseron*: fourth (4:3)). The ethereal body has a special affinity to the spheres and their harmony, since its proper shape, before entering the physical body, is spherical, and its proper motion is circular. Moreover, on earth the ethereal body becomes heavy and dark, and unless purified and rendered more ethereal, will become subject to illnesses such as melancholy. Ficino's conception of *spiritus* would account for its being peculiarly subject to astral influences, since it derives from the stars, and for the great urgency of its purification. Since the ethereal body does not leave the soul at death, it can drag it down or, if made light and dry during a good life, ascend with it.[46]

The effectiveness of music for capturing planetary or celestial spirit rests on the Pythagorean-Timaean theory that both the cosmos and man are created according to the same harmonic proportions. Therefore, the use of anything having the same numerical proportion as a certain heavenly body or sphere will make a human spirit similarly proportioned and provoke the required influx of cosmic spirit, just as a vibrating string will make another, tuned to the same or a consonant note, vibrate in sympathy. Within this conceptual framework, Ficino tries to explain how one is able to avoid harmful cosmic influences and to attract beneficial ones by way of music.

To attract the spiritual influence of a particular planet, one must use music fitted to the planet. But, when Ficino formulates practical precepts for planetary effective music based on this theory in »De vita«, he finds himself in difficulties.[47] In the long chapter of the »De vita« devoted to astrological music, he gives a list of seven means by which celestial influences can be attracted. When complemented with chapter 29 from the »Guidebook« where Ficino explains how the World Soul directs the cosmic body, we are able to reconstruct his ideas in further detail. In a passage in this chapter he writes

---

45 For this related set of traditional ideas planetary influences on the development of the embryo cf. BURNETT, Charles F.: The Planets and the Development of the Embryo. In: The human embryo: Aristotle and the Arabic and European Traditions. Ed. by Dunstan, G.R. Exeter 1990, pp. 95-112.

46 WALKER 1953 [note 29], p. 145.

47 WALKER analyzed Ficino's ideas on the relationship of music and spirit in detail. He concentrated on »De vita« and left the »Compendium in Timaeum« out of consideration. Cf. WALKER 1953 [note 29], p. 142.

that the World Soul rules the cosmic body through the seven occult powers of the planets.[48] These powers infuse the universe with their cosmic gifts and are partly responsible for life on earth.

If one integrates this information into the second layer of Ficino's therapeutic model, it leads to the following hypothesis. To cure melancholy, in other words: to purify the higher part of the irrational soul, one has to get rid of the toxic vapours of black bile which cause certain damaging passions of the mind. The most effective therapy in that case is the invocation of the planet Sun in words, songs and sounds in order to attract its gift of ›animating life‹. Through making music or listening to it the string in the human body (depicted in fig. 2) will start to vibrate and if the music is played in the right way, the spirit of the sphere of the Sun will start to vibrate sympathetically. Through cosmic vibrations the gift of ›animating life‹ will enter the human body, restore the balance of body and soul, and ultimately heal melancholy. Alternatively, one can also try to obtain the gift of ›airy humour‹ of the planetary sphere of Jupiter by using discursive reason, because this humour in ethereal form is equal to the ethereal human spirit. The procedure is equal to obtaining harmony on the level of the body, but attracting ethereal cosmic humours is far more effective than attracting elements or primary qualities in the sub-lunar world.

The attraction of the harmonizing gifts of the different planetary spheres will be most effective if in earthly music the specific emotions and moral attitudes of the planets are imitated.[49] Since the planets have, next to their cosmic gifts, the moral character of the gods whose names they bear, this specific character must be imitated in music: by performing such music a

---

48 Cf. CiT [note 2], Cap. XXXIII, 1459, fol. 73ᵛ; cf. »Three books on life« [note 1], Cap. III 21, pp. 360-363. Scheme of correspondences, combining the planets and their gifts in the macrocosm (»Guidebook«) with the means of attracting these gifts in the human being (the microcosm) (»Three books on life«).

Planets	Gifts	Means of attraction
Saturn	entire [cosmic] mass	contemplation, divine intuition
Jupiter	airy humour	discursive reason
Mars	burning heath	imagination, emotion
Sun	animating life	words, songs, sounds
Venus	mixed humour	powders, vapours, odours
Mercury	varied surface of the earth	plants, fruits, animals
Moon	watery humour	stones, metals

49 WALKER argued that one likely source for Ficino's imitation theory as well as his ideas on the distinction between hearing and other senses is the Ps.-Aristotle »Problems«, which Ficino was probably reading at the time, since one of them is the point of departure of the whole theory of melancholy in »De triplice vita«. For the influence of the »Problems« in this writing cf. KLIBANSKY/PANOFSKY/SAXL [note 5] p. 33 seq., p. 93 seq. (where Ps-Aristotle »Problems« XXX, 1 is quoted in full). Cf. WALKER 1953 [note 29], pp. 138-139.

musician or listener can make himself for example more Solarian or Jovial.[50] If any one of these planetary harmonies is sung or played frequently and attentively, the spirit of a musician or listener will take on this character having, by natural sympathy, attracted the appropriate planetary spirit. But the most effective musical healing will be achieved, when the harmony of all spheres together is imitated in a sweet chord »which in addition to the vocal power brings along a heavenly one too«.[51]

Healing of melancholy in terms of the harmony between the different parts of the soul

On the third level of Ficino's music therapy, ideas from Plato's »Timaeus« are again fused with (Neo)Platonic and Christian ones. Music here becomes a means of purifying the rational human soul which contains the power of reason and intellect. Purifying on this level can best be understood as harmonizing the relationship between the irrational and the rational soul, in order to give full play to the rational one. In the famous letter on music quoted twice above, Ficino writes on the most powerful kind of music:

> Finally, anyone, who has learned from the Pythagoreans, from the Platonists, Mercurius [Hermes Trismegistus] and Aristoxenus, that the World Soul and body, as well as each living being, conform to musical proportion, or who has learnt from the sacred writings of the Hebrews that God has ordered everything according to number, weight and measure, will not be surprised that nearly all living beings are made captive by harmony [...].[52]

According to Ficino, the way in which the biblical God ordered the cosmos according to number, weight and measure[53] is fully compatible with the way in which the Timaean Demiurge brought about order in his creation.[54] The structural analogy between the numerical proportions of the divine Architect, cosmos, man and music, is visualised in a diagram in Ficino's

---

50 Ficino gives three rules for composing this astrological music. Cf. WALKER 1953 [note 29], pp. 143-144.
51 Cf. Quotation in note 27.
52 Ficino: Epistolarum, Lib. I [note 4], Epistola 92, p. 651; English translation cf. »The letters« [note 7], p. 143.
53 Wisdom 11:20.
54 For an analysis of the reconciliation of Plato and the Bible in Ficino's »Compendium in Timaeum« cf. ALLEN: »Ficino's interpretation of Plato's ›Timaeus‹ and its myth of the demiurge.« In: ALLEN, Michael J. B.: Plato's Third Eye. Studies in Marsilio Ficino's Metaphysics and its Sources. Aldershot etc. 1995, Chap. XI, pp. 339-439; Reprint of: Ficino's interpretation of Plato's ›Timaeus‹ and its myth of the demiurge. In: Supplementum Festivum: Studies in Honor of Paul Oskar Kristeller. Ed. by HANKINS, James et al. Binghamton, New York 1987 (Medieval & Renaissance Texts & Studies), pp. 399-439.

»Guidebook« representing the relationship between God and His creation: the macrocosm (*musica mundana*) (cf. fig. 3).[55]

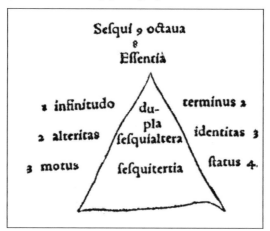

Fig. 3 Diagram of the cosmos
in Ficino's »Compendium in Timaeum« (1460)

This diagram represents the harmonic structure of the cosmos by means of a pyramid: the scale of levels of existence descends from the immaterial realm of God (represented as the ›divine essence‹ and the musical interval of a whole tone, with a ratio of 8:9 (*sesquiottava*), via the empyrean realm of angels and the ethereal realm of the stars and planets to the elemental realm of the earth (represented by the musical intervals of an octave, with a ratio of 1:2 (*dupla* or *diapason*), a perfect fifth, with a ratio of 2:3 (*sesquialtera*) and a fourth with the ratio 3:4 (*sesquitertia*). Traditionally in the Pythagorean-Platonic doctrine of cosmic harmony, God is envisaged as the absolute Unity which cannot be represented by any numerical proportion. Ficino's choice to represent God by the whole tone with the proportion of 9:8 might be explained by his preference for expressing that God is the absolute mean and centre of the universe instead of the absolute Unity.[56]

All numerical proportions of the World Soul are connected by the bond of universal sympathy with the proportions of the human rational soul. During life on earth man has to do all he is capable of to remember his divine origin. At special moments of anamnesis and ecstasy, God enlightens man and gives him insight into the archetypal ideas of his Creation, that is: into the propor-

---

55 Cf. CiT [note 2], Cap. XXXIIII, 1460 (not included in the 1496-edition).
56 In an arithmetical proportion the second number exceeds the first with a value which is equal to the difference between the third and the second number: b-a=c-b. This is the case in the relationship between the octave and the fifth (1:2:3) as well as between the fifth and the fourth (2:3:4). The whole tone (9:8) is the arithmetic mean of the fifth (3:2) and the fourth (4:3).

tions of the consonant musical intervals with which He infused man's rational soul. The way in which the human rational soul is able to know and to attract the harmony of the cosmic region of the empyrean (as well as the elemental and ethereal) world is made visible in figure 4 (cf. next page fig. 4). The little human being on the bottom of this figure is connected with angelic and divine intelligence in the empyrean realm by way of a complicated network of harmonic proportions of octaves (*diapason*), fifths (*diapente*) and fourths (*diatesseron*). By way of this intelligible network man is able to attract angelic influences which are similar to his intellect or rational soul.[57] The ultimate healing of melancholy has to be sought on this level: only true knowl-

---

57 Although the Bible itself does contain some isolated references to angelic orders, a specific hierarchy of spirits, divided into nine orders, was first elaborated by pseudo-Dionysius (c. 500 AD) whose complete writings where translated by Ficino. In his ›Celestial Hierarchies‹ he sets forth a scheme of creation based on degrees of illumination including the nine orders of angels subject to Trinity: the Seraphim, Cherubim and Thrones in the hierarchy of the Father; the Dominions, Virtues and Powers in the hierarchy of the Son and the Principalities, Archangels and Angels in the hierarchy of the Spirit. Ficino refers to this schematic representation of the nine angelic choirs in his in chapter XXXXI of his »Compendium in Timaeum«. For the pseudo-Dionysian concept of a supercelestial paradise cf. Pseudo-Dionysius, »The Celestial Hierarchy« in: Pseudo-Dionysius: The complete works. Ed. and transl. by LUIBHEID, Colm et al. New York etc. 1987. – Dante linked Dionysius' orders of angelic beings to the heavenly spheres. Dante's tenth sphere was the Empyrean, the pure light and love of God beyond the angelic realms. Cf. Dante: »La Divina Commedia«, Paradiso I and XXVIII; and Ficino »Praedicationes«, XXIV, »Opera Omnia« [note 3], p. 482. Ficino equated the sons of the Demiurge in the »Timaeus« with the biblical angels. According to Ficino each sign of the Zodiac has a ruling planet (Ptolemy »Tetrabiblios«, I 20) which he refers to in »De vita«. Again following Ptolemy, Ficino also refers to the fact that each sign of the Zodiac is associated with one of the four elements (»Tetrabiblos«, I 4-8) as well as with an angelic order. This amounts to the following schematic representation of Ficino's animated cosmos:

Sign of the Zodiac	Ruling Planet	Element	Angelic order
Aries	Mars	Fire	Virtues
Taurus	Venus	Earth	Principalities
Gemini	Mercury	Air	Archangels
Cancer	Moon	Water	Angels
Leo	Sun	Fire	Powers
Virgo	Mercury	Earth	Archangels
Libra	Venus	Air	Principalities
Scorpius	Mars	Water	Virtues
Saggitarius	Jupiter	Fire	Dominions
Capricornus	Saturn	Earth	Thrones
Aquarius	Saturn	Air	Thrones
Pisces	Jupiter	Water	Dominions

edge combined with divine enlightenment will liberate man from existential
fears which are connected with death and the unknown.

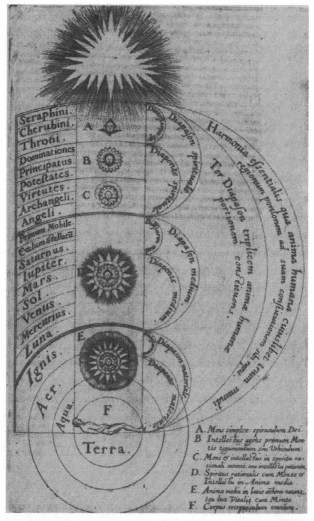

Fig. 4   Robert Fludd »Utriusque cosmi [...] historia« (1617-1621):
›The essential harmony by which the human soul draws into its constitution
any portion of the regions of the three worlds‹[58]

Ficino adopts this view of the early Church Fathers who maintained that
God committed to the angels the care of men and all things under heaven, the
first created beings, who exercise the Providence of God over creation; they

---

58 Fludd [note 13] II, a, 1, p. 93.

are guardians of the faithful and interpreters, presenting the prayers of men to God, interceding for them and communicating God's will to men.[59] Once again in this context, he adopts a theory of understanding according to which the ratio is of the same substance as what is understood. God's harmonic essence is present in the cosmos in the form of ›intelligible species‹ in the World Soul, and in the human being in the form of the rational soul which also contains this type of species. The direct communication of God and his creatures takes place through these ›intelligible species‹ on the level of pure, rational soul:[60]

> Some part of it [the World Soul] naturally strives to move around all intelligible species. Since every part [of the World Soul] is composed of three components, that is Essence, the Same and the Different, no one of these components separately corresponds with the highest Intelligible and the most simple ideas.[61]

By way of intelligible species the unity of the divine Essence (cf. fig. 3) is dispersed in the multiplicity of reality, of which infinitude (*infinitudo*) and finitude (*terminus*), sameness (*identitas*) and difference (*alteritas*), movement (*motus*) and rest (*status*) are the opposite terms through which the human intellect is able to grasp dialectically the divine Essence. The soul's affinity to all other degrees of being is the basis for its virtually infinite capacity for knowledge.[62] The intellect displays its cognitive activity by virtue of an innate spiritual force, and is connected to reality by *spiritus* as well as intelligible species. According to Ficino, the human soul is largely self-sufficient in its knowledge of the sensible world. Therefore, for the highest form of harmonizing its different parts, the soul does not need the body, the senses and

---

59 Ficino intensively studied for example the »De Musica« of St. Augustine of which unavowed borrowings of passages on the function of the sense of hearing as well as prayers in the process of obtaining God's grace show up in his »Theologia Platonica.« »Theologia Platonica« VII, vi for example is quoted verbatim from St. Augustine »De Musica«. Cf. Ficino: »The second confirmation: by way of hearing and according to Augustine« (Book XII, Chapter VI). In: Marsilio Ficino: Platonic theology. English transl. by Allen, Michael J. B. with Warden, John. Latin text ed. by HANKINS, James with Bowen, William. vol. 4. Cambridge, MA et al. 2001-2006, pp. 77-91.

60 For a detailed analysis of Ficino's ideas on ›intelligible species‹ cf. SPRUIT: Chap. »Marsilio Ficino«. In: SPRUIT, Leen: Species intelligibilis: from perception to knowledge. 2 vols. Leiden etc. 1995, vol. II, pp. 32-38.

61 *Quaelibet enim pars eius naturaliter appetit circa omnes species intelligibiles agere. Quoniam vero quaelibet ex tribus componitur, scilicet essentia eodemque et altero, neque valet per hanc partis compositionem cum intelligibili summo ideaque simplici convenire.* CiT [note 2], Cap XXXVII, 1461^v, fol. 75^r.

62 For Ficino's epistomology and metaphysics of the soul cf. ALBERTINI, Tamara: Marsilio Ficino. Das Problem der Vermittlung von Denken und Welt in einer Metaphysik der Einfachheit. München 1997.

the spirit anymore to receive any information from it. During the act of understanding intelligible species enter the human soul directly. This happens by the first category of music which ›takes place in reason‹.[63] Via the inborn intelligible species God directly communicates His essence through the proportions of the basic consonances (2:1, 3:2, 4:3).

Ficino's views on the use of songs and sounds in the context of musical healing and purification of the soul however, imply the possibility of a sort of contact between the ›sensible species‹ transmitted through the *spiritus* and the intelligible species transmitted through the rational soul. Via the intelligible species in his rational soul man is in direct contact with the angelic intelligences which are present in the cosmos on the level of the planetary spheres as well as in the empyrean realm above it. The most effective mean of healing melancholy therefore, is by prayers and songs which will be presented to God by the angels, who are created of almost pure intelligible species:[64]

> Therefore, only the right adoration brings back the blessed souls to their true home [the celestial paradise]. Only honest life is full of virtue, only the good man, as Plato writes in his »Laws«, is able to pray in an appropriate and happy manner to God. Only a life in harmony with superior being [the angels] will lead to beatitude.[65]

Whereas diet, gymnastics, magic and astrology are able to bring temporary relief for melancholy, the definitive liberation from melancholy can only be found in a contemplative life full of sung prayers, which ultimately lead to knowledge of and union with God. True happiness is a state in which the soul is liberated from its earthly prison and is able to experience its true home: its divine origin. This origin is the divine Unity, the absolute mean of the cosmos into which all multiplicity can be resolved.

Conclusion

Ficino's doctrine of melancholy was to exert remarkable influence on the continuation of traditional ideas on disease as well as on the formulation of innovative ones. Not only did it set the standards for any future discussion, but it also determined the context of the debate for more than a century and

---

63 Cf. note 11.

64 For this reason, Ficino inserts Cap. VI. *Praecepta de votis et precibus electissima* (›The most exquisite rules selected for vows and prayers‹) in the beginning of his »Guidebook to the Timaeus«, which has nothing to do with the »Timaeus« itself.

65 *Sola igitur adoratio recta animas beatae reddit patriae. Sola sanctimonia est plena virtus, solus vir bonus, ut Plato scribit in Legibus, deum decenter feliciterque precatur. Sola cum superis consuetudo beatos facit.* CiT [note 2], Cap. VI, 1440, fol. 60ᵛ. The ›true home‹ of the soul is a recurrent theme in Ficino's philosophy, e.g. the passage *Quam mirabile gaudium in patria* [...] in a letter inspired by »The dream of Scipio«. Cf. Ficino: Epistolarum Lib. VI [note 4], Epistola 13, p. 821; English translation »The letters« [note 7], vol. 5, pp. 23-30.

half. The way in which Ficino in his »Guidebook to the Timaeus« used religious orthodoxy as a path to unorthodox music therapeutic views is original. But it cannot be interpreted in isolation from his pioneering ideas on melancholy and music in »De vita«. Hence, ultimately the question has to be addressed as to how the two writings relate to each other regarding the musical healing of melancholy.

In Ficino's transmission of the doctrine of melancholy in »De vita« the appreciation of the humour of black bile changed drastically. For Galen the best temperament consisted of a due measure of all four humours. Ficino, on the contrary, believed that a small overdose of melancholy facilitates a kind of divine inspiration connected with one of the Timaean types of madness, because it is able to activate the senses to turn to a state of ecstasy. In »De vita«, Ficino stated that a small overdose of black bile could be considered as a gift for philosophers and musicians, because this humour will widen their possibilities for experience, thinking and feeling. However, the way Ficino wrote about the positive intellectual value of melancholy in this work could be characterized as paradoxical and inconsistent. These paradoxes and inconsistencies returned implicitly in the 1496-edition of his »Guidebook to the Timaeus« and remained unresolved.

On the one hand Ficino associates black bile with the planet Saturn, traditionally seen as a planet causing disaster, and with many diseases of body and soul, on the other, however, he considers it as a constitutive element of the genius of scholars and artists. They were traditionally seen as natural born melancholics, or they became melancholics by their way of life. Therefore, although theoretically possible, music in Ficino's music therapy is deliberately not used to heal the illness of melancholy, but only to stimulate the maintenance or development of a melancholic complexion. Above all, music is considered effective in preventing the gift of a melancholic complexion from degeneration into the illness of melancholy.

The paradoxical ideas on the musical healing of melancholy in Ficino's »De vita« are a necessary background for the interpretation of his concise explanation of health and harmony in the »Guidebook on the Timaeus«. Mutually, the »Guidebook« provides a detailed explanation of the conceptual framework of cosmic harmony in which these ideas acquire their meaning. However, the reconstruction of the three harmonic levels in Ficino's »Guidebook« of the healing of melancholy remains a purely theoretical analysis of the main components of his holistic approach to health and salvation which he never dealt with separately.

It is greatly to Ficino's credit that he attempted in his »Guidebook« to explain and update the Timaean theory that would explain the processes by which the parts of the body are nourished and sustained, their health, harmony and diseases, the desires, pleasures and pains that they feel, and the relation of all this to the spiritual, rational and intellectual kind of activities and powers that are found in a human being. Yet different parts of this theoretical structure will probably always appear to remain obscure or paradoxical for modern readers. Such conflicts and obscurities appear to be persistent in his account of the explanation and appreciation of the healing of melancholy through music. Nevertheless it is perhaps a mistake to try to find answers to Ficino's apparent inconsistencies in the field of cosmic harmony and music therapy. When discussing a specific problem in the »Timaeus«, he used the premises, the data, and the terms that he thought appropriate to that problem, and what was demanded by this inquiry might not have been demanded by another. Perhaps we even have to be grateful to him, because the enigmatic character of his writings will continue to inspire scholars to find a key to his ideas on cosmic harmony and the healing power of music.

April Henry
Melancholy and Mourning in the »Nibelungenklage«

Der Beitrag untersucht anhand eines *close reading* der Handschriften A, B und C, wie in der »Nibelungenklage« Melancholie und Trauer konzeptualisiert sind. Ein besonderer Fokus liegt dabei auf der Analyse von Sprechakten und Gebärden in Szenen der Trauerkommunikation. Während die Geschlechtergrenzen am Ende des »Nibelungenlieds« in der maßlosen Klage Kriemhilds überschritten wurden, wird diese Transgression in der »Nibelungenklage« durch Trauergebärden und melancholische Gesten zurückgenommen. Die Kritik an König Etzels effeminierter Klage bei gleichzeitiger Aufwertung derselben Klageregister bei Gotelint macht die Restitution überkommener Geschlechterstereotype evident. Differenzen zwischen den Redaktionen A, B und C indizieren außerdem, dass der Konnex von *gender*, Trauer und Melancholie als fluide Dimension der Figurendarstellung gedeutet werden kann.

In the »Nibelungenklage«, which deals with the aftermath of the battle at the end of the »Nibelungenlied«, the remaining characters grieve for the lives lost in the brutal slaughter. Scholarship on the »Nibelungenklage« tends to focus on how the poet sought to respond to the bleak ending of the »Nibelungenlied«, to place blame on particular figures for the destruction, and to rehabilitate Kriemhild.[1] This paper looks beyond the question of blame to the

---

1 According to Winder MCCONNELL, the hopeless ending of the »Nibelungenlied« may have been too extreme for the »Nibelungenklage« author to accept. MCCONNELL, Winder: The Problem of Continuity in *Diu Klage*. In: Neophilologus 70 (1986), pp. 248-255, esp. p. 249. Britta SIMON, on the other hand, argues that the »Nibelungenklage« B redactor attempts to exonerate various figures' corpses and reestablish them according to the heroic and courtly values they represented at the beginning of the »Nibelungenlied«. SIMON, Britta: Courtly Heroic Fragmented Bodies and Gestures in ›Nibelungenlied‹. Diss. masch. University of Washington 1998, pp. 180-197. Most scholars agree that the »Nibelungenklage« is a response to »Nibelungenlied«, but many disagree on its' literary importance and significance. For a discussion of the »Nibelungenklage«'s significance see CURSCHMANN, Michael: ›Nibelungenlied‹ und ›Nibelungenklage‹. Über Mündlichkeit und Schriftlichkeit im Prozeß der Episierung (1979). In: Nibelungenlied und Nibelungenklage: Neue Wege der Forschung. Ed. by Fasbender, Christoph. Stuttgart 2005, pp. 157-189 and BUMKE, Joachim: Die vier Fassungen der ›Nibelungenklage‹. Untersuchungen zur Überlieferungsgeschichte und Textkritik der

representation of grief itself. It examines the ways in which the »Nibelungenklage« poet constructs different models of grief as a means to deal with the devastation of the »Nibelungenlied«.[2] Some figures in the »Nibelungenklage« practice stoic pragmaticism (Hildebrand and Dietrich), some wring their hands (Gotelind and Etzel), others pull their hair (Gotelind), still others tear at their clothes (Gotelind and Dietlinde), many cry and scream, some lose their ability to speak (Gotelind and Etzel), and some speak eulogies about the dead (Etzel, Dietrich, Hildebrand and Dietlinde). How are we to make sense of these various forms of grief?

In this essay, I argue that the different models of grief presented in the text fall primarily into two categories. In the first, the characters lose hope, suffer, and become ineffective such as the figures King Etzel and Gotelind who succumb completely to their grief. In the second type, characters Dietlinde and Dietrich are able to cope with their grief through productive actions that contribute to the reestablishment of the kingdom. Indeed, the poem performs a didactic function by presenting its audience with socially productive and unproductive modes of grief. These models of grief cannot be explained by medieval notions of mourning, but Sigmund FREUD's distinction between mourning and melancholy provides us with a theoretical language with which to discuss them. This paper draws on FREUD's work to explore the nuances of the representation of grief in the »Nibelungenklage« Manuscripts B and C. We will see that, while both Manuscripts maintain the distinction between productive and unproductive grief, Manuscript B emphasizes this difference more clearly.

1. Grief, Mourning, and Melancholy

In his ground-breaking essay on the lament, a verbal expression or gesture of grief in German medieval literature, Urban KÜSTERS states the following: »Die epische Klage ist aus der Verlusttrauer geboren und veräußert sich in Reden und Gebären. Sie verhandelt in ihren Kernformen die beiden tragischen Grundsituationen menschlicher Existenz: die unglückliche Liebe und

---

höfischen Epik im 13. Jahrhundert. Berlin 1996 (Quellen und Forschungen zur Literatur- und Kulturgeschichte 8 [242]).

2 Albrecht CLASSEN claims that the »Nibelungenklage« author »explores how to illustrate the individual and general rituals performed in public.« CLASSEN, Albrecht: Death Rituals and Manhood in the Middle High German Poems *The Lament*, Johannes von Tepl's *The Plowman*, and Heinrich Wittenwiler's *Ring*. In: Grief and Gender. 700-1700. Ed. by Vaught, Jennifer C. New York 2003, pp. 33-47, esp. p. 37. However, I argue that for the poet of the »Nibelungenklage« the distinction between public and private grief is not significant. The author's interest is in the effect of grief on society.

den Tod.«[3] KÜSTERS seeks to unveil the historical significance of grief through an analysis of what he deems typical ›Klagefiguren‹ in courtly epics from the twelfth and thirteenth centuries: the ›grieving ruler‹, the ›lamenting female‹, and the ›collective lament‹. KÜSTERS concludes a ›lamenting female‹ represents a cultural aspect of ›Trauerarbeit‹ while a ›grieving ruler‹ »wird bestätigt durch eine ganze Reihe von melancholischen Königsfiguren in der klassischen höfischen Epik.«[4] In contrast to KÜSTERS, Elke KOCH combines performative categories with the theory of emotions in her analysis of grief in three German medieval texts. She postulates the following about grief based on modern theory:

> Traurigkeit gilt als Basisemotion, das heißt aufgrund eines angeborenen mimischen Ausdrucksmusters als kulturell und historisch übergreifend identifizierbar. Der Zusammenhang von Traurigkeit und Trauer wird ebenfalls als universal aufgefasst, da der Verlust eines signifikanten Andern als kulturübergreifender Auslöser von Traurigkeit ermittelt worden ist.[5]

KOCH sheds light on the value of modern theory when investigating grief in German medieval texts. This essay draws on both KÜSTERS and KOCH's examinations of grief, but I depart from their work by distinguishing between two forms of grief in the »Nibelungenklage«: productive and unproductive.

In some medieval texts grief is expressed in terms of mourning or melancholy. FREUD's distinction between mourning and melancholy, while a modern concept of emotion,[6] provides us with a productive theoretical framework with which to discuss the different depictions of grief in the »Nibelungenklage« Manuscripts B and C. Grief can result from the loss of a loved one, a country, or even an ideal and it can produce either melancholy or mourning. According to FREUD, the mental and somatic characteristics of melancholy include low self-regard, disinterest in the outside world, inhibition of all activity, emptiness, self-torture, and disdain for life.[7] Mourning consists of similar features, but is not typically considered a pathological disposition; it

---

3 KÜSTERS, Urban: Klagefiguren. Vom höfischen Umgang mit der Trauer. In: An den Grenzen höfischer Kultur: Anfechtungen der Lebensordnung in der deutschen Erzähldichtung des hohen Mittelalters. Ed. by Kaiser, Gert. Munich 1991 (Forschungen zur Geschichte der älteren deutschen Literatur 12), pp. 9-75, esp. p. 12.

4 KÜSTERS [note 3], p. 30, 48-75. KÜSTERS mentions Etzel and Dietrich in the »Nibelungenlied« as examples of ›lamenting rulers‹, but he does not provide an in depth analysis of their grief.

5 KOCH, Elke: Trauer und Identität. Inszenierung von Emotionen in der deutschen Literatur des Mittelalters. Berlin, New York 2006 (Trends in Medieval Philology 8), p. 19.

6 KOCH [note 5], p. 20.

7 FREUD, Sigmund: Trauer und Melancholie. In: Gesammelte Werke. Vol. X. Ed. by Freud, Anna. Frankfurt a. M. 1946, pp. 428-446.

does not induce low self-regard; and it is eventually overcome.[8] The concept ›Trauerarbeit‹, pertinent to mourning, implies that mourning is a process which requires the individual to work through his or her grief. FREUD's theory suggests that mourning is a more productive grieving process then melancholy. As a person can – to a certain extent – deal with external reality (i. e. the world) and maintain some level of social activeness.[9] In general Freud's theory allows us to distinguish between the different forms of grief in the »Nibelungenklage«.[10] Looking at a medieval text through the lens of psychology offers us insight into the nature of grief in the »Nibelungenklage« Manuscripts B and C.[11]

In the »Nibelungenklage« collective and individual displays of grief are commonplace, but some forms are productive whereas others are unproductive. By productive I refer to FREUD's concept of ›Trauerarbeit‹ which in the context of the »Nibelungenklage« includes actions such as contributing to society by reestablishing order or hierarchy, giving eulogies about the dead, and by engaging in some form of physical labor (i. e. collecting the dead bodies). Productive grief permits the person grieving to eventually move beyond their sorrow after a period of time. A person who grieves unproductively on the other hand submits completely to their despair and is unable to remain politically and socially active. Etzel and Gotelind's grief differs from others' in the text precisely because they are unable to overcome it. I argue that their grief, in contrast to Albrecht CLASSEN and Ann Marie RASMUSSEN, does not unify society.[12] Instead their grief prolongs the grieving process and forces others (Dietrich and Dietlinde) to take charge of the kingdom. In fact, Etzel, king of the Huns, is reprimanded by other figures in the text for his expressions of grief and inactive behavior. Gotelind, however, is neither

---

8 FREUD [note 9], p. 429.
9 When I refer to mourning in this paper, I refer to FREUD's concept of mourning.
10 Pertinent to FREUD's theory is the libidinal process and its relationship to the lost object and the unconscious. I make no claim about the libidinal process and its direct connection to grief.
11 For a discussion of melancholy and grief in late medieval literature see RÖCKE, Werner: Die Faszination der Traurigkeit. Inszenierung und Reglementierung von Trauer und Melancholie in der Literatur des Spätmittelalters. In: Emotionalität. Zur Geschichte der Gefühle. Ed. by Benthien, Claudia et al. Köln et al. 2000 (Literatur – Kultur – Geschlecht, Kleine Reihe 16), pp.100-118.
12 CLASSEN and RASMUSSEN oversimplify that grief is for the »Nibelungenklage« society socially unifying. RASMUSSEN, Ann Marie: Emotions: Gender, and Lordship in Medieval Literature. Clovis's Grief, Tristan's Anger and Kriemhild's Restless Corpse. In: Codierungen von Emotionen im Mittelalter / Emotions and Sensibilities in the Middle Ages. Ed. by Jaeger, C. Stephen and KASTEN, Ingrid. Berlin, New York 2003 (Trends in Medieval Philology 1), pp. 174-189, esp. p. 189 and CLASSEN [note 2], p. 37-42.

criticized nor glorified for her demeanor. This juxtaposition raises questions not only about the role of grief, but also about gender's function in the »Nibelungenklage«. In opposition to most German medieval narratives, the »Nibelungenklage« author depicts men engaging in all expressions of grief.[13]

2. Unproductive Grief: Melancholy

In the Nibelungenklage Manuscripts B and C, King Etzel and Gotelind engage in politically and socially unproductive modes of grief, or in Freud's terms ›melancholy‹, following the battle at the end of the »Nibelungenlied«. In Aventuire 2 King Etzel is forced to reckon with the dead men and women whose wounds continue to bleed in the charred Great Hall:

> er begunde houbet und hant
> winden alsô sêre,
> daz ez nie künige mêre
> weder ê noch sît was geschehen.
> (C 634-37 [B 614-19])[14]

> He began to wring his hands and [shake] his head so fiercely that it has never happened more to any king before.

Etzel's grief in this scene causes a strong physical response that he does not appear to have complete control over. Gerd ALTHOFF has shown that, for a medieval king, crying is performative and part of their public persona.[15] Etzel's grief, however, exceeds ALTHOFF's model. He cries out, wrings his hands, bemoans his discontent, and speaks out about the dead. As time

---

13 In several courtly epics from the twelfth and thirteenth century authors depict male and female figures engaging in gender specific forms of the grief. For instance, in Gottfried's »Tristan«, the narrator alludes to the various ways in which Queen Isolde and her daughter Isolde grieve Morold's death (V. 7168-69). He specifically states: *als ir wol wizzet, das diu wîp / vil nâhe gênde clage hânt, / dâ in diu leit ze herzen gânt* (V. 7170-72). Gottfried von Straßburg: Tristan. Mittelhochdeutsch/ Neuhochdeutsch. Nach dem Text von Friedrich Ranke neu herausgegeben, ins Neuhochdeutsche übersetzt, mit einem Stellenkommentar und einem Nachwort von Rüdiger KROHN. 3 Bde. Stuttgart 1999 (RUB 4471-3). Hartmann does something similar in »Erec«, when he describes Enite's reaction to Erec's death: *daz hâr si vaste ûz brach, / an ir lîbe si sich rach / nâch wîplîchem site, / wan hie rechent si sich mite. / swaz in ze leide geschiht, / dâ wider entuont die guoten niht, / wan daz siz phlegent enblanden / ougen unde handen / mit trehenen und mit hantslegen, / wan si anders niht enmegen.* (V. 5760-69). Hartmann von Aue: Erec. Ed. by CRAMER, Thomas. Frankfurt am Main 1972 (Fischer Taschenbuch 1680).

14 For Manuscripts B and C of the text I used: Die ›Nibelungenklage‹. Synoptische Ausgabe aller vier Fassungen. Hg. v. Bumke, Joachim. Berlin, New York 1999. The C redaction appears first in the parentheses followed by the corresponding strophes in the B Manuscript.

15 ALTHOFF, Gerd: Spielregeln der Politik im Mittelalter. Darmstadt 1997.

passes, he is unable to speak, faints and is described as neither alive nor dead rendering himself according to RASMUSSEN »incapable of leadership or lordship.«[16] Etzel's excessive expression of grief resonates with FREUD's concept of melancholy: he loses interest in the outside world, is no longer compelled to live, and becomes passive.

Facing the numerous dead bodies in the Great Hall, King Etzel surrenders to despair:

> dâ er sô sêre klagete,
> daz dâ von erwagete
> beide turne und palas.
> Swie lützel vreuden ê dâ was,
> ir was nû verre deste min.
> er het verwandelt dô den sin,
> daz er bî der stunde
> wizzen niht enkunde,
> ob ez im laster waere.
> (C 647-55 [B 629-37])

---

16 RASMUSSEN [note 12], p. 185. Etzel's situation is indeed unique and significant. His roles as a king and host come into conflict with each other at the end of the »Nibelungenlied«. As a ruler he was expected to defend his people, kingdom and honor, but as a host he was not allowed to engage in battle with his guests. In the »Nibelungenklage« Etzel is unable to overcome the tremendous loss in order to fulfill his duties (i. e. rebuild and rule the kingdom). His actions are similar to Shakespeare's King Richard, who according to the historian Ernst Hartwig KANTOROWICZ, slowly loses his king's body – that is the spiritual and political body – to embody the natural (non-political) body. In his book he discusses the political and natural bodies that both historical and fictional kings' embody. The king's natural body suffers and dies, but his spiritual/political body, surpasses the natural body and represents his position as ruler. Etzel's lordship, much like King Richard's, is eventually lost because he is unable to remain politically active KANTOROWICZ, Ernst Hartwig: The King's Two Bodies. A Study in Medieval Political Theology. Princeton, N. J. 1957. With the defeat of his men, the death of his wife and child, and the destruction of his court by his relatives, it is clear that Etzel, the host, has lost his honor, which is according to Fredric L. CHEYETTE, »a public, political value, visible only in the eyes of others, in the eyes of the community of men and women whose respect alone made honor real.« CHEYETTE, Fredric L.: Ermengard of Narbonne and the World of Troubadours. Ithaca, N. Y. et al. 2001 (Conjunctions of religion and power in the medieval past), pp. 202-203. Frank Henderson STEWART surveys the numerous meanings of honor across fields and claims in the German literary tradition, honor contains two aspects: external (others view of a person) and internal (moral character and integrity). STEWART, Frank Henderson: Honor. Chicago et al. 1994, pp. 11-12. Also see PITT-RIVERS, Julian: Honour and Social Status. In: Honor and Shame. The Values of Mediterranean Society. Ed. by Peristiany, John G. London 1965 (The Nature of Human Society Series), pp. 19-77.

> He lamented so loudly that both the towers and palace shook. Whatever
> little joy was there before, there was far less even now. He had changed
> his frame of mind to such an extent that he could not know at that time
> whether it was disgraceful for him.

Absorbed in himself and unable to convey the severity of his loss with
words, Etzel laments excessively and slowly loses his ability to act productively as a rational honorable king. Though he expresses remorse for what
has happened to his kingdom in this stanza he, as melancholics often do,
discloses no shame in how he conducts himself. According to FREUD on
melancholics »Es fehlt Schämen vor anderen, welches diesen letzteren Zustand vor allem charakterisieren würde, oder es tritt wenigstens nicht auffällig hervor.«[17] The immoderate nature of Etzel's wailing – bellowing in a
manner that shakes the palace – further endangers his role as a king.[18] He is
unable to fulfill his duty as a king hence further diminishing his self-respect
and the ability to act rationally.

Etzel is going through a grieving process that is both mentally and physically detrimental. Following a lengthy verbal lamentation, he collapses and as
a result is criticized:

> nâch dem worte er nider seic,[19]
> als ob er waere entslâfen.
> dar umbe begund in strâfen
> von Berne her Dietrîch.
> er sprach: »ir tuot dem ungelîch,
> daz ir ie wâret ein wîse man.«
> (C 868-73 [B 850-55])

> After his words he sank to the ground as if he went to sleep. Lord
> Dietrich von Bern began to reprimand him for that. He spoke: »you are
> not behaving as if you were a wise man earlier.«

Etzel's behavior causes a reaction and his communication cannot be ig-
nored. By sinking to the ground, Etzel not only renders himself helpless and
incapable of ruling his kingdom, but also forfeits his role further. In his public disapproval of King Etzel's conduct, Dietrich von Bern conveys that he,
as well as others, holds him, a king, to certain courtly standards and expects
him to remain socially active in an attempt to restore order to their kingdom.
Contrary to CLASSEN's claim that »mourning creates a community of people

---

17 FREUD [note 7], p. 433.
18 Contrary to my argument, Albrecht CLASSEN claims that Etzel's royal status in this
scene »is reflected in his ritual performance of bereavement, which receives full
attention by the bystanders and the remaining members of the court.« CLASSEN
[note 2], p. 38. His behavior in this scene does not emphasize his royal status. Instead it depicts him as a weak and irrational king.
19 In contrast to Manuscript C Manuscript B states *nâch der klage er nider seic*. This
difference suggests that redactor B emphasizes the lament.

who share the same values and emotions,« Etzel does not gain support in this scene because his behavior is inappropriate.[20] By pointing out his lack of wisdom in his behavior, Dietrich von Bern tries to remind Etzel of his duties as a king. However, Dietrich's efforts seems to go unnoticed by Etzel, who continues to grieve so severely that he is accused of acting like a *bloedez wîp* (silly woman) (C 1020-25 [B 1018-23]). While Dietrich does not overtly accuse Etzel of being inept, he is clearly portrayed as behaving similar to a weak feminine figure.[21] By joining female characters in publicly bewailing the lost warriors, Etzel's grief renders him impotent. It is at this point in the text Etzel's sorrow turns into despair and is »considered a psychosomatic disease with catastrophic consequences«.[22]

The more Dietrich and Hildebrand try to help Etzel overcome his sorrow by articulating that hope still exists for his kingdom, the more Etzel resists, adamantly disagrees, and feels slighted. Etzel asserts he has lost everything except for his life which no longer serves a purpose:

> »war zuo sol mir nû der lîp,
> zepter oder krône?
> diu mir ê vil schône
> stuont in allen mînen tagen,
> die enwil ich nimmer mêr getragen.
> Vreude, êre und werdez leben,
> daz will ich allez ûf geben
> und wilz allez hin legen,
> des ich werlde solde pflegen,
> sît ez mir allez missezimt.
> swenne mich nû der tôt nimt,
> daz ist mir harte unmaere,
> wan sô het al mîn swaere
> genomen ende und al mîn nôt.
> ich bin zer werlde doch immer tôt.«
> (C 2560-74 [B 2468-78])

> »Of what use to me now are my life, the scepter, and crown? Those [things] that suited me very well in all my days, I no longer want to wear them. I will abandon my joy, honor, and a worthy life and I will lay it aside with everything, which I should practice in this world, since it all seems wrong to me. If death were to take me now – it would be a terrible thing, because then all my pain and all my sorrow would come to an end. I will nevertheless be perpetually dead to the world.«

---

20 CLASSEN [note 2], p. 47.

21 Etzel's feminization is extremely important in Manuscripts B and C because it may account for Kriemhild's transgression. As a ruler, he has the responsibility to reign not only over his kingdom, but also over his wife.

22 CLASSEN [note 2], p. 40.

Renouncing his honor and happiness, he, resonating with FREUD's definition of a melancholic, gives himself over to being morally despicable; he vilifies himself and desires to be cast out and punished. He abases himself before everyone and even attempts to convince own men that he is unworthy.[23]

Confronted with yet another loss – the departure of Hildebrand and Dietrich – Etzel finally succumbs to his grief and collapses never to rise again:

> im gap der jâmer solhe nôt,
> daz er der sinne niht behielt
> und alsô kranker witze wielt,
> daz er gar unversunnen lac.
> lebt er sît deheinen tac,
> des het er doch vil kleinen vrumen,
> wan im was an sîn herze kumen
> diu riuwe alsô manicvalt,
> daz in daz leit mit gewalt
> lie selten sît gesprechen wort.
> ern was weder hie noch dort,
> ern was tôt noch entlebte.
> (C 4236-47 [B 4186-97])

> His sorrow brought him into such distress that he lost his senses and became so distraught that he lay there unconscious. If he lived a day longer, he had little use of it. For sorrow had come into his heart so completely that his suffering let him speak hardly a word after that. He was neither here nor there, he was neither alive nor dead.

Etzel displays no humility or submissiveness to Dietrich's requests. No longer compelled to survive, Etzel surrenders to his sorrow and pain. Instead of picking up the pieces and moving on as suggested by both Dietrich and Hildebrand, he, aligned with FREUD's description of melancholics, makes a great nuisance of himself.[24] His grief renders him capable of neither his kingdom nor himself.

Gotelind's helplessness is similar to Etzel. She is unable to remain socially active to assist in rebuilding the kingdom, but instead surrenders to grief.

---

23 FREUD [note 7], p. 431: »Erniedrigt sich vor jedem anderen, bedauert jeden der Seinigen, daß er an seine so unwürdige Person gebunden sei.«

24 FREUD [note 7], pp. 434-435. According to FREUD melancholics make a great nuisance of themselves, and always feel slighted and as though they have been treated with great injustice Albrecht CLASSEN criticizes scholars who deem Etzel's behavior inappropriate for a king.: »A calm, self-controlled, and resolute Etzel would be inappropriate in narrative terms here, as in fact no medieval ruler whose entire family and army of men had been slaughtered would have assumed the behavior that these modern critics have demanded.« CLASSEN [note 2], p. 39. Etzel's behavior, however, is not proper in this text.

Upon hearing of Rüdiger's death, Gotelind and her daughter Dietlinde engage in highly physical manifestations of lamentation: They scream and bleed from the mouth (C 3243-46 [B 3123-26]). Furthermore the narrator tells us that they became unconscious (C 3255-59 [B 3135-39]). Analogous to Etzel their behavior suggests that as survivors, they are at a loss when faced with the demise of their loved one. Their loss is so overwhelming that they are not able to use words to convey their affliction. Even when Gotelind attempts to use words, she, according to the narrator, mumbles incoherently for her husband (C 3264-69 [B 3144-49]). Her grief is so physically and mentally detrimental that she no longer recognizes anyone (C 3394-97 [B 4268-71]). Shortly thereafter, Gotelind succumbs to her grief (C 4300-03 [B 4234-37]). She engages in self-torment and emulates her husband, the lost object, in the most extreme way: as some melancholics do, she treats herself as an object and becomes a lost object.[25] She is so overwhelmed that she dies which is most definitely unproductive:

> sine mohte niht ertougen die klage
> umbe des marcgrâven lîp.
> des muose daz vil werde wîp
> sterben vor dem leide.
> (C 4300-03 [B 4234-37])

She was unable to suppress her lament for the life of the margrave [Rüdiger]. The honorable woman had died from grief.

Gotelind and Etzel's grief eventually incapacitates them. Unlike Gotelind, however, Etzel's grief is explicitly deemed inappropriate by others. This suggests that the author of the »Nibelungenklage« sought to reestablish forms of grief that are appropriate for males and females.[26] Gotelind's death may suggest that feminine forms of grief are inherently politically and socially unproductive. As I will show in the next section, however, both men and women have the ability to grieve productively.

3. Productive Grief: Mourning

Counter examples to Gotelind and Etzel are Dietrich and Dietlinde, whose grief is not self-destructive and does not hinder their attempts to rebuild soci-

---

25 FREUD [note 7], p. 438: »Die unzweifelhaft genußreiche Selbstquälerei der Melancholie bedeutet ganz wie das entsprechende Phänomen der Zwangsneurose die Befriedigung von sadistischen und Haßtendenzen, die einem Objekt gelten und auf diesem Wege eine Wendung gegen die eigene Person erfahren haben.«

26 The narrator reestablishes appropriate gender boundaries that were lost by the end of the »Nibelungenlied«. The »Nibelungenklage« redactor emphasizes behavior (i. e. tearing the hair and clothes, screaming, and death) that is indeed conventional for female figures when grieving a loss. Women are expected to direct their grief towards themselves rather than, as Kriemhild did, towards others.

ety. Though there are some parallels between how they lament various deaths, Dietlinde and Dietrich are able to deal with their grief in a productive manner. Through the work of mourning (›Trauerarbeit‹), they are able to maintain some self-respect, in spite of the world being poor and empty. While they grieve their lost objects (i.e. the death and destruction of Etzel's kingdom) they do not do so to the point of their own demise.

In contrast to Gotelind, who is completely incapable of speaking, Dietlinde speaks out about her loss and stays politically and socially active. Immediately following her and her mother's physical lamentation, she articulates publicly what she and her people have lost as a result of her father's death:

»wâ wil mîn vrou Êre
nû belîben in den rîchen,
sît alsô jaemerlîchen
die êre tragenden sint gelegen?
wer sol nû vürbaz pflegen,
sît ir verswunden ist diu kraft?
des hete gar die meisterschaft
mîn vil lieber vater Rüedegêr.«
(C 3274-81 [B 3154-61])

»Where will my Lady Honor now stay in the kingdom since that those who bore honor have been killed so sorrowfully? Who shall now further rule since her strength has disappeared? My dear father Rüdiger would have mastered this.«

Dietlinde recognizes that she has not only lost her father, but also everything he represents. Indeed the future does not look bright for her and her people. In the midst of such a difficult time, however, Dietlinde does not reprimand herself verbally (though she briefly does so physically). Instead she is able to free herself from the lost object (i. e. her father and mother) and take on the role of being the future ruler (C 4348-53 [B 4281-87]).

Similarly, Dietrich seeks to reestablish order in the wake of devastation despite his grief. In Aventiure 2, Lord Dietrich, who lives in Etzel's kingdom in exile, enters the great hall where the devastation took place and commands Etzel's people to stop their lamenting (C 781-3 [B 763-65]). He understands that lamenting will not assist him or Etzel in rebuilding the kingdom. At the heart of his request, Dietrich recognizes his role in the kingdom as one of action and order rather than lamentations and helplessness.

Dietrich takes an active role in honoring the dead. He praises Kriemhild for her beauty and her loyalty, in spite of her actions, through which he lost his best kin (C 792-811 [B 771-91]). Essentially, Dietrich gives a eulogy in the presence of many who grieve Kriemhild's death. As a leader, Dietrich's words suggest he seeks to bring some closure to those who grieve. Furthermore, he picks up her dead body and commands people to place her body on the bier (C 812-14 [B 792-94]). By taking such action, he does not render himself inactive or helpless when faced with a tremendous amount of loss.

Even when Dietrich is faced with desolation, he does not weep or dwell significantly on his sadness, but rather talks about it, attempts to pick up the pieces by asking for assistance, and tries to move on. For example, Dietrich, only recently a member of Etzel's kingdom, requests assistance from King Etzel because he has lost all of his men:

>herre, lât iuwer swaere
und tuot dem gelîche,
ob ir mir, Dietrîche,
wellet helfen von der nôt.
si sint mir leider all tôt,
die mir dâ helfen solden
und gerne bringen wolden
wider an mîn êre.«
(C 1044-1051 [B 1042-49])

>Lord, leave your sorrow aside and act as though you wish to help me, Dietrich, out of my distress. All of the men who should have helped me and would have eagerly restored my honor have died.«

In spite of his disadvantage, Dietrich speaks so matter-of-factly to Etzel. He is indeed saddened and in an unfortunate situation, yet he recognizes he needs to start over, but will need help from others, since he no longer has men at his disposal. He does not sit idly by and weep, but rather he acts, he speaks out to start a new beginning.

4. Variations in Manuscripts

The differences between Manuscripts B and C suggest varying ideas about the role of grief on the part of the »Nibelungenklage« redactors.[27] The »Nibelungenklage« Manuscript B redactor emphasizes men's grief more. The redactor depicts scenes where Etzel grieves more excessively and Hildebrand actually grieves. Such differences suggest that Manuscript B redactor sought not only to emphasize all characters' grief including Hildebrand's, but also to illustrate more precise forms of grief that are productive and unproductive. In

---

27 The »Nibelungenklage« is composed of 9 complete manuscripts and 5 fragments. Manuscript C, originally named Donaueschingen, was written sometime between 1220 and 1230. BUMKE [note 1], p. 2. The B and C redactors responded specifically to their corresponding »Nibelungenlied« redactions, which suggests that the scribes did more than simply write the »Nibelungenklage« down. Scholars disagree on which »Nibelungenklage« manuscript B or C is more important. Joachim BUMKE among others argues that Manuscript C is the main manuscript. BUMKE [note 1], pp. 549-559. See additional discussion about Manuscript B and C in Elisabeth LIENERT: Intertextualität in der Heldendichtung zu Nibelungenlied und Klage. In: Wolfram-Studien XV (1998), pp. 276-298.

Manuscript B the dichotomy between mourning and melancholy is more apparent than in Manuscript C.[28]

In Manuscript B, the redactor stresses the consuming and unproductive nature of Etzel's grief than in Manuscript C. When Etzel is first introduced in Ms. B, the narrator states the following about Etzel's current emotional state: *er hete leit und ungemach. / des moth man wunder von im sehen* (He felt sorrow and despair. He knew nothing else.) (B 619-20). These verses, absent from C, show the severity of Etzel's sorrow. He is unable to think about anything, including his duties as a king. Furthermore, his grief is so physically detrimental that in Ms. B while Dietrich and Hildebrand clean up the great hall, he goes over to the bodies of his wife and child and reacts in the following manner:

> vor jâmer wart im also wê,
> daz er viel in unmaht.
> in het der jâmer dar zu brâht,
> daz im zu der stunde
> ûzen ôren und ûz dem munde
> begunde bresten daz bluot.
> (B 2308-13)

> His sorrow was so great that he fainted. His grief caused him at that time
> to bleed from the ears and mouth.

Again Manuscript B emphasizes Etzel's helpless state. He is projecting the lost object (here his son and wife) onto himself. In other words, his grief is indeed so powerful that he emulates the dead bodies through blood flowing from his ears and mouth. Such reactions do not suggest productive behavior for a king. He, unlike Hildebrand and Dietrich who clean up the great hall, is powerless and inactive. He is not processing his sorrow successfully; instead his grief is consuming him completely.

In addition to emphasizing Etzel's unproductive sorrow, Ms. B redactor portrays more extensively than Ms. C grief that is productive. The narrator describes Hildebrand's productive grief on two occasions. First, Hildebrand laments as he stands in front of Kriemhild's body: *dô hôrte man Hildebrande*

---

28 In the comparison of the »Nibelungenlied« manuscripts scholars, such as Elaine TENNANT and Kathryn STARKEY, have shown the redactor of Manuscript C in particular problematizes gender and makes it a central issue in several of the characters' interactions. TENNANT, Elaine C.: Prescriptives and Perfomatives in Imagined Cultures. Gender Dynamics in Nibelungenlied's Adventure 11. In: Mittelalter: Neue Wege durch einen alten Kontinent. Ed. by: Müller, Jan-Dirk and Wenzel Horst. Stuttgart, Leipzig 1999, pp. 273-316. STARKEY, Kathryn: Brunhild's Smile. Emotion and the Politics of Gender in the Nibelungenlied. In: Codierungen von Emotionen im Mittelalter / Emotions and Sensibilities in the Middle Ages. Ed. by Jaeger, C. Stephen and Kasten, Ingrid. Berlin, New York 2003 (Trends in Medieval Philology 1), pp. 159-171.

klagen, / der si sluoc mit sîner hant (thus one heard Hildebrand lament, who killed her with his own hand) (B 798-99). His lament is just a break from his active work of cleaning the great hall. In spite of feeling a tremendous amount of sorrow, Hildebrand is able to convey his feelings while at the same time helping to bring order to Etzel's kingdom. Hildebrand also laments Hagen's death: *ouch klagete in an den stunden / der alte Hildebrant / alsô, daz man ez wol ervant* (Hildebrand also lamented at the moment which was appropriate) (B 1098-1100). Again Hildebrand does not sit idly by and let his grief consume him, but assists in gathering the bodies. When Hildebrand grieves the death of a loved one, he signifies his loss through weeping or lamenting and then immediately engages in an action that seeks to benefit Etzel's kingdom, an action that is indeed productive.

5. Conclusion

In the »Nibelungenklage« Dietlinde and Dietrich mourn various deaths and, unlike Etzel and Gotelind, are able to remain socially active, overcome their loss and start a new beginning. The »Nibelungenklage« author does indeed present us with two different models of grief: productive and unproductive. When figures grieve constructively, society flourishes, but when they do so unproductively it can have detrimental effects on all. FREUD's theories of mourning and melancholy allow us to distinguish between these two responses to the destruction of the »Nibelungenlied«. These are distinctions that the poet seems to make within the text, but Freud gives us a vocabulary and a theoretical framework with which to make sense of them.

Michael Mecklenburg
Traurig töten
Depressionsabwehr in der historischen Dietrichepik

On of the most striking feature of German heroic poetry is the obvious interest in detailed and lengthy narrations of bloodshed. Even in the so called ›aventiurehafte Dietrichdichtung‹ we find this interest in depicting bloodshed. If the hero's honour is at stake or revenge is called for it is always (MHG) *zorn* that leads to military actions that won't cease until (nearly) everybody is dead. Thus we would not think of characterizing these warriors as depressive or even melancholic. But a closer look often reveals a strong link between the rage during battle and a preceding emotion of deep sadness. It gives us the impression that in some cases rage and bloodshed are not just the stereotype and rightful behavior of the Germanic hero but serve as an emotional program to cope with a strong depression that in some cases even resembles melancholy (or vice versa?). Especially Rüedeger in the »Nibelungenlied« and Dietrich in the heroic Dietrich-epics might be understood as melancholic characters trying to cope with their melancholic nature by masking it through rage thus making bloodshed a melancholic gesture.

Es hat die Forschung seit jeher irritiert, dass Dietrich von Bern in der historischen Dietrichdichtung einerseits zu exzessiven Klagen neigt, andererseits aber ein über alle Maßen tapferer und gefürchteter Kämpfer ist.[1] Handelte es

---

1 Die ältere Forschung bezieht sich bei der Charakterisierung der Dietrich-Gestalt meist auf das »Nibelungenlied« und die »Klage«, die historische Dietrichdichtung findet nur am Rande Berücksichtigung, so dass ein vergleichsweise homogenes Bild entsteht; vgl. etwa NAGEL, Bert: Das Dietrichbild des Nibelungenliedes. In: ZfdPh 78 (1959), S. 258-268; HORACEK, Blanka: Der Charakter Dietrichs von Bern im Nibelungenlied. In: FS Otto Höfler. Wien 1976, S. 297-336; GOTTZMANN, Carola: Heldendichtung des 13. Jahrhunderts. Frankfurt a. M. 1987, S. 109-136. Doch dies ist eine unzulässige Verengung des Blicks, denn Dietrich ist in mehrerer Hinsicht weit schwerer einzuordnen. Je nachdem, auf welche Texte man sich bezieht, entsteht ein anderes Dietrichbild, wobei das Spektrum vom germanischen Heroen über den *miles christianus* bis zum zögerlichen Jungritter reicht: »Dieses Dazwischen ist zwar literarisch fruchtbar geworden [...], hat sich aber, da es der immer wieder angenommenen Figurenkonsistenz zuwider läuft, auch für die Forschung als methodisch heikler Fall, wenn nicht gar als aporetisch erwiesen.« KELLER, Hildegard Elisabeth: Dietrich und sein Zagen im »Eckenlied« (E2): Figurenkonsistenz, Textkohärenz und Perspektive. In: JOWG 14 (2003/2004),

sich bei ihm um einen zweit- oder drittrangigen Helden, dann könnte man vielleicht darüber hinwegsehen, doch kaum ein anderer Protagonist der deutschen Heldensagentradition hat eine solche Nachwirkung bis in die Frühe Neuzeit hinein gehabt,[2] wurde im Mittelalter zugleich als Vorbild verehrt und als Teufelsbündner verdammt.[3] Ein besonderer Fall ist Dietrich auch deshalb, weil der ihm eignende, geradezu sentimentale Zug nicht durch die ansonsten für die späte Heldendichtung durchaus prägende Tendenz zur Höfisierung zu erklären ist.[4] Aus dem höfischen Roman sind exzessive Klagen oder Trauer

---

S. 55-75, hier S. 56. Das Motiv des Zauderns vor dem Kampf findet sich in allen Dietrichepen, vgl. hierzu HAUSTEIN, Jens: Die *zageheit* Dietrichs von Bern. In: Der unzeitgemäße Held in der Weltliteratur. Hg. v. Kaiser, Gert. Heidelberg 1998 (Jenaer Germanistische Studien N. F. 1), S. 47-62; BREYER, Ralph: Dietrich cunctator: Zur Ausprägung eines literarischen Charakters. In: 5. Pöchlarner Heldenliedgespräch. Aventiure-Märchenhafte Dietrichepik. Hg. v. Zatloukal, Klaus. Wien 2000 (Philologica Germanica 22), S. 61-74. Dass die historische Dietrichepik in ihrer Bezugnahme auf das »Nibelungenlied« das dort entworfene Dietrichbild umzuformen sucht, zeigt LIENERT, Elisabeth: Dietrich contra Nibelungen. Zur Intertextualität der historischen Dietrichepik. In: PBB 121 (1999), S. 23-46.

2   Vgl. zur Dietrichdichtung grundsätzlich HEINZLE, Joachim: Einführung in die mittelhochdeutsche Dietrichpik. Berlin, New York 1999 (de Gruyter Studienbuch); zur Dietrichsage und der durch die Heldenbuchdrucke bis in die Neuzeit hineinreichenden Wirksamkeit dort besonders S. 1-57.

3   Das bekannteste Beispiel dieser Ambivalenz aus dem Bereich der volkssprachigen Literatur ist die Darstellung Dietrichs in der »Kaiserchronik«, vgl. hierzu OHLY, Ernst Friedrich: Sage und Legende in der Kaiserchronik. Untersuchungen über Quellen und Aufbau der Dichtung. Darmstadt 1968, S. 218-224. Theoderich/ Dietrich war bereits seit dem Frühmittelalter ein »Held für viele Zwecke«. Vgl. HAUBRICHS, Wolfgang: Ein Held für viele Zwecke. Dietrich von Bern und sein Widerpart in den Heldensagenzeugnissen des frühen Mittelalters. In: Theodisca. Beiträge zur althochdeutschen und altniederdeutschen Sprache und Literatur in der Kultur des frühen Mittelalters. Eine internationale Fachtagung in Schönmühl bei Penzberg vom 13. bis zum 16. März 1997. Hg. v. Haubrichs, Wolfgang u. a. Berlin, New York 2000 (Ergänzungsbände zum Reallexikon der Germanischen Altertumskunde 22), S. 330-363. Dietrich blieb trotz dieser Fluidität eindeutig erkennbar, so dass es in manchen Texten sogar zur einer Thematisierung der Rollenstereotypien durch die Figur selber kommt: »Dietrich ist als EINER nicht faßbar und tritt doch als Unverwechselbarer auf. Aus dieser für die Rezipienten aporetisch definierten Identität darf Dietrich selbst ein Spiel machen.« Vgl. KELLER [Anm. 1], S. 57. Hervorhebung im Original).

4   Behandelt werden hier nur die beiden Texte, auf die das Phänomen der Sentimentalisierung zutrifft, nämlich »Rabenschlacht« (RS) und »Buch von Bern« (BvB). Vgl. zu beiden Texten den Forschungsbericht in MECKLENBURG, Michael: Parodie und Pathos. Heldensagenrezeption in der historischen Dietrichepik. München 2002 (Forschungen zur Geschichte der älteren deutschen Literatur 27), S. 52-63 sowie die entsprechenden Bibliographien in den hier benutzten Textausgaben: Dietrichs

zwar bekannt, sie sind jedoch in den narrativen Kontext logisch eingebettet und dienen der Konstruktion von bestimmten Figurenidentitäten oder kommunikativen Zwecken.[5] Dietrichs Klagen sind in der historischen Dietrichepik hingegen oft genug funktionslos, manchmal öffentlich nicht wahrzunehmen und immer wieder auf die eigene Person als dem *armen Dietrîch* bezogen.

> Die beiden großen Dietrichepen, »Dietrichs Flucht« und »Rabenschlacht«, vermitteln anders als die märchenhaften Dietrichepen [...] am ausgeprägtesten jenes Bild, das für Dietrich von Bern als charakteristisch empfunden wird. Es ist das Bild vom armen Dietrich, vom Helden, dessen Tragik sich nicht in seinem Tod vollendet [...] Der siegreiche Heerkönig wird zum verzagenden Gefolgsherren, den das Königsheil verlassen hat. Hemmungslos sind [...] sein Schmerz, seine Klage und seine Handlungen, wenn er Freunde oder Mannen verliert oder zu verlieren droht.[6]

Behandelt wurde die Tendenz, »den Haupthelden zu sentimentalisieren«[7] nur selten, so sieht Sonja KERTH darin eine spätzeitliche Überformung des Helden und deutet sie zusammen mit einer »ansatzweise[n] Verkindlichung des Helden« als Zeichen einer »romanhaften Perspektivierung«: »es handelt sich um Elemente einer ritterlich-höfischen Einstellung, die auf den höfischen Roman hindeutet.«[8] Allerdings versteht KERTH die »Rabenschlacht« und das »Buch von Bern« nicht als Reduktionsformen im Sinne von Jan-Dirk MÜLLER, die lediglich den materiellen Aspekt des Höfischen übernähmen, sondern sieht durchaus den Versuch gegeben, dadurch ein zivilisierendes Moment in die heldenepische Welt einzuführen.[9] Damit läge die histori-

---

Flucht. Textgeschichtliche Ausgabe. Hg. v. LIENERT, Elisabeth u. WOLTER, Dorit. Tübingen 2003 (Texte und Studien zur mittelhochdeutschen Heldenepik 1), S. 339-352; Rabenschlacht. Textgeschichtliche Ausgabe. Hg. v. LIENERT, Elisabeth u. BECK, Gertrud. Tübingen 2005 (Texte und Studien zur mittelhochdeutschen Heldenepik 2), S. 267-282. Ich ziehe den Werktitel »Buch von Bern« dem in der Forschung benutzten »Dietrichs Flucht« vor, weil dies dem im Text selber angegebenen Titel entspricht, vgl. BvB 10080 u. 10106.

5 Vgl. zur Trauerdarstellung in höfischen Romanen (»Erec«, »Tristan«, »Willehalm«) jetzt grundsätzlich KOCH, Elke: Trauer und Identität. Inszenierungen von Emotionen in der deutschen Literatur des Mittelalters. Berlin, New York 2006 (Trends in Medieval Philology 8), mit ausführlicher Diskussion der Forschung.

6 WISNIEWSKI, Roswitha: Mittelalterliche Dietrichdichtung. Stuttgart 1986 (Sammlung Metzler 205), S. 36 u. 40.

7 KERTH, Sonja: Die historische Dietrichepik als ›späte Heldendichtung‹. In: ZfdA 129 (2000), S. 155-175, hier S. 171.

8 KERTH [Anm. 7], S. 172.

9 »Wie im Artusroman tritt die höfische Welt in ›Dietrichs Flucht‹ und in der ›Rabenschlacht‹ durchaus mit dem Anspruch auf, Leid und Probleme vergessen zu machen, der Lebensform des Kriegers eine auf Freude und die Verwirklichung von

sche Dietrichepik zwischen dem höfischen Roman einerseits und dem »Nibelungenlied« andererseits, wenn man Elisabeth LIENERT folgt, nach deren Auffassung die beiden Epen die »nibelungische Dietrich-Rolle wenigstens teilweise wieder zurück« nähmen.[10] Während Dietrich im »Nibelungenlied« in den Strudel des Untergangs hineingezogen werde, sein »Unglück geradezu irreparabel«, sein »Handeln konsequent mit dem Signum der Vergeblichkeit« versehen sei,[11] zeige die historische Dietrichepik eine Zyklizität von Gewinn und Verlust, die zumindest potenziell die Möglichkeit eines Sieges offen lasse:

> So wie das in der zyklischen Struktur der historischen Dietrichepik implizierte vorsichtig optimistische Prinzip des Niemals-Aufgebens das »Nibelungenlied« relativiert, so relativiert die ebenfalls der zyklischen Struktur inhärente Thematik des glücklosen Siegs den arturischen Optimismus; die historische Dietrichepik bietet einen mittleren Weg an, zwischen schicksalhafter Katastrophe und geschichtsloser Idealität. [...] Der Held geht weder unter, noch erringt er glorreich Siege, aber er gibt niemals auf [...].[12]

Damit ist zwar ein Deutungsangebot für den Handlungsgang gemacht, aber noch keine Aussage über die Verfassheit des Helden, denn ganz so selbstverständlich, wie LIENERT das impliziert, nimmt Dietrich sein Schicksal des im Gewinn enthaltenen Verlusts nicht hin. Natürlich kann man bezüglich Dietrichs Klagen und Trauern auf die »Traditionen des pathetisch-hyperbolischen Stils« verweisen,[13] doch man ignoriert dann, dass Dietrich innerhalb seiner Klagen immer wieder seine eigene Existenz thematisiert und in seine »Stehaufmännchenrolle«[14] erst hineingedrängt werden muss. Auch der Vorschlag, das »Buch von Bern« und die »Rabenschlacht« wiesen eine erhöhte Thematisierung der Emotionen und damit einhergehend die punktuelle Darstellung

---

Werten zielende Alternative an die Seite zu stellen.« Vgl. KERTH [Anm. 7], S. 164. Allerdings bleibt das für den höfischen Roman prägende Element der Minne, wie KERTH richtig feststellt, fast völlig ausgespart: »Eine echte Lösung im Sinne von Wolframs ›Willehalm‹, daß höfische Minne unerträgliches Leid bleibend ertragbar mache, bietet sich Dietrich auch in der ›Rabenschlacht‹ nicht.« (S. 166)

10 LIENERT (1999) [Anm. 1], S. 40: »Impliziert ist: Dietrich, so wie die historische Dietrichepik ihn sieht, kann nicht die Person sein, die wider Willen durch eine fatale Geschehensmechanik in den Kampf mit Freunden getrieben wird.«

11 LIENERT (1999) [Anm. 1], S. 39.

12 LIENERT (1999) [Anm. 1], S. 45.

13 HEINZLE [Anm. 2], S. 81; ähnlich auch KERTH [Anm. 7], S. 171: »Die Rolle des um seine Mannen Klagenden und Weinenden, die im Fluchtepos wie in der ›Rabenschlacht‹ zu finden ist, ist traditionell in der Heldenepik fest verankert.«

14 LIENERT (1999) [Anm. 1], S. 40.

eines psychischen Innenraumes auf,[15] erklärt zwar deren Rezeptionsangebote, sagt aber noch nichts über die Dietrich-Figur aus. Die Spannung zwischen Heldenhaftigkeit und Tränenseligkeit ist damit nicht erklärt. Dietrichs Klagen kreisen mit derselben Hartnäckigkeit um das eigene Scheitern und die Aussichtslosigkeit der Lage, wie die Erzählung ihn immer wieder des Sieges beraubt. Von einer »Linderung des Schmerzes [...] durch Dietrichs Trauerarbeit und die Aussicht auf Rache«[16] kann nicht die Rede sein, Dietrich selbst bekennt sich zur Funktionslosigkeit seines Schmerzes und seiner Klagen. Genau besehen geht es gar nicht mehr um Trauer, sondern schon um Depression und Melancholie.

---

15 MECKLENBURG [Anm. 4], S. 63-126; anders KERTH, Sonja: Versehrte Körper – vernarbte Seelen. Konstruktionen kriegerischer Männlichkeit in der späten Heldendichtung. In: ZfG N. F. 12 (2002), S. 262-274, die jegliche psychologische Motivierung in der mittelalterlichen Literatur verneint, obwohl sie »auf der Handlungsebene Anzeichen für seelische Versehrtheit« (S. 272) zu erkennen glaubt. Ihrer Ansicht nach entsprechen die Klagen in der historischen Dietrichepik dem ritualisierten Trauergebaren und »stehen damit nicht für subjektive Gefühle, sondern besitzen Zeichencharakter, den alle Betroffenen verstehen und der eine gewisse Verarbeitung des Leides ermöglicht« (ebd.). Dieses Argument ist zum einen in sich widersprüchlich, denn wenn keine subjektiven Gefühle angenommen werden, dann ist auch eine Verarbeitung nicht notwendig. Zum anderen ist m. E. grundsätzlich davon auszugehen, dass auch hinter ritualisierten Formen des Emotionsausdrucks individuelle Emotionen und Gefühle stehen bzw. von solchen ritualisierten Formen ausgelöst werden, vgl. hierzu MECKLENBURG, Michael: Evolution – Emotion – Fiktion. Studien zur Scham in der mittelhochdeutschen Erzähldichtung. Unveröffentl. Habil.schrift, Berlin 2007, S. 69-131.

16 KERTH [Anm. 7], S. 166. Mir ist diese Aussage auch deshalb nicht verständlich, weil KERTH selber darauf hinweist, dass der Mechanismus von Leid und Rache nicht durchbrochen sonder eher verschärft wird:»Die Dietrich-Dichtungen weisen die Sinnangebote zurück, die die höfische Literatur mit der Vorstellung von Minne als Gegenmacht zu Leid und Unglück (›Willehalm‹), mit der Propagierung eines höfischen Verhaltenskodex und einer Begrenzung von Gewalt macht. So bestätigt sich letztlich die Dominanz der heldenepischen Welt – die domestizierende Kraft der höfischen Wertewelt ist zwar positive Folie, versagt aber angesichts der ungeheuren Verbrechen, der Ströme von Blut und Berge von Leichen.« Vgl. KERTH [Anm. 7], S. 174. Das Düstere dieser Konzeption wird jedoch durchaus verständlich, wenn man berücksichtigt, dass das Darstellungsinteresse einer ausführlichen Emotionsdarstellung galt, die ihr Material durch die zyklische Konzeption des immer erneuerten Leids erhielt. Vgl. hierzu auch ANZ, Thomas: Freuden aus Leiden. Aspekte der Lust an literarischer Trauer. In: Trauer. Hg. v. Mauser, Wolfram u. Pfeifer, Joachim. Würzburg 2003 (Freiburger Literaturpsychologische Gespräche, Jahrbuch für Literatur und Psychoanalyse 22), S. 71-82.

*

Traurige Helden erfreuen sich in der Altgermanistik inzwischen einiger Beliebtheit.[17] Die jeweiligen methodischen Zugangsweisen mögen sich dabei unterscheiden, die untersuchten Figuren bleiben gleich:[18] Tristan – mit dem passenden Namen versehen –,[19] Parzival – verzweifelt über den Verlust des Grals –,[20] Willehalm – über den Tod seines Neffen maßlos trauernd.[21] Das zentrale Interesse gilt dabei zum einen der Frage, wie sich Traurigkeit mit dem Ideal höfisch-ritterlicher Männlichkeit verträgt, zum anderen wird versucht, die Figurengestaltung im Kontext des zeitgenössischen Melancholie-

---

17 Man könnte allerdings auf MAURER, Friedrich: Leid. Studien zur Bedeutungs- und Problemgeschichte, besonders in den grossen Epen der staufischen Zeit. Berlin, München 1951 (Bibliotheca Germanica 1), als frühen Versuch der Forschung in diese Richtung verweisen.

18 Eine der wenigen Ausnahmen ist SIEBER, Andrea: Lancelot und Galahot – Melancholische Helden? In: Aventiuren des Geschlechts. Modelle von Männlichkeit in der Literatur des 13. Jahrhunderts. Hg. v. Baisch, Martin u. a. Göttingen 2003 (Aventiuren 1), S. 209-232. Auch BLANK, Walter: Der Melancholikertypus in mittelalterlichen Texten. In: Mittelalterliche Menschenbilder. Hg. v. Neumeyer, Martina. Regensburg 2000 (Eichstätter Kolloquium 8), S. 119-145 behandelt den »Prosa-Lancelot«, daneben aber außerdem den »Iwein« und den »Parzival«.

19 TOMASEK, Tomas: Überlegungen zum *truren* im »Tristan« Gottfrieds von Straßburg. In: LiLi 29/114 (1999), S. 9-20; KONETZKE, Claudia: *triuwe* und *melancholia*. Ein neuer Annäherungsversuch an die Isolde-Weißhand-Episode des »Tristan« Gottfrieds von Straßburg. In: Körperinszenierungen in mittelalterlicher Literatur. Kolloquium am Zentrum für interdisziplinäre Forschung der Universität Bielefeld (18. bis 20. März 1999). Hg. v. Ridder, Klaus u. Langer, Otto. Berlin 2002 (Körper, Zeichen, Kultur 11), S. 117-138.

20 RIDDER, Klaus: Parzivals schmerzliche Erinnerung. In: LiLi 29/114 (1999), S. 21-41; KOCH, Elke: Inszenierungen von Trauer, Körper und Geschlecht im *Parzival* Wolframs von Eschenbach. In: Codierungen von Emotionen im Mittelalter / Emotions and Sensibilities in the Middle Ages. Hg. v. Jaeger, C. Stephen and Kasten, Ingrid. Berlin, New York 2003 (Trends in Medieval Philology 1), S. 143-158; EMING, Jutta: ›Trauern Helfen‹. Subjektivität und historische Emotionalität in der Episode um Gahmurets Zelt. In: Inszenierungen von Subjektivität in der Literatur des Mittelalters. Hg. v. Baisch, Martin u. a. Königstein/Taunus 2005, S. 107-121.

21 LIEBERTZ-GRÜN, Ursula: Das trauernde Geschlecht. Kriegerische Männlichkeit und Weiblichkeit im »Willehalm« Wolframs von Eschenbach. IN: GRM N. F. 46 (1996), S. 383-405; ROHR, Günther W.: Willehalms maßlose Trauer. In: LiLi 29/114 (1999), S. 42-65; MIKLAUTSCH, Lydia: *Waz touc helden sölh geschrei?* Tränen als Gesten der Trauer in Wolframs »Willehalm«. In: ZfG N. F. 10 (2000), S. 245-257; ACKERMANN, Christiane u. RIDDER, Klaus: Trauer – Trauma – Melancholie. Zum »Willehalm« Wolframs von Eschenbach. In: Trauer. Hg. v. Mauser, Wolfram u. Pfeifer, Joachim. Würzburg 2003 (Freiburger Literaturpsychologische Gespräche, Jahrbuch für Literatur und Psychoanalyse 22), S. 83-108.

diskurses zu verorten. Wenn es aber nicht nur um Trauer geht, sondern um Melancholie, dann ergeben sich Schwierigkeiten hinsichtlich der Begriffsbestimmung. Raymond KLIBANSKY weist im Vorwort zur deutschen Ausgabe von »Saturn und Melancholie« auf die Vereinnahmung des Begriffs durch die unterschiedlichsten Disziplinen und weltanschaulichen Systeme hin[22] und kürzlich hat Petra STRASSER darauf hingewiesen, dass Melancholie und Trauer in erster Linie zu nosologischen Kategorien im Rahmen von Psychologie und Psychoanalyse geworden seien.[23]

Es scheint für die Mediävistik zunächst zwei Möglichkeiten zu geben, das Phänomen der sich offensichtlich überschneidenden Konzepte von Trauer und Melancholie begrifflich zu fassen und für eine historische Literaturwissenschaft zu operationalisieren: Entweder schließt man sich eng an die Vier-Säfte-Lehre an und versucht entsprechende Beschreibungen in den literarischen Texten zu finden; oder man greift auf Sigmund FREUD und seine Schrift »Trauer und Melancholie« zurück und appliziert sie auf die mittelalterlichen Texte. Beide Zugänge konvergieren in der Annahme, dass Trauer ein ›gesunder‹ Prozess der Ablösung vom geliebten Objekt bzw. der Verarbeitung eines Verlusts sei, während Melancholie als pathologischer Zustand beschrieben wird, der dann jedoch Gefahr läuft, in die Nähe der Depression zu geraten. Zentriert wird die Diskussion im Einzelfall um den Begriff des Traumas, wodurch sich auch literarisches Figurenverhalten jenseits des Wahnsinns (Iwein) oder der Minnekrankheit (Parzival, Tristan, Lancelot) beschreiben lässt.[24] Eine Rückbindung an moderne emotionspsychologische Kategorien findet nur im Ausnahmefall statt,[25] obwohl sich hier die Möglichkeit böte, emotionale Universalien mit kulturbedingten Formen zu vermitteln. Wenn man nämlich davon ausgeht, dass auch die Trauer zur evolutionär entstandenen emotionalen Grundausstattung gehört, dann ändert sich der Blick dahingehend, dass man nicht mehr nach ›gesunden‹ Grundformen suchen und Abweichungen als kulturell konstruiert oder krankhaft ausweisen muss – ein Verfahren, dass je nach theoretischen Prämissen zu ganz unterschiedlichen Ergebnissen führen wird. Es gilt vielmehr danach zu fragen, welchen adaptiven Nutzen das jeweilige Verhalten hat.

---

22 KLIBANSKY, Raymond; PANOFSKY, Erwin u. SAXL, Fritz: Saturn und Melancholie. Studien zur Geschichte der Naturphilosophie und Medizin, der Religion und der Kunst. Übers. v. Buschendorf, Christa. 2. Aufl. Frankfurt a. M. 1994 (stw 1010), S. 12-15.

23 STRASSER, Petra: Trauer versus Melancholie aus psychoanalytischer Sicht. In: Trauer. Hg. v. Mauser, Wolfram u. Pfeifer, Joachim. Würzburg 2003 (Freiburger Literaturpsychologische Gespräche, Jahrbuch für Literatur und Psychoanalyse 22), S. 35-52, hier S. 47; ähnlich BLANK [Anm. 18], S. 119.

24 So etwa bei ACKERMANN/RIDDER [Anm. 21].

25 So etwa bei ACKERMANN/RIDDER [Anm. 21] oder EMING [Anm. 20].

Setzt man Trauer und Depression als Ausprägungen einer Grundemotion an,[26] dann befreit man den Begriff der Melancholie von der Bedeutung einer emotionsbezogenen Dispositionsbeschreibung einerseits und von ihrer pathologischen Komponente andererseits, so dass sie frei wird zur Bezeichnung des kulturell determinierten Umgangs mit Trauer und Depression. Die Leistungsfähigkeit eines solchen Ansatzes läge darin, dass das für die Melancholie so entscheidende Kriterium der Selbstreflexion und Subjektivität nicht mehr mit der Vorstellung von der fehlenden Bewusstheit des mittelalterlichen Menschen in Konflikt gerät. Erst die Grundannahme, dass die Helden der höfischen Romane langsam ein Fenster zum Innenraum des Menschen zu einer vormodernen Form der Psyche öffneten, macht es möglich, sie als Melancholiker in mehr als nur einem pathologischen Sinne zu verstehen.

Damit gelangt man wieder zu Dietrich von Bern zurück, denn der Gedanke, es könne sich bei ihm um einen Melancholiker handeln, liegt zunächst eher fern. Im Gegensatz zum höfischen Helden, der durch Reflexionsfähigkeit und abwägendes Handeln geprägt ist, gilt für den heroischen Helden das Gesetz der Tat: Reflexion und Abwägung von Handlungsalternativen sind ihm fremd, einmal gefällte Entscheidungen werden nicht revidiert.[27] Doch obwohl man gerade in der germanisch-deutschen Heldendichtung keinen Melancholiker vermuten würde, möchte ich im Folgenden genau dieser These nachgehen. Dietrich, so meine Vermutung, bietet aufgrund des mit ihm unlöslich verbundenen Motivs der Vergeblichkeit kämpferischen Erfolges ein ideales Feld zur Darstellung melancholischer Männlichkeit.

*

Der Paradefall heldenepischer Trauer ist die Totenklage. Sowohl im »Buch von Bern« als auch in der »Rabenschlacht« gibt es hierfür reichlich Gelegenheiten. Erstaunlicherweise sind echte Totenklagen im »Buch von Bern« jedoch eher selten. Erst gegen Ende finden sie sich gehäuft bei der Trauer um die in der letzten Schlacht gefallenen Helden (BvB 9844ff.), und natürlich ist der Heldentod bis in die Schlussformulierung hinein immer präsent. Dort heißt es *Si chlageten in ir mûte / die edelen rekchen gûte / und swer ouf dem wal da verschiet* (BvB 10126-101228). Das lässt aber kaum einen Schluss auf den Ausdruck der Trauer zu, wenn man die Formulierung nicht sogar dahingehend verstehen will, dass es eben keinerlei Weinen und Klagen gab, sondern lediglich stille und individuelle Trauer (*in ir mûte*). Ähnlich ist es in einem weiteren Fall: Nach der gewonnenen zweiten Schlacht gegen Ermrich macht Dietrich Witege zum Markgrafen von Ravenna, weil Saben in der Schlacht umgekommen ist und beklagt in diesem Zusammenhang Sabens Tod (BvB 7158-7177). Seiner wörtlichen Rede ist nicht zu entnehmen, ob er

---

26 Vgl. dazu Anm. 34 u. 36.
27 Vgl. zur Charakteristik des Heroischen Helden MECKLENBURG [Anm. 4], S. 14-32.

weint oder andere Formen nonverbaler Trauerbekundung zeigt. Inhaltlich ist es der Lobpreis des Verstorbenen und die Versicherung, auf Ravenna, Mailand und Verona verzichten zu wollen, wenn nur Saben noch lebe. Das ist durchaus nicht ausschließlich formelhaft zu verstehen, denn nach der ersten Schlacht steht Dietrich vor dem Problem, dass er zwar viele Männer Emrichs und dessen Sohn als Geiseln hat, andererseits aber seine sieben besten Helden sich in dessen Gewalt befinden. Da Ermrich einen Gefangenenaustausch ablehnt und sogar willens ist, seinen Sohn töten zu lassen, zieht Dietrich schließlich aus seinen Erbländern ab, um die sieben Recken frei zu bekommen (BvB 3695ff.). In diesem Zusammenhang beklagt Dietrich das Schicksal seiner gefangenen Helden in einer Weise, als wären sie bereits tot.[28] Doch an Dietrichs Eingangsformulierungen schließt sich dann nicht das Lob der gefangenen (oder eben: todgeweihten) Helden, die Klage über ihre Abwesenheit oder gar ein Racheschwur an, sondern Dietrich thematisiert ausschließlich sein eigenes Leid. Dabei steht die Schädigung der eigenen Ehre im Vordergrund und wird mit der Artikulation eines Todeswunsches verbunden:

> Alrerst ich nu verscheide,
> ich leb mit allen sorgen.
> Nu ist min ere verborgen.
> Owe der jæmerlichen not!
> Daz wolde got, und wer ich tot,
> daz wer mir bezzer hinne fûr.
> (BvB 3801-3806)

Wesentlich stärker auf die körperliche Symptomatik fokussiert erscheint Dietrichs Trauer in der »Rabenschlacht«, besonders die Klage um die toten Helchesöhne und seinen Bruder Diether ist hier breit ausgemalt (RS 868-912 und 974-986): Dietrich weint hemmungslos, er rauft sich die Haare und reißt sie sich aus, er bricht über den Leichen zusammen, schlägt sich in die Augen, küsst die Toten und weint blutige Tränen, schließlich beißt er sich ein Fingerglied ab und muss später zu seinem Pferd getragen werden. Wie auch im »Buch von Bern« ist das zunächst nicht mehr, als eine extreme Form der Trauer, und in der Klage um seinen Bruder Diether kommt es dann auch zu einer ausführlichen Lobpreisung des Toten (RS 905-912). Außerdem ist es nicht nur Dietrich, der derart heftige Trauerbekundungen zeigt, die Trauer Etzels und Helches ist ebenfalls stark ausgemalt und von Dietrichs Mitstreitern heißt es, dass sie *begunden jamer schouwen, / ir chlage was vreisan* (RS 9831f.). Damit wird der Zusammenhang von Trauer und Rachehandlung aufgerufen, denn wenn die Trauer der Helden besonders groß ist, dann ist sie

---

28 *Owe der herzen swære, die her Dietrich gewan! / Do mûst er trörichlich gestan. / Do chlagt er jemerliche / Die recken lobeliche / Und lie daz gût under wegn: / »Owe miner lieben degn, / die ich also verlorn han! / Nu mûz ich mit leide stan / Und naht und tach umbe si chlagen.«* (BvB 3789-3798)

nicht deshalb furchterregend, weil die entsprechenden Handlungen des Haareausreißens o. ä. erschreckend wären, sondern weil zu erwarten ist, dass die Helden sich in entsprechend blutiger Weise rächen werden. Genau so kommt es auch hier: Als man erfährt, dass Ermrich in Ravenna untergeschlüpft ist, wird die Stadt belagert, das Heer Ermrichs unternimmt einen Ausfall und wird grausam niedergemetzelt (RS 987-1014). Dabei fällt im Vergleich zu den anderen Schlachtschilderungen auf, dass die Verletzungen der Gegner besonders detailreich dargestellt und sofort in den Kontext der Rachenahme gestellt werden.[29] Auch die zur Totenklage des Helden gehörende Ermahnung zur Mäßigung findet sich. So wird der über seinem toten Bruder klagende Dietrich von Rüdiger zur Verfolgung Witeges aufgefordert (RS 913f.), und als er diese Unternehmen erfolglos abbrechen muss und wieder klagend über den Leichen der Helchesöhne liegt, ermahnt Helfrich ihn, die Trauer zu beenden (RS 978).

Im »Buch von Bern« ist es unter anderem Hildebrand, der Dietrich auffordert, die Klage zu beenden (BvB 4564-4579).[30] Doch hier reagiert Dietrich darauf mit Widerspruch, der nur zu verstehen ist, wenn man die Ursache seiner Klagen berücksichtigt. Anders als in der »Rabenschlacht« trauert er nicht um seine Toten, sondern beklagt seine eigene Situation. Die Klage eröffnet auch die »Rabenschlacht«, sie ist dort aber auf die toten Helden bezogen und erscheint erst am Schluss wieder in zunehmender Selbstreferenz. Man muss also Dietrichs Gang ins Exil verfolgen um zu verstehen, wie sich bei ihm persönliches Leid zu einer melancholischen Haltung verfestigt und welches die Möglichkeiten der Überwindung dieses Zustandes sind.

*

Den Ausgang nimmt Dietrichs Leid von der erwähnten Situation der Gefangennahmen der sieben besten Helden, die Dietrich nur auslösen kann, indem er Ermrich Land und Herrschaft übergibt, ein Schicksalsschlag, an dem Dietrich keine Schuld hat, wie der Erzähler ausdrücklich feststellt.[31] Hatte es nach dem Sieg von Dietrich noch geheißen, *do was vrolich sin mŭt / Nu lachte vor liebe der helt gŭt* (BvB 3584f.), so reagiert er auf die Nachricht von der Gefangennahme seiner Helden mit großer Niedergeschlagenheit: *Do*

---

29 *Nase, ougen unde mund / wart allez hin geslagen. / Ja tŭt mir das mœr chunt, / da wart lutzel vertragen. / Durch die herze si stachen. / Ir mage si mit grimme vaste rachen.* (RS 1001)

30 Ähnlich wie Hildebrand argumentiert am Schluss des Epos auch Wolfhart, vgl. BvB 10002ff.

31 *Nu horet, wie es sit geschach, / wie in diu unselde verriet, / daz er von al den eren schiet, / die im sin vater Dietmar / het gehaien menigiu jar. / Diese starche geschicht, / diu chom von im selben niht, / da er mŭst liden arbeit.* (BvB 3563-3570)

mûst er trŏrichlich gestan. / Do chlagt er jemerliche / die recken lobeliche
(BvB 3791-3793). Man kann *trŏrichlich* hier eigentlich nicht mit ›traurig‹
übersetzen,[32] es ist vielmehr eine emotionale Stimmung gemeint, die man am
besten mit ›Niedergeschlagenheit‹ übersetzen könnte. Erst die nun folgenden
Erniedrigungen – trotz tränenreicher Bitten und einem Fußfall muss Dietrich
alle Ländereien und bewegliche Habe an Ermrich ausliefern und mit seinem
Gefolge schändlich zu Fuß das Land verlassen (BvB 4212ff.) – führen bei
Dietrich zu einem schweren Trauma, dem er zunächst nicht zu begegnen
weiß. Er verfällt in ein andauerndes Weinen, schwört zwar schließlich Rache,
bittet aber in auffälliger Weise um den Beistand Gottes und Marias.[33] Damit
lässt er wenig Entschlossenheit und einen gewissen Zweifel an der eigenen
Fähigkeit zur Lösung des Problems erkennen, ein potenzielles Scheitern wird
schon vorab auf externale Ursachen attribuiert.[34]

Die systematische Erniedrigung durch Ermrich und die damit verbundene
Selbstentblößung Dietrichs und seines Gefolges führen bei Dietrich zu einer
andauernden, mit Scham verbundenen Niedergeschlagenheit.[35] Seine Klagen
kreisen aber zusehends weniger um das leidvolle Schicksal seines Gefolges,

---

32 Vgl. zur semantischen Differenz zwischen mhd. *trûren* und nhd. ›Trauer/trauern‹
KOCH [Anm. 5], S. 18-28, zum mittelalterlichen Trauerdiskurs in der Theologie
und zum mittelhochdeutschen Wortfeld dort S. 32-47.

33 *Er sprach: »Mich gesiht nimmer me / wip noch man gelachen. / Min herze, daz
mûz chrachen / immer und immer unz uf den tach, / unz ich min leit gerechen
mach. / Ich bite dich, heiliger Christ, / daz du mir gebest so lange vrist, / la mich
leben so lange gesunt / und gefuge mir noch die stunt, / daz ich gereche miniu
leit. / Des hilf mir, vil reiniu meit, / des himmels chuniginne, / daz ich die helfe
noch gewinne.«* (BVB 4427-4439)

34 Grundlegend bezüglich attributionstheoretischer Beschreibungsverfahren ist
WEINER, Bernard: An Attributional Theory of Motivation and Emotion. New York
u. a. 1986 (Springer Series in Social Psychology); eine ausführliche Diskussion
von WEINERS Theorie in REISENZEIN, Rainer; MEYER, Wulf Uwe u. SCHÜTZWOHL,
Achim: Einführung in die Emotionspsychologie. Bd. 3: Kognitive Emotions-
theorien. Bern. u. a. 2003, S. 93-133, ein knapper Aufriss bei MEYER, Wulf-Uwe:
Attributionstheoretische Ansätze. In: Emotionspsychologie. Ein Handbuch. Hg. v.
Otto, Jürgen H. u. a. Weinheim 2000, S. 106-116. Eine ausführliche Diskussion
moderner emotionspsychologischer Beschreibungskategorien und deren Anwendung auf literarische Texte findet sich bei MECKLENBURG [Anm. 15], S. 185-219.

35 Der dabei verwendete Begriff (mhd.) *scham* ist nicht immer eindeutig auf die
Emotion zu beziehen. In zwei Fällen ist wohl die Schande gemeint, in deren Folge
scham entsteht: *Die herzelnichen scham, / die beweinet der herre Dietrich / des
tages vil diche chlagelich* (BvB 4419-4421); *Do daz Rudeger vernam, / er sprach:
»Owe der grozen scham, / der ich an iu sehen sol!«* (BvB 4780-4782) Nur als sich
Dietrich vor Helche und Rüdiger versteckt, ist seine Reaktion eindeutig auf eine
Scham-Emotion zu beziehen: *Her Dietrich sich noch hal / als noch tût ein
schæmlich man.* (BvB 4691f.)

in den Mittelpunkt rückt mehr und mehr sein eigenes Los. Ein Rest von Distanzierung bleibt noch erhalten, als Dietrich beim Einzug der Exilanten in Gran von sich in der dritten Person zu sprechen beginnt; aber noch in der Rede wechselt er in die erste Person und umreißt mit wenigen Worten zugleich sein Exilantendasein und seinen psychischen Zustand:

>>Owe dir, ellende<<
sprach der herre Die<t>rich,
>>wie gar unerbarmeclich
du an ze schouwen bist!
Nu ratet, helde, an dirre vrist,
war wir cheren oder gan.<<
Da wart suften niht verlan.
>>Nu han ich weder ere noch gŭt,
niwan trowrigen mŭt.<<
(BvB 4555-4563)

Dietrichs Erkenntnis des Gefangenseins im Zustand des *trûren* wird mit einer eindeutigen Kausalattribution versehen: Sein Zustand ist danach die direkte Folge des Verlusts seines gesamten Besitzes und seines Ansehens. Logische Konsequenz aus dieser Feststellung wäre also, dass die emotionale Krise, wie bei der Traueremotion durch eine Wiederherstellung des ursprünglichen Zustandes behoben werden kann. Erhielte Dietrich seinen Besitz zurück und würde sein Ansehen wiederhergestellt werden, dann müsste er nicht mehr *trûren*. Erstere Bedingung würde durch einen militärischen Sieg über Ermrich erfüllt, letztere aber erst durch dessen Tod. Doch beide Optionen scheinen für Dietrich in realistischer Einschätzung seiner Lage derart unmöglich zu sein, dass er sich keinen Rat weiß. Erst hier also, da Dietrich seine Lage als aussichtslos bewertet, ist es möglich von einem depressiven Zustand zu sprechen. Die eigentliche Problematik der Depression ist jedoch die Unfähigkeit des Betroffenen, sich aus dem Zirkel von negativer Einschätzung der Bewältigbarkeit und der daraus resultierenden negativen Selbstwerteinschätzung zu befreien.[36] Das unterscheidet sie grundsätzlich von der Traueremotion, bei der eine Auflösung des hedonisch negativen emotionalen Zustandes stattfindet, unter anderem auch durch den Einsatz entsprechender kulturell codierter Verhaltensweisen. Das weiß auch Hildebrand, der seinen Herrn mit

---

36 Vgl. hierzu SCHMIDT, Annette u. MEES, Ulrich: Trauer. In: Emotionspsychologie. Ein Handbuch. Hg. v. Otto, Jürgen H. u. a. Weinheim 2000, S. 209-220, hier S. 215; FIEDLER, Peter: Psychologische Therapie und Emotionen. In: Emotionspsychologie. Ein Handbuch. Hg. v. Otto, Jürgen H. u. a. Weinheim 2000, S. 556-566, hier S. 562f.; LEWIS, Michael: Shame. The Exposed Self. New York 1995, S.143-149; FISCHER, Gottfried u. HAMMEL, Andreas: Trauer und Melancholie. Vom Neurose- zum Trauma-Paradigma. In: Trauer. Hg. v. Mauser, Wolfram u. Pfeifer, Joachim. Würzburg 2003 (Freiburger Literaturpsychologische Gespräche, Jahrbuch für Literatur und Psychoanalyse 22), S. 53-70.

eindeutigen Worten ermahnt. Sentenzartig wertet er zunächst Dietrichs Verhalten ganz allgemein ab,[37] um dann in gestufter Abfolge auf die Vorbildfunktion des Gefolgsherren zu verweisen,[38] die Verhaltensnormen adliger Männlichkeit aufzurufen,[39] die Funktionslosigkeit des *trûren* zu behaupten[40] und schließlich ganz lebenspraktisch darauf zu verweisen, dass es nicht sinnvoll sei, sich an unabänderlichen Tatsachen abzuarbeiten.[41] Die eigentlich kritische Frage, wie Dietrichs defizientem sozialem und emotionalem Zustand aufzuhelfen sei, kann auch Hildebrand nicht beantworten. Wie schon der von ihm Gescholtene in seinem Racheschwur, so zieht auch er sich auf eine mögliche göttliche Hilfe zurück. Sein Rat ist also wenig hilfreich, so dass es nicht verwundert, wenn Dietrich widerspricht. Allerdings wendet er sich gar nicht gegen Hildebrands fatalistische Position, sondern er betont die Besonderheit seines persönlichen Leids und stellt seinen depressiven Zustand als gerechtfertigt und ausweglos dar.

>»Daz sprichest du so rinclich.
>Ein man, der niwan ein hous verlur

---

37 »*Wer solt so chlægelichen / und also zægelichen / gebaren, als ir herr, tût?*« (BvB 4566-4568)

38 »*Ir soldet uns herzen unde mût / hohen, daz stûnde fursten wol.*« (BvB 4569f.)

39 »*Nu tût, als ich iu raten raten sol, / und gebaret rehte als ein man.*« (BvB 4571f.)

40 »*und gedenchet ouch dar an, / daz mit trouren nieman mach / sin leit uber winden einen tach.*« (BvB 4573-4575)

41 »*Und merchet rehte da bi / und trahtet, herre, wie dem si: / Daz nieman erwenden chan, / daz sol man slehtes varn lan.*« (BvB 4576-4579) Man könnte also behaupten, dass Hildebrand die Unterscheidung von Traueremotion und Depression kennt. Die Traueremotion selber ändert nichts an den auslösenden Ursachen, ermöglicht es dem Individuum aber, die negativen Folgen der Emotionsauslöser zu integrieren und in einem Prozess der Kalibrierung seiner Verhaltens- und Wahrnehmungssysteme darauf zu reagieren und beispielsweise vergleichbare Vorfälle künftig zu vermeiden bzw. besser einzuschätzen. Am Ende steht das Abebben der Traueremotion. Bei der Depression hingegen findet dieser Prozess nicht statt, die Traueremotion wird gewissermaßen zirkulär und ist im Sinne einer von Individuum ausgehenden Bewältigung nicht mehr zielführend. Vgl. zur Theorie so genannter »recalibrational emotion programs« TOOBY, John u. COSMIDES, Leda: Conceptual Foundations of Evolutionary Psychology. In: The Handbook of Evolutionary Psychology. Hg. v. Buss, David M. Hoboken, NJ 2005, S. 5-67, hier S. 52ff. Dennoch ist die Depression deshalb nicht als pathologische Form der Trauer zu betrachten, auch sie hat einen eindeutigen Informationsgehalt und Nutzwert: Sie signalisiert dem Individuum und seiner Umwelt eine radikale Hilflosigkeit bezüglich eines existierenden Konflikts. Vgl. hierzu HAGEN, Edward H.: Depression as bargaining: the case postpartum. In: Evolution and Human Behavior 23 (2002), S. 323-336. Davon unberührt bleibt die Möglichkeit bestehen, dass es sich bei einer Depression um einen individuellen genetischen Defekt handeln könnte, doch lässt sich das beim heutigen Stand der Forschung nicht valide abgrenzen.

Und anders da bi niht verchur,
dem wär dar umbe leide.
Ich sprich niht, daz ich scheide
Von liuten und von lande
Ob ich nu nimmer schande
Gewnne unz an minen tot,
so vergæze ich doch nimmer dirre not.
Nu schowe, swie rich ich gewesen bin,
wa sol <*ich*> hinte des ersten hin?
Wer siht an min edelcheit,
oder wer hat ieman da von iht geseit,
oder waz waiz ieman, wer ich bin?
Swelhez ende ich nu chere hin,
han ich da niht ze bieten dar,
miner edelcheit nimt niman war.«
(BvB 4581-4597)

Natürlich kann Hildebrand auch hierauf keine hilfreiche Antwort geben, er betont lediglich erneut, dass man nicht mit einem Schicksal hadern solle, an dem nichts zu ändern ist, und dass Dietrich auf Gottes Gnade vertrauen solle, der ihm schon helfen werde.[42] Dietrich nimmt also den Zusammenhang zwischen seinem emotionalen Zustand und dessen Ursachen bewusst wahr und kann ihn auch präzise benennen, hält aber trotzdem an seinem Zustand fest, sieht ihn als unausweichlich und nicht behebbar an. Dietrichs Reaktion auf Hildebrands neuerliche Ermahnung zeigt, wie man Dietrichs Zustand und sein Verhalten verstehen könnte. Statt weiterhin zu widersprechen, verhält Dietrich sich nämlich still und gibt seinem emotionalen Zustand nunmehr heimlich Ausdruck.

Iz legt der here Dietrich
Mit suften manige chlag an sich.
Die leit er heimliche,
der edel und der riche.
(BvB 4630-4633)

Zum ersten Mal wird damit der besondere Charakter der Dietrich-Figur festgelegt, der ab hier das Epos durchgängig prägt: Egal, wie erfolgreich die Schlachten verlaufen und wie umfangreich die Hilfsangebote seiner Verbündeten sind, immer bleibt Dietrich in einem heimlichen *trûren* gefangen, das nicht funktional auf eine Auflösung des negativen emotionalen Zustands aus-

---

42 »*Sin chan doch nu niht werden phant. / Ir welt uns , herre, leit erwechen. / Ir mugtz nu niht errechen, / unz daz iz got bedenchen will. / Er hat genaden noch so vil, / und ist umb in also gestalt, / swen er will, so gewinnet ir gewalt.*« (BvB 4599-4605) Damit kommt eine andere Deutungsmöglichkeit für Dietrichs Leid ins Spiel, dass er nämlich dem Typus der biblischen Hiob-Figur angeglichen wurde, der allen Anfechtungen zum Trotz sein Gottvertrauen bewahrt.

gerichtet ist. Von einer einfachen Depression unterscheidet dieses *trûren*, dass Dietrich ihm nicht einfach nur ausgeliefert ist, sondern es in gewisser Weise zu zelebrieren scheint. Dietrich trägt die Züge eines Melancholikers.

*

Wie sehr Dietrich sein *trûren* kultiviert, zeigen die folgenden Szenen am Etzelhof. Zunächst wird er, anders als er es Hildebrand prophezeit hatte, von Rüdeger erkannt und ehrenvoll begrüßt, und der stattet ihn auch standesgemäß aus, so dass er ohne Schande vor Helche erscheinen kann. Die gibt ihm sofort eine umfangreiche Hilfszusage, verspricht, sich bei Etzel für ihn zu verwenden und weist, ähnlich wie Hildebrand, darauf hin, dass Dietrich nun mit dem Klagen aufhören solle, wie es einem Mann gemäß sei. Als Etzel eintrifft, lässt Helche Dietrich durch Rüdeger als Mittler reiche Sach- und Geldmittel zukommen, so dass er auch diesmal standesgemäß bei Hofe erscheinen kann. Von Etzel aufgefordert, seine leidvolle Situation zu schildern, berichtet Dietrich *so jæmerlichen* (BvB 5258), dass alle am Hofe weinen müssen. War sein stilles *trûren* in der Herberge ebenso unpassend, wie sein offenes Jammern in Gegenwart von Hildebrand nutzlos, so ist sein Emotions-Ausdruck hier durchaus funktional. Es gelingt ihm dadurch seine Notlage eindeutig und für alle verständlich zu kommunizieren, der Hof wiederum signalisiert mit seinem Weinen Verständnis und Akzeptanz. Dementsprechend sichert Etzel Dietrich jegliche Hilfe zu und fordert ihn auf, sich nicht weiter zu grämen, sondern zuversichtlich zu sein, dass er mit seiner Hilfe seine Erblande wiedererobern werde. Doch statt zu feiern, behält Dietrich sein *trûren* bei, allerdings sucht er seinen emotionalen Zustand so gut als möglich zu verstecken.

> Allez, daz da inder was,
> daz het vreude und hohen mŭt,
> als man ze hove gerne tŭt,
> an der Bernære,
> der chlagt sine swære
> und hal doch sin ungemach.
> Vrŏ Helche daz allez vil wol sach
> Und marht daz vil tougen.
> Si sach, daz siniu ŏgen
> Oft und dicke trŭbten.
> Siniu leit sich dicke ŭbten
> Mit maniger ungebære
> Mit seuften und mit swære,
> der er vil in sinem herzen trŭch,
> und gehabt sich doch wol genŭch,
> den niwan den leuten ze sehen.
> (BvB 5281-5296)

Entscheidend ist meines Erachtens die explizite Konstruktion eines individuellen Innenraumes, den zu ergründen selbst Helche nicht möglich wäre, wenn Dietrich seinen Schmerz wirklich vollständig kontrollieren könnte. Damit verbunden ist erneut die Thematisierung von Dietrichs Umgang mit seinen Emotionen. Er ist sich seines emotionalen Zustandes bewusst und versucht auch gar nicht, ihn zu bearbeiten. Auf der Ebene der höfischen Personenbeziehungen wird dem *trûren* damit die kommunikative Funktion entzogen, es wird zum Selbstzweck. Nur weil Helche offensichtlich für die psychische Konstitution der Krieger besonders sensibel ist, gelingt ihr der Blick hinter Dietrichs Fassade. Doch das Ergebnis ist in erzählökonomischer Hinsicht irritierend: Helche bittet Rüdiger, Dietrich am Ende des Festes erneut an den Hof zu bringen, wo er wiederum mit der höfischen Festfreude konfrontiert wird, so dass schließlich auch Etzel sein verborgenes *trûren* auffällt, er Dietrich zu männlichem Verhalten auffordert und ihm ein erneutes Hilfsangebot macht, an das sich dann die Hilfsangebote vieler namentlich genannter Helden anschließt, so dass Dietrichs Stimmung sich aufhellt (BvB 5304-5430). Man fragt sich, warum das Hilfsangebot in zwei Teile zerdehnt wird, denn es gibt keine neuen Erzählinhalte. Ich möchte das dahingehend deuten, dass es dabei um die Schaffung eines erzählerischen Freiraums für Dietrichs melancholische Veranlagung geht: Er kann sich im funktionslosen Raum zwischen beiden Hilfszusagen ausschließlich mit sich und seinem Schmerz beschäftigen, ohne dass dies der Figur abträglich wäre. Auffällig ist auch, dass nun nicht Dietrich die neu erworbene militärische Macht aktiv zur Rückeroberung einsetzt, sondern Amelolt am Etzelhof erscheint und von der Rückeroberung Veronas berichtet, was dann zu Dietrichs Aufbruch noch vor dem Eintreffen der vielen Hilfstruppen führt (BvB 5440ff). Da ist es nur konsequent, dass Dietrich nach seinem Wiedereinzug in Verona nicht seinen Helden dankt, sondern Gott (BvB 5646-5655), der damit gezeigt habe, dass er *chrumb sleht machen* könne.

Die nun folgenden militärischen Auseinandersetzungen kann Dietrich für sich entscheiden, allerdings gelingt es Ermrich zu entkommen, so dass die Möglichkeit zur vollständigen Bearbeitung von Dietrichs Scham versperrt bleibt, die insofern mit Dietrichs *trûren* verbunden ist, als sie den durch die Umstände der Vertreibung entstandenen Schamkonflikt signalisiert.[43] Es entsteht aber außerdem der Eindruck, dass Dietrich sich in seiner Melancholie durchaus einzurichten gedenkt, denn statt auf Wolfharts kampflustige Aufforderung zu einer weiteren Heerfahrt einzugehen, setzt er Vögte über die zu-

---

43 Dementsprechend wird auch über Dietrichs Reaktion berichtet, als er von Ermrichs Flucht erfährt: *Vil tiwer er chlagen daz began, / daz im Ermriche / entran so lasterliche* (BvB 6995-6997).

rückgewonnenen Städte ein und kehrt zu Etzel zurück.[44] Damit legt Dietrich zugleich den Grund für die erneute Niederlage im Sieg, denn Witege, dem er Ravenna übergibt (BvB 7130-7205), wird nach seinem Abzug die Stadt an Ermrich ausliefern und ein großes Blutbad anrichten (BvB 7676ff.). Auch diese in den übergeordneten Handlungsgang eingeschobene Episode ist auffällig an Dietrichs melancholische Verfassung geknüpft. Die Rückkunft der Helden am Etzelhof ist Anlass zu großer Freude und wird ausgiebig gefeiert (BvB 7380ff.). Nur Dietrich weist sogleich wieder darauf hin, dass sein Schamkonflikt immer noch nicht gelöst ist:

> »Noch vil tiwer ich mich des scham«,
> sprach der herre Dietrich,
> »daz Lamparten und romisch rich
> ein als ungetriwer man
> sol in sinen phlegen han. «
> (BvB 7447-747451)

Etzel reagiert darauf mit der Aufforderung, diese Problematik zurückzustellen und sich der höfischen Geselligkeit zu widmen. Das ist durchaus nicht als ›Oberflächlichkeit‹ oder mangelnde Empathie zu deuten, denn der Erzähler nutzt die Festbeschreibung zu einem knappen Rekurs auf die eigene Gegenwart in der solche Festlichkeit verschwunden sei, und die er letztlich als Zeit der permanenten Depression skizziert: *Ich wæne trouren hab gesiget* (BvB 7495). Aber auch funktional haben sowohl Dietrichs Insistieren, als auch die höfische Festlichkeit einen guten Sinn und stehen nicht im Konflikt. Der festliche Rahmen ist nämlich die passende Gelegenheit, um Dietrich das Heiraten nahe zu legen. Etzel und Helche bedrängen Dietrich dabei recht stark und führen das Argument der Verwandtschaftsbindung ins Felde, die für seine Rückkehrkämpfe äußerst hilfreich sein werde (BvB 7496ff.). Doch Dietrich verweigert sich dem Ansinnen hartnäckig, und als auch seine Leute und Rüdeger ihm dringend zuraten fügt er sich nur sehr unwillig: *Do soufte der Bernære. / Mit zuhten sprach der mære: / »Swes niht rat sin chan, / daz sol man lazen fur sich gan.«* (BvB 7620-7623). Dietrichs melancholische Resignation wird auch sogleich vom Handlungsgang gerechtfertigt, denn kaum dass die Hochzeit offiziell beschlossen ist, kommt Ekewart an den Hof und berichtet von Witteges Verrat (BvB 7666ff.). Es folgen erneut ausführliche Klagen Dietrichs über sein Schicksal mit passenden Hilfszusagen und Ermahnung zur Mäßigung, die alle dem bereits beschriebenen Schema folgen

---

44 Ich habe das an anderer Stelle als logische Konsequenz aus seiner Rolle Etzel gegenüber interpretiert, kann dieses Argument aber unter der neuen Perspektive einer melancholischen Verfasstheit von Dietrich nicht mehr ganz aufrecht erhalten. Selbst wenn man konzediert, dass Dietrich vor Etzel Bericht erstatten muss, so wäre dies auch in anderer Form möglich gewesen und mit einer eindeutigen Willenserklärung zur baldigen Rückkehr zu lösen gewesen. Vgl. MECKLENBURG [Anm. 4], S. 121f.

und nur bestätigen, was Dietrich schon weiß und durch sein Verhalten permanent deutlich macht: Man kommt nicht dauerhaft gegen das Schlechte in der Welt an, jedem Sieg folgt sogleich die Niederlage. Es bleibt nur der melancholische Blick auf die Welt und das eigene Schicksal und eine gewisse Hartnäckigkeit beim erfolglos scheinenden Kampf gegen das Böse.

*

Doch diese Konstruktion des Helden hat problematische Folgen für die erzählten Kampfhandlungen. Zwar sind sie isoliert betrachtet immer noch die Verherrlichung eines althergebrachten Ideals kriegerischer Männlichkeit. Wenn man sie jedoch im größeren Kontext der erzählten Geschichte betrachtet, dann stellt sich die Frage, wozu sie überhaupt noch nützen. Wenn Sieg oder Niederlage in erster Linie von Zufällen abhängen oder von Dietrich auf das hilfreiche Wirken Gottes attribuiert werden, dann verliert der bewaffnete Kampf seine ursprüngliche Bedeutung. Die Frage nach dem Sinn der blutigen Kämpfe wird umso dringlicher, weil Dietrich als äußerst kampfstark und geradezu blutrünstig geschildert wird. So antwortet er beispielsweise auf die Bitte, schnell zum Entsatz des belagerten Mailand zu kommen, weil sonst eine baldige Niederlage zu erwarten sei:

»Daz sul wir vil wol bewarn,
so sul wir e dar varn
und die stat da retten,
daz velt mit toten betten.«
(BvB 5996-5999)

Das Ziel des Kampfes wird dadurch in den Hintergrund gedrängt und die Tötung der Gegner, aus dem Status eines unvermeidlichen Kollateralschadens gelöst, wird zum eigentlichen Ziel der militärischen Aktion. Ähnlich ist Wolfharts Freude darüber zu verstehen, dass man bald im Blute der Gegner waten werde (BvB 6419ff.), und auf Dietrichs Ausruf »*Hiute gerich ich mich*« (BvB 8795) folgt die ausführlichste Darstellung der blutigen Schlachtdetails (BvB 8797ff.). Dietrich selber ficht mit äußerster Konsequenz – *Da liez er nieman genesen, / si mûsten alle tot wesen* (BvB 9012f.) – und setzt seinen emotionalen Schmerz direkt in kämpferische Aktion um, etwa wenn er Alpharts Tod rächt (BvB 9510ff.).

Da jedoch all diese Kampfstärke und die Rücksichtslosigkeit gegen sich selber wie gegen die Feinde nie zum endgültigen Sieg über Ermrich führen, bleibt die Frage nach dem Sinn der blutigen Kämpfe bestehen. Rachenahme ist zwar eine zeitgemäße Motivation, doch scheint es mir sinnvoll, die Kämpfe auch mit Dietrichs melancholischem Charakter zu relationieren. Dietrich gerät durch die von Ermrich zugefügten Erniedrigungen zum Eingang der Handlung in die Gefahr der Dissoziierung des Selbst, ausgeprägt in einer massiven Scham-Emotion, die durch den immer wiederkehrenden Verlust des Sieges akut bleibt. Die Folge sind normalerweise entweder Depression oder Wut.[45] Beides ist bei Dietrich zu beobachten, allerdings nicht in einer unreflektierten Form. Vielmehr wird die Depression entweder durch eine melancholische Haltung ihrer absichtlichen Perpetuierung (Dietrichs Beharren auf seinem *trûren*) in Schach gehalten oder durch ein entsprechend rigoroses Kampfverhalten in den Schlachten abgewehrt.[46]

Dieser melancholische Charakter Dietrichs ist derart festgefügt, dass selbst die »Rabenschlacht« nicht wirklich erfolgreich dagegen ankommt. Der schon allein von der äußeren strophischen Form her klar auf Archaisierung angelegte Text begegnet der im »Buch von Bern« entwickelten Figurengestaltung zunächst dadurch, dass die auch hier gleich zu Beginn erzählten tränenreichen Klagen Dietrichs anders begründet werden. Es ist nach Aussage des Erzählers ausschließlich der Tod seiner Helden, den er beklagt (RS 6,6; 8,6; 10,3ff.), aber auch das tut er wieder heimlich, und auch hier sind es Helche und Rüdeger, die hinter die Fassade sehen. Als Rüdeger Dietrich in Helches Auftrag ausfragt, nennt auch die Figur die vom Erzähler bereits angeführte Ursache seines *trûren*:

> »Wol mag ich in dem herzen
> weinen und chlagn
> umb minen grozen smerzen,
> den mûz ich leider eine tragen
> und dikhe weinen in dem mûte.
> Ja riwent mich die edelen helde gûte,
> die <i>ch in romisch lande
> alle verlorn han.
> Owe der grozen schande,
> daz ich mich niht gerechen chan
> an dem chunige Ermriche!

---

45 »From self psychology or attributional theory perspective, shame and sadness share a common cause and exhibit behavioural similarities. [...] The question to be answered is, is there any choice, given repeated shame, but to be depressed? I have suggested that other emotion substitutes are possible, for example, rage. [...] I suspect that depression, rather than aggression, which is seriously frowned upon by society, is used as an emotional substitute for shame when the self system is threatened by breakdown.« LEWIS [Anm. 36], S. 143ff. Damit benennt LEWIS die mentalitätsgeschichtliche Varianz, denn für die Zeit der Textentstehung des mittelhochdeutschen Epos ist ein anderes Männlichkeitsideal anzusetzen, das eine Substitution durch Wut der durch Depression vorzieht. Im »Buch von Bern« jedoch lässt sich der mentalitätsgeschichtliche Umbruch, der für den Held der höfischen Romane schon früher vonstatten ging, daran ablesen, dass auch dem germanischen Vorzeithelden Dietrich beide Formen der Scham-Bearbeitung zur Verfügung stehen.

46 »[A]nger is a response to frustration of our action, while rage is a response to an injury to the self. This distinction suggests that anger is a response that enables us in overcoming an obstacle, and rage is a response to shame.« LEWIS [Anm. 36], S. 153.

Daz riwet mich vil sere sicherliche.«
(RS 23,1-24,6)

Von der Vertreibung aus seinen Erblanden ist ebenso wenig die Rede, wie von dem erniedrigenden Auszug aus Ravenna, obwohl beides Dietrichs zentrale Motivation im »Buch von Bern« waren. Auch die Scham hat nun einen anderen Auslöser bekommen, denn sie wird präzise auf Dietrichs Klagen bezogen, wenn Rüdeger feststellt: *»Dar umbe du dich scham / und merche daz vil tougen, / ez sol nieman trûbe sehen diniu ougen.«* (RS 28,4-6) Die Ermahnungen zur Mäßigung der Totenklage oder zur Aufgabe seiner melancholischen Haltung erscheinen im »Buch von Bern« zwar auch, werden aber nie in einer so eindeutigen Weise als die Ehre schädigend bezeichnet, wie hier.

Die sich primär in selbstbezüglichen Klagen äußernde Melancholie Dietrichs im »Buch von Bern« wird also konsequent zurück genommen. Da die Klage jedoch fest an die Figur Dietrichs gebunden zu sein scheint, wird sie auf das Gebiet der Totenklage verschoben und hier sogar in auffälliger Weise verstärkt. Die Möglichkeit der Depressionsabwehr durch eine melancholische Haltung wird abgewiesen und scheint nur noch am Rande auf, wenn Witege, nachdem er die Helchesöhne und Dietrichs Bruder gezwungenermaßen erschlagen hat, über den Leichen in Tränen ausbricht und sogar einen Schwächeanfall erleidet, so dass er nicht mehr auf sein Pferd kommt (RS 459-462). Betont werden außerdem Dietrichs kämpferische Fähigkeiten, doch auch da wird deutlich, dass es sich um eine sekundäre Archaisierung handelt, die die Herkunft von Dietrichs Kampfzorn aus der Bedrohung des Selbst nicht ganz verdecken kann. Wenn Dietrich den tödlichen Schwertschlag aus seinem Herzen holt,[47] mit einem Drachen verglichen wird,[48] und vor Ravenna zu schwitzen beginnt, als er erfährt, dass sich dort Ermrich verschanzt hat,[49] dann ist Dietrichs tödlicher Kampfzorn letztlich nichts anderes als eine Geste seiner Melancholie. Doch weil der Autor seiner Figur hier im Gegensatz zum »Buch von Bern« den anderen Pol der melancholischen Haltung, das bewusst zelebrierte *trûren* um des *trûren* willen, verwehrt, wird die Totenklage um so exzessiver und Dietrichs Kampfzorn um so hyperbolischer ausgestaltet. Damit aber ist dem Helden genau jene Form der emotionalen Substitution genommen, die allein weiterhilft, wenn sein Schicksal, wie bei Dietrich, durch den Verlust im Sieg geprägt ist: die Verwandlung depressiver Hilflosigkeit in selbst bestimmte Melancholie. Denn sobald der letzte Gegner getötet wurde, rückt die Depression wieder bedrohlich näher:

Als der herre Dietrich
Die stat [Raben] uberwant,
do chlagt er harte jamerlich.
(RS 1015, 1-3)

---

47 *Er holt ouz sinem herzen tief / einen slach so herticliche* (RS 790,5f.).
48 *Gelich einem wurme / werte noch sin chraft* (RS 798,1f.).
49 *Vor leide <begunde> her Dietrich switzen* (RS 988,7).

Silke Winst
gedancken, Traum und Tod
Melancholie und Trauer in Jörg Wickrams
»Gabriotto und Reinhart« (1551)

In Jörg Wickram's novel, the two friends Gabriotto and Reinhart are subjected to different modes of melancholy: Whereas Reinhart suffers from dark imaginations portending the death of his beloved Rosamunda, Gabriotto dies because he can't bear the separation from Philomena. Both protagonists elaborately express their emotional situations which are intertwined with specific bodily conditions. Their lovers, however, are not associated with melancholy: The women deal with the absence of the beloved men with recourse to mourning and lamentation. Insofar, the text seems to follow a paradigm that explicitly distributes melancholy and mourning according to the gender of the persons afflicted. Notwithstanding this genderspecific coding, the melancholic behaviour of the men is depreciated as effeminate (*weibisch*) and delusory (*Fantasei*). At the same time, a (masculine) subjectivity is unfolded by melancholic discourse. In the end, all gender boundaries concerning responses to loss become indistinct: Subsequent to Gabriotto's melancholy death, the other three lovers also die. Wickram's novel thus negotiates and reformulates a gendered code of melancholic and mourning gestures.

Der Roman »Gabriotto und Reinhart« (1551) von Jörg Wickram[1] erzählt die Liebesgeschichte zwischen den Protagonisten und ihren geliebten Damen Philomena und Rosamunda. Besonderes Augenmerk richtet der Text auf die verschiedenen Formen der Liebeskommunikation, die sowohl Aufschluss über die Gefühle der Liebenden geben als auch Entstehung und Kontinuation der heimlichen Beziehungen gewährleisten. Zuweilen dominieren die komplizierten Modi der Nachrichtenübermittlung die kommunizierten Gefühle und die Inhalte der Botschaften, wenn etwa Briefe in einem Blumenstrauß[2] oder unter dem Flügel eines Fasans[3] oder einer Taube[4], die von Gabriottos

---

1 Ich zitiere nach der Ausgabe Georg Wickram: Sämtliche Werke. Hg. v. ROLOFF, Hans-Gert. 2. Band: Gabriotto und Reinhart. Berlin 1967 (Ausgaben deutscher Literatur des XV. bis XVIII. Jahrhunderts).
2 Vgl. Wickram [Anm. 1], 63,25-64,29.
3 Vgl. Wickram [Anm. 1], 110,14-112,35.
4 Vgl. Wickram [Anm. 1], 74,14-83,7.

Falken geschlagen wird, versteckt werden.[5] Zwei zwangsweise Trennungen, die den begründeten Verdacht des Königs hinsichtlich der heimlichen Bindungen zerstreuen sollen, unterbrechen auf fatale Weise die Kommunikation, die zentrales Konstituens der Liebesbeziehungen ist.[6] In diesen Situationen stürzen die Liebenden in schwere Krisen.

Bei den männlichen Protagonisten äußert sich die Krise darin, dass sie bestimmte Verhaltensmuster aufgreifen, die mit der Liebesmelancholie[7] assoziiert werden. So imaginiert Reinhart in schwermütigen Grübeleien und in einem Albtraum Rosamundas Tod; Gabriotto dagegen stirbt, weil er die Trennung von Philomena nicht ertragen kann. Die weiblichen Figuren nehmen keinen melancholischen Gestus ein: Sie klagen und weinen in schmerzlichen Situationen; Philomena erträgt Gabriottos Abwesenheit in deutlich ausgestellter Trauer. Insofern scheint Wickrams Roman einem Modell zu entsprechen, das Melancholie[8] und Klage als Äußerungsform von Trauer[9]

---

5 Vgl. ausführlich zur Liebeskommunikation in »Gabriotto und Reinhart« sowie in anderen Romanen Wickrams EMING, Jutta u. KOCH, Elke: Geschlechterkommunikation und Gefühlsausdruck in Romanen Jörg Wickrams (16. Jahrhundert). In: Querelles 7 (2002), S. 203-221. Zum grundsätzlichen Zusammenhang von Liebe und Kommunikation in Wickrams Roman vgl. SCHULZ, Armin: Liebe und Wahrheit. Jörg Wickrams »Gabriotto und Reinhart«. In: Vergessene Texte – Verstellte Blicke. Neue Perspektiven der Wickram-Forschung. Hg. v. Mecklenburg, Michael u. Müller, Maria E. Frankfurt a. M. u. a. 2007, S. 333-346. Eine Analyse der Briefe in Wickrams Romanen bietet KOCHER, Ursula: *des halben er im entlich für nam / der junckfrawen zů schreiben.* Zur narratologischen Funktion der Briefe in Wickrams Romanen. In: Vergessene Texte – Verstellte Blicke. Neue Perspektiven der Wickram-Forschung. Hg. v. Mecklenburg, Michael u. Müller, Maria E. Frankfurt a. M. u. a. 2007, S. 347-359.

6 Zwar schreiben Gabriotto und Reinhart weiterhin Briefe an die Damen, allerdings scheint diese Art der Kommunikation über weite Entfernungen, die keine direkte Antwort hervorbringt bzw. kein direktes Gelingen erkennen lässt, nicht mit dem affirmativen Charakter der Kommunikation, die an räumliche Nähe geknüpft ist, vergleichbar zu sein.

7 Zur Analogie von mittelalterlicher Liebeskrankheit und Melancholie bis hin zu einer Vereinigung beider Konzepte in der Frühen Neuzeit vgl. ZEINER, Monika: Der Blick der Liebenden und das Auge des Geistes. Die Bedeutung der Melancholie für den Diskurswandel in der Scuola Siciliana und im Dolce Stil Nuovo. Heidelberg 2004; sowie WELLS, Marion A.: The Secret Wound. Love-Melancholy and Early Modern Romance. Stanford 2007. Robert Burton behandelt 1621 *Love-Melancholy* als einen Typus von Melancholie: Robert Burton: The Anatomy of Melancholy. Hg. u. eingeleitet v. HOLBROOK, Jackson. Mit einer neuen Einl. v. Gass, William H. New York 2001, Part. III.

8 Vgl. grundsätzlich zur Melancholie von der Antike bis zum Spätmittelalter KLIBANSKY, Raymond; PANOFSKY, Erwin u. SAXL, Fritz: Saturn und Melancholie. Studien zur Geschichte der Naturphilosophie und Medizin, der Religion und der Kunst. Übers. v. Buschendorf, Christa. Frankfurt a. M. 1992 (stw 1010).

geschlechtsspezifisch codiert.[10] Gleichwohl werden die melancholischen Handlungsmodelle als *weibisch* bzw. die dunklen Imaginationen als Wahn (*Fantasei*) abgewertet, während sich gleichzeitig im melancholischen Sprechen männliche Subjektivität entfaltet. Im Folgenden soll untersucht werden, wie Melancholie und Trauer den Geschlechtern der betroffenen Personen zugeordnet werden und wie diese Zuordnung durch Textstrategien konterkariert wird. Die Auswirkungen von Melancholie und Trauer auf die Liebes-Identität der Protagonisten stehen dabei im Vordergrund.

Sigmund FREUDs Versuch, eine Unterscheidung von Melancholie und Trauer vorzunehmen, hat gezeigt, dass es zwischen beiden Konzepten viele Überschneidungen gibt und beide in Zusammenhang mit dem Verlust einer geliebten Person stehen.[11] Doch während bei der Trauer das Desinteresse für die Außenwelt und ein damit verbundener Leistungsabfall als zeitlich begrenzter ›Normalfall‹ gilt, wird der Melancholie ein pathologischer Charakter zugeschrieben. Im Folgenden soll auch versucht werden, die textuellen Entwürfe von Melancholie und Trauer in »Gabriotto und Reinhart« mithilfe medizinischer spätmittelalterlicher und frühneuzeitlicher, aber auch moderner Theorien genauer zu bestimmen und ihren literarischen Funktionen nachzugehen.

1. Reinharts *schwermütigkeyt*: Melancholische Gedanken als *Fantasei*

Als Gabriotto und Reinhart zum ersten Mal von Philomena und Rosamunda getrennt sind, macht sich die Distanz bei Reinhart folgendermaßen bemerkbar: Im Rosengarten eines Ritters erblickt er unter blühenden, roten Rosen *eine mit seer bleycher farb* (148,30-149,1), die offenbar der Witterung besonders stark ausgesetzt ist. Der Anblick der blassen Rose macht Reinhart *auß der maßen seer betrübt* (149,3f.). Diese Gemütsverfassung bringt *gedancken* (150,1) hervor, in denen Reinhart den desolaten Zustand der Rose mit dem seiner Geliebten gleichsetzt. Er stellt sich vor, dass Rosamunda am englischen Königshof verschiedenen Widrigkeiten ausgesetzt ist.[12] Da Reinhart

---

9 Vgl. für eine umfassende Darstellung von Trauerkonzepten und zu einer Theoretisierung von Trauer aus emotionstheoretischer und performativer Perspektive KOCH, Elke: Trauer und Identität. Inszenierungen von Emotionen in der deutschen Literatur des Mittelalters. Berlin, New York 2006 (Trends in Medieval Philology 8), S. 18-79.

10 Vgl. SCHIESARI, Juliana: The Gendering of Melancholia. Feminism, Psychoanalysis, and the Symbolics of Loss in Renaissance Literature. Ithaca, London 1992.

11 FREUD, Sigmund: Trauer und Melancholie. In: Sigmund FREUD: Psychologie des Unbewußten. Frankfurt a. M. 2000 (Studienausgabe Bd. 3), S. 193-212.

12 Wickram [Anm. 1], 149,6-11: *O Gott / wie wol ich weyß / das du nun zůmal mit manchem trübseligen wind angewehet würst / dieweil dir verborgen ist wie mirs in Franckreich goht / so würst du auch on zweyffel täglich von dem Künig angeschinnen / der dann ein ursach unsers scheydens gewesen ist.*

sich *den gantzen abent* (150,1) damit beschäftigt, Rosamundas bedauerns-
werte Situation zu imaginieren, wird er nachts von einem bedrückenden
Traum heimgesucht. Obgleich Gabriotto seinem Freund am nächsten Morgen
mit praktischem Rat zur Seite steht,[13] gelingt es ihm nicht, Reinhart *mit man-
cherley kurtzweil* (152,10f.) von seinen Grübeleien abzulenken. Stattdessen
zieht sich Reinhart erneut zurück: Als er die vormals bleiche Rose nun mit
abgerissenen Blütenblättern findet, glaubt er, Rosamundas Tod angezeigt zu
bekommen. Reinhart beginnt *zů klagen* (152,20) und beschließt, *von seiner
aller liebsten junckfrawen willen zů sterben* (152,21f.). Glücklicherweise
finden ihn Gabriotto und der befreundete Ritter unter einer Linde, wo Reinhart *sein klag so gantz hertlichen fůrte* (154,16).[14] Nachdem Gabriotto zunächst denkt, Reinhart habe tatsächlich Nachricht von Rosamundas Tod erhalten, wird ihm schnell klar, dass Reinhart seine Information allein aus der
gestalt der Roßen (155,8) bezogen hat. Während Reinhart diese als authenti-
sches Indiz ernst nimmt, stuft Gabriotto eine derartige gedankliche Operation
als *dorheyt* (155,20) ein. *[M]eynst du ein blům in Franckreich einer
junckfrawen in Engelandt zů gleichen ist* (155,23f.), fragt Gabriotto rheto-
risch und ordnet Reinharts Überlegungen *semlich Fantaseien* (155,31)[15] zu.
Nachdem Reinhart von Gabriotto und dem französischen Ritter gehörig verspottet worden ist, widmen sich die drei Ritter *freüd unnd kurtzweil*
(156,22f.), woraufhin Reinhart von seinem melancholischen Anfall kuriert
ist.

Wickram zieht nicht den Terminus ›Melancholie‹ für die Zustandsbe-
schreibung heran, sondern bedient sich des volkssprachlichen Synonyms
schwermůtigkeyt[16] (151,10) sowie des Wortes *trawren* (151,13). Damit wer-

---

13 Auf Gabriottos Anraten schreiben die beiden Freunde jeweils einen Brief an ihre
Damen, um zu erfahren, wie es um sie steht. Vgl. Wickram [Anm. 1], 151,21-152,9.
14 Vergleichbare Szenen, in denen die männlichen Protagonisten melancholisch an
ihre Geliebten denken, weil sie durch eine Blume bzw. Rose an sie erinnert werden, finden sich in »Die schöne Magelone«. In: Romane des 15. und 16. Jahrhunderts. Nach den Erstdrucken mit sämtlichen Holzschnitten. Hg. v. MÜLLER, Jan-
Dirk. Frankfurt a. M. (Bibliothek der Frühen Neuzeit 1), S. 589-677, hier S. 645,
und in: Florio und Biancefora. Ein gar schone newe hystori der hochen lieb des
kuniglichen fursten Florio vnnd von seyner lieben Bianceffora. Mit einem Nachwort v. Noll-Wiemann, Renate. Hildesheim, New York 1975 (Deutsche Volksbücher in Faksimiledrucken A 3), Bl. xxʳ; vgl. zu diesen Stellen BRAUN, Manuel:
Ehe, Liebe, Freundschaft. Semantik der Vergesellschaftung im frühneuhochdeutschen Prosaroman. Tübingen 2001 (Frühe Neuzeit 60), S. 228 und S. 241f.
15 Die Verknüpfung von Melancholie und *phantasey* bei Hans Sachs beschreibt
SIEBER, Andrea: Zwischen *phantasey* und *vernunfft*. Strategien der Selbstthematisierung in Hans Sachs' lyrischen Streitgesprächen. In: Inszenierungen von Subjektivität in der Literatur des Mittelalters. Hg. v. Baisch, Martin u. a. König-
stein/Taunus 2005, S. 309-323.
16 Vgl. SIEBER [Anm. 15].

den begrifflich sowohl Melancholie und Trauer aufgegriffen, wodurch eine Überschneidung der Konzepte evoziert wird.[17] Gleichwohl verweisen die Symptome und die fehlgeleitete Gedankentätigkeit darauf, dass Reinharts Stimmung als melancholische zu begreifen ist. Der Holzschnitt zum entsprechenden Kapitel stellt auf bildlicher Ebene eine Verknüpfung zu zeitgenössischen Melancholie-Konzeptionen her: In der Darstellung stützt Reinhart seinen Kopf auf die Hand (vgl. Abb. 1).[18]

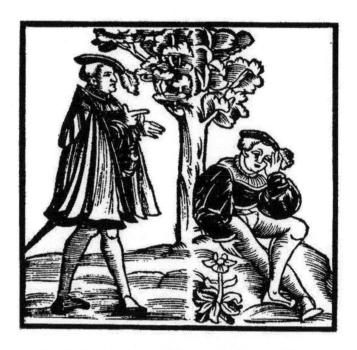

Abb. 1   Holzschnitt zu »Gabriotto und Reinhart« (1551)

Bei Reinharts Melancholie handelt es sich weder um eine (humorale oder charakterliche) Disposition noch um eine Krankheit, sondern um eine temporäre Stimmung.[19] Diese überdauert zwei Tage und die dazwischen liegende

17 Obwohl Wickram also rein sprachlich nicht durchgängig zwischen Melancholie und Trauer unterscheidet, verwende ich die Termini bezüglich der übergeordneten Konzepte, auf die sie verweisen.
18 Reproduziert nach Edition ROLOFF [Anm. 1], S. 153. Vgl. zum Motiv des aufgestützten Kopfes KLIBANSKY/PANOFSKY/SAXL [Anm. 8], S. 409-412.
19 Siehe zur Unterscheidung KLIBANSKY/PANOFSKY/SAXL [Anm. 8], S. 319-324. Vgl. auch Burton [Anm. 7], Part. I, Sect. I, Mem. I, Subsect. V (S. 143-146). – Wenn es in Wickrams Text heißt, dass Reinhart *wider sein altes wesen anfieng* (152,11f.), dann bezieht sich das nur auf sein Verhalten am vorhergehenden Tag, an dem er

Nacht, vorher oder nachher aber wurde und wird Reinhart nicht von einer derartigen melancholischen *schwermütigkeyt* heimgesucht. Dieser vorübergehende Gefühlszustand wird mittels bestimmter Symptome beschrieben, die in mittelalterlichen und frühneuzeitlichen, aber auch in modernen Krankheitsbeschreibungen der Melancholie zu finden sind. So bildet das unaufhörliche Nachdenken (*assidua cogitatio*[20]), das zu gestörter Wahrnehmung und eingeschränkter Vernunftfähigkeit sowie zu Wahnvorstellungen[21] führt, in mittelalterlichen und frühneuzeitlichen Beschreibungen ein zentrales Merkmal von Melancholie, das sie mit der Liebeskrankheit gemeinsam hat.[22] Grundsätzlich ist »love-melancholy as a disease of the imagination«[23] zu klassifizieren: »Die von der *imaginatio* entworfenen und der außerseelischen Wirklichkeit nicht entsprechenden *phantasmata* prägen sich in der sensitiven Seele zu übermächtigen fixen Ideen aus.«[24] Dadurch wird die Urteilskraft in Mitleidenschaft gezogen.[25] Robert Burton benennt zu Beginn des 17. Jahrhunderts grundlose Angst und Kummer als »Symptoms or Signs in the Mind«[26]. Außerdem konstatiert er, dass die Melancholiker »above all things love solitariness«[27]. Aber nicht nur zeitgenössische Melancholie-Theorien können zur Erklärung von Reinharts Gebaren und Gedanken herangezogen werden, auch moderne Ansichten können die literarische Darstellung erhel-

---

sich auch schon allein in den Rosengarten zurückgezogen hatte, nicht aber auf ein etwaiges melancholisches ›Wesen‹ Reinharts.

20 Dieser Terminus stammt von Arnaldus de Villanova: Tractatus de amore heroico. Edidit et praefatione et commentariis anglicis instruxit Michael R. McVaugh. In: Opera medica omnia. Vol. 3. Barcelona 1985, S. 47. Ähnlich benennt Andreas Capellanus in »De Amore« *immoderata cogitatione formae alterius sexus* als Ursache der Liebespassion. Vgl. Andreas aulae regiae capellanus: De Amore / Von der Liebe. Libri Tres / Drei Bücher. Text nach der Ausgabe von Trojel, Emil. Übers. v. Knapp, Fritz-Peter. Berlin, New York 2006, hier Lib. I, Cap. I, 1.

21 Zu Wahnvorstellungen als Melancholie-Symptom im Mittelalter vgl. Schipperges, Heinrich: Melancholia als mittelalterlicher Sammelbegriff für Wahnvorstellungen. In: Studium Generale – Zeitschrift für die Einheit der Wissenschaften 20 (1967), S. 723-736. In Auszügen wieder abgedruckt in: Melancholie. Hg. v. Walther, Lutz. Leipzig 1999, S. 49-76.

22 Zu den medizinischen und theoretischen Hintergründen von Melancholie und Wahrnehmung vgl. Zeiner [Anm. 7], S. 19-69, und Wells [Anm. 7], S. 19-59.

23 Wells [Anm. 7], S. 4.

24 Zeiner [Anm. 7], S. 32.

25 Vgl. Wells [Anm. 7], S. 37, und Folger, Robert: Images in Mind. Lovesickness, Spanish Sentimental Fiction and *Don Quijote*. Chapel Hill 2002 (North Carolina Studies in the Romance Languages and Literatures), S. 27-33.

26 Burton [Anm. 7], Part. I, Sect. III, Mem. I, Subsect. II, S. 385.

27 Burton [Anm. 7], Part. I, Sect. III, Mem. I, Subsect. II, S. 395.

len.[28] So beobachtet FREUD unter anderem »eine Aufhebung des Interesses für die Außenwelt«, hinzu kommen Strafantizipation und Selbstmordneigung des Melancholikers.[29]

All diese Krankheitszeichen manifestieren sich auch an Reinhart: In der Abgeschiedenheit des Rosengartens denkt er über Rosamundas beklagenswerten Zustand und schließlichen Tod nach, der mit dem eigenen Todeswunsch einhergeht. Rosamundas Tod aber existiert nur in Reinharts Vorstellung: Die Gleichsetzung seiner Geliebten mit der blassen Rose ist eine unzulässige Wahnvorstellung, wie sowohl der Erzähler als auch Gabriotto und der Ritter betonen.[30] Obgleich Gabriotto und der Ritter also ›rational‹ argumentieren und die Differenz zwischen Rosamunda und der Rose betonen, ist die Parallelisierung von Reinharts Geliebter mit der Blume nicht nur aufgrund ihres Namens naheliegend, sondern im Text bereits etabliertes Zeichen innerhalb der Liebeskommunikation. So hatten die Damen ihre Ritter zu einem Turnier mit jeweils einer *liberey* (95,13) ausgestattet: Rosamunda hatte für Reinhart darauf *einen schônen und kôstlichen Roßenstock von berlin und goldt* (95,14f.) sticken lassen; Reinhart hatte weiter seinen *harnasch* (95,17) und seinen Helm mit eben diesem Rosenstock bemalen und zudem rote und weiße Rosen auf seine Pferdedecke heften lassen. Damit noch immer nicht genug, trägt der Ritter außerdem ein Spruchband *umb sein leibery* (95,29), auf dem geschrieben steht: *So Gott will das eim gelingt / der mey im vil der Roßen bringt* (95,29-31). Dieser geradezu inflationäre Gebrauch der Rose führt schließlich dazu, dass der geheime Zeichencharakter der Rose verloren geht und der König Verdacht schöpft: Da es nicht allzu großer intellektueller Anstrengung bedarf, die Verweisfunktion der Rose zu entschlüsseln, schließt er darauf, dass Rosamunda Reinhart ausgestattet haben könnte.[31] Dies ist

---

28 Vgl. für eine grundsätzliche Argumentation zur Anwendbarkeit psychoanalytischer Kategorien in der mediävistischen Literaturwissenschaft EMING, Jutta: Mediävistik und Psychoanalyse. In: Codierungen von Emotionen im Mittelalter / Emotions and Sensibilities in the Middle Ages. Hg. v. Jaeger, C. Stephen u. Kasten, Ingrid. Berlin, New York 2003 (Trends in Medieval Philology 1), S. 31-44.

29 Vgl. FREUD [Anm. 11], S. 200.

30 Vgl. neben den bereits zitierten Textstellen Wickram [Anm. 1], 152,17 (*Fantasei*) sowie 156,5, 12 und 17 (*thorheyt*). Zudem zieht Gabriotto Reinhart damit auf, dass Rosamunda ihn *für einen Narren und tollen menschen achten* (155,34f.) würde, wenn sie von seinen Gedankengängen wüsste.

31 Vgl. Wickram [Anm. 1], 98,22-29. Der Argwohn wird beim anschließenden Tanz verstärkt, als der König Reinhart mit Rosamunda tanzen sieht. Vgl. 101,18-21. – Ähnlich auffällig nimmt sich Gabriottos Ausstattung aus, die mit einer goldenen Krone und einem fliegenden Herz verziert ist (vgl. 95,31-96,4). Da Philomena die Schwester des Königs ist, ist die Krone eigentlich ebenfalls ein auch für Außenstehende dechiffrierbares Zeichen. Diese Interpretationsleistung wird jedoch nicht vollbracht.

nicht die einzige Verwendung des Rosenzeichens für Rosamunda. Aus dem Ausland wollen die Freunde Gerniers Post Briefe an die Geliebten beilegen, wobei Reinhart eine Rose auf die Briefe für Rosamunda malen will.

Die Rose kann also durchaus als Zeichen für Rosamunda stehen. Diese Bedeutungsproduktion gilt aber nur für vereinbarte, gesetzte Rosenzeichen in direkter Kommunikation mit Rosamunda, nicht aber für ›natürliche‹ Rosen: Diese verweisen mitnichten direkt auf Rosamunda oder ihren Gesundheitszustand. In einsamer Grübelei, weit entfernt von der Geliebten, verliert die Rose ihren Zeichencharakter und ihre kommunikative Kraft. Diese Unterscheidungen kann indes nur Gabriotto, aber nicht Reinhart vornehmen. Dass Reinhart durch den Anblick der Rosen an Rosamunda erinnert wird, könnte im Kontext der *phantasmata*, der geistigen Bilder, stehen. Durch seine Liebe zu Rosamunda sind sowohl seine Geliebte als auch das Bild der Rose in seinen Gedanken fixiert, so dass es leicht zu einer unzulässigen Überlagerung kommen kann. Diese führt zu den schwermütigen Imaginationen, denen Reinhart aber Realitätsstatus zuspricht. Kann Gabriotto dies mühelos als *Fantasei* abtun, zeugt Reinharts melancholische Gedankenverwirrung zugleich von Reinharts Liebe zu Rosamunda, zumal in Zeiten fehlender Kommunikation. Die Bedeutsamkeit der Liebesmelancholie für Reinharts Identität zeigt sich an dieser Stelle, indem die Reflexion von Rosamundas Situation als strukturierendes Element von Reinharts Gedankenwelt erscheint.

FREUD konstatiert neben anderen Symptomen auch »eine Herabsetzung des Selbstwertgefühls«[32] des Melancholikers. Anhaltspunkte dafür lassen sich erst am zweiten melancholischen Tag finden: Am ersten Tag hatte Reinhart nur über Rosamunda, nicht aber über sich selbst nachgedacht. Erst als der Anblick der beschädigten Rose den Tod der Dame zu enthüllen scheint, reflektiert Reinhart seine eigene Position. Er sieht sich als *gewisse ursach* (154,24) von Rosamundas Tod und beschließt zu sterben: *das selb ich ir in keinen weg nymmer vergelten mag / es sei dann sach / das ich auch also in trauren und klagen mein seel zů der iren schick* (154,26-28). Ein dezidierter Selbstbezug in seinen melancholischen Reflexionen ist ansonsten nicht zu erkennen. Herabgesetzt wird Reinhart eher durch seine Freunde, die ihn verspotten und damit wieder ›auf den Boden der Tatsachen‹ zurückholen.

2. Reinharts *schwerer unnd harter traum*:
Melancholisches Begehren und irrealer Verlust[33]

Der Albtraum, der in Reinharts melancholisches *gedencken* (149,4) eingebettet ist, scheint sich zunächst einer eindeutigen Zuordnung zum melancholischen Diskurs des Textes zu entziehen. Die ostentative Situierung des Traumes ins Zentrum der Melancholie-Sequenz aber indiziert, dass auch das

---

32 FREUD [Anm. 11], S. 198.
33 Vgl. Wickram [Anm. 1], 150,3f.

Traummaterial als ›melancholisches‹ zu klassifizieren ist. In diesem Traum sieht Reinhart, wie Gabriottos Vater Gernier mit einem *scharpff schneydent schwert* [...] *die beyden junckfrawen durch ire edlen hertzen stach / aber ihnen an ihrem leben nit schaden bracht / wiewol sye grossen schmertzen davon erlitten* (150,11-14). Anschließend kettet Gernier Philomena und Rosamunda an eine Säule und lässt sie von Hunden bewachen. Einzig Gabriotto und Reinhart – so Gernier – könnten die Ketten lösen. Den um Hilfe rufenden Damen kann Reinhart im Traum nicht helfen: *Reinhart aber daucht sich so weyt von in sein / das er sye keinerley weg trôsten mocht / wiewol ers zûm dickern mal versûchet* (150,26-28).[34] Auffällig ist, dass Gabriotto zwar Reinharts Grübeleien als *dorheyt* qualifiziert, dass er aber nicht den Traum explizit abwertet. Gabriotto hört, wie sich Reinhart im Schlaf *mit einem schweren und grossen seüfftzen* (151,1) herumwirft: *Gabriotto des ein klein schrecken empfieng* (151,2). Nachdem Reinhart seinem Freund von dem Traum erzählt hat, denkt Gabriotto bei sich selbst: *ich glaub auch on zweiffel diser traum nit on ursach beschehen sei* (151,19f.).[35] Später aber wird darauf keinerlei mehr Bezug genommen.[36]

Christine PFAU hat überzeugend dargelegt, wie der Traumtext einen Subtext bildet, der »die Latenzen des *eigentlichen* Textes beschreib[t]«.[37] Entgegen der ›Oberfläche‹ der Geschichte, die die Liebe beständig als *so züchtig und erlich / das es nit zu glauben ist* (93,17f.), beschreibt, setzt der Traum

---

34 Die ältere Forschung geht von einer prospektiven Bedeutung der Träume in Wickrams Romanen und zeitgenössischer Literatur aus. Vgl. JACOBI, Reinhold: Jörg Wickrams Romane. Interpretation unter besonderer Berücksichtigung der zeitgenössischen Erzählprosa. Bonn 1970, S. 257 u. S. 74-76. Immerhin gesteht er Reinharts Traum zu, dass er »als Zeichen individuellen Empfindens« (S. 158, Anm. 3) zu lesen sei.

35 Zu diesem Zeitpunkt glaubt Gabriotto allerdings auch noch, dass *die ursach meins gesellen trawren nit umb sunst ist* (151,18f.); diese Meinung revidiert er im Anschluss, als er Reinhart verspottet. Ob auch der Traum zu den *Fantaseien* zu zählen ist, wird im Text nicht ausgeführt.

36 Zu einem früheren Zeitpunkt hatte Rosamunda Philomena geraten, sich nicht so sehr von der Liebe beherrschen zu lassen, *dann wo ir flamm mit gewalt auffgat / ihm gar kümmerlich widerstanden werden mag* (39,12f.). Darauf hatte Philomena geantwortet: *ich bitt dich / wôllest dich solicher wort nit mer gegen mir gebrauchen / dann so offt du mir der ding gedenckest / du mir ein scharpff schneidend schwerdt in mein hertz stossest* (39,15f.). Damit besteht ein früher Bezug zu Reinharts Traum, der mit demselben Bild operiert und so die Liebe in den Kontext von Gewalt und Schmerz stellt.

37 PFAU, Christine: Drei Arten, von Liebe zu träumen. Zur Traumsemantik in zwei Prosaromanen Jörg Wickrams. In: ZfG, N. F. 8 (1998), S. 282-301, hier S. 287. PFAU bietet einen methodisch reflektierten Zugang zur Analyse literarischer Träume.

eine »Folterung der weiblichen Körper« in Szene, die einer »gewalttätigen Defloration«[38] gleicht.

> Im Subtext ist diese Phantasie allerdings Wunsch des Protagonisten Reinhart, obwohl eine Verschiebung auf die Stellvertreterfigur, [...] Gernier, erfolgt. Derart gerät der Schutz der Keuschheit zu ihrer Zerstörung; und in dem eindringlichen Bild des zerstörerischen Wächters überlagern sich Begehren und Verbot ununterscheidbar.[39]

PFAU beschreibt, wie Reinhart seinen Anspruch auf den Körper der Geliebten im Traum über »Fixierung und Qual«[40] zum bildlichen Ausdruck bringt. »Der Traum steht somit disparat zu den Ausdrucksmöglichkeiten und Kompetenzen des Liebeshelden im narrativen Geschehen und wird zugleich ein in der Innerlichkeit der Figur abgespieltes Ereignis.«[41] PFAU sieht im Traum die Möglichkeit, Intimität und Sexualität – gewaltförmig – zu entwerfen, während diese Themen auf der ›Oberfläche‹ des Textes ausgespart werden, da sie »dem ideologischen Projekt des Erzählers«[42] zuwiderlaufen.

Eröffnet der Traum also eine Ebene, auf der körperliches Begehren thematisiert werden kann, so kann diese zur melancholischen Verfasstheit des Subjekts Reinhart in Beziehung gesetzt werden. FREUD hat darauf hingewiesen, dass Melancholie eine Reaktion auf den Verlust eines geliebten Objektes sein kann. Zuweilen könne aber nicht genau bestimmt werden, worin der Verlust bestehe: »man kann nicht deutlich erkennen, was verloren wurde, und darf um so eher annehmen, daß auch der Kranke nicht bewußt erfassen kann, was er verloren hat.«[43] Insofern spricht Freud von Melancholie als »einem dem Bewußtsein entzogenen Objektverlust«[44], der schließlich zu narzisstischer Regression führe. Giorgio AGAMBEN hat versucht, die Art des Verlusts näher zu beschreiben: Er geht davon aus, dass die »melancholische[...] Libido«[45] sich auf ein unerfülltes Begehren nach einem Objekt bezieht. Der melancho-

---

38 PFAU [Anm. 37], S. 297.

39 PFAU [Anm. 37], S. 297.

40 PFAU [Anm. 37], S. 298.

41 PFAU [Anm. 37], S. 300.

42 BACHORSKI, Hans-Jürgen: *Träume, die überhaupt niemals geträumt.* Zur Deutung von Träumen in mittelalterlicher Literatur. In: Weltbilder des mittelalterlichen Menschen. Hg. v. Heimann, Heinz-Dieter u. a. Berlin 2007 (Studium litterarum 12), S. 15-51, hier S. 44. BACHORSKI überlegt in vorsätzlich provozierender Weise, wer – außer Reinhart – den Traum noch träumt. In seiner anregenden Interpretation veranschlagt er ein Unbewusstes des Erzählers und sogar des Autors, das »[i]m sexualisierten Traum Reinharts« (S. 44) die ideologischen Vorsätze des Romans dominiert.

43 FREUD [Anm. 11], S. 199.

44 FREUD [Anm. 11], S. 199.

45 AGAMBEN, Giorgio: Stanzen. Das Wort und das Phantasma in der abendländischen Kultur. Zürich, Berlin 2005, S. 45.

lische Diskurs hat demzufolge die Funktion, »in einer Situation eine Aneignung zu ermöglichen, in der real kein Besitz möglich war«[46]. Damit bestimmt er die Beziehung von Melancholiker und verlorenem bzw. nie besessenem Objekt des Begehrens als Kernstück melancholischer Verfassung. »In dieser Perspektive wäre die Melancholie weniger die regressive Reaktion auf den Verlust des Liebesobjekts als vielmehr das phantasmatische Vermögen, ein nicht aneigenbares Objekt als verloren erscheinen zu lassen.«[47]

Reinharts Traum inszeniert – wenn auch in verschobener Weise über Gernier als Stellvertreter – die gewaltsame Aneignung nicht nur seines Objekts des Begehrens, sondern auch die des Freundesobjekts. Damit wird genau die von AGAMBEN benannte ›Situation der Aneignung‹ geschaffen, die es in der Realität nie gab. Diese ›unbewusste‹, im Traum imaginierte Verfügbarmachung der Damen kann als Inszenierung eines melancholischen Begehrens geltend gemacht werden, die die – auf der Ebene des Begehrens – phantasmatische Qualität der *züchtigen* (51,9) Liebesbeziehungen beleuchtet. Damit erscheint ferner die Trennung von Rosamunda nur äußerer Anlass von Reinharts melancholischem Zustand zu sein, während die eigentliche Ursache darin besteht, dass er sein Liebesobjekt niemals besessen hat. Als Reinhart in seinen gedanklichen Erwägungen zu Rosamundas schlechtem Befinden und schließlichem Tod, die den Traum einrahmen, den Verlust Rosamundas ausphantasiert, werden seine Vorstellungen als wahnhaft markiert. Dass seine Gedankengänge als irreal einzuschätzen sind, beruht aber nicht nur darauf, dass Rosamunda in Wirklichkeit weder krank noch tot ist, sondern auch auf dem Umstand, dass der Traum Rosamundas Status als besessenes Objekt des Begehrens als irreal kennzeichnet. Dies ruft in Reinhart eine deutlich erkennbare, wenn auch über Gernier umgeleitete Aggression hervor, die die Zwiespältigkeit eines solchen Begehrens verdeutlicht.[48] FREUD sieht darin einen »Ambivalenzkonflikt«[49] im Verhältnis des Ich zu seinem Objekt, welchen er als ein Spezifikum seiner Melancholie-Bestimmung hervorhebt. Der Traum eröffnet zudem einen ›Innenraum‹ Reinharts, der Reinharts – ambivalente – Identität als Liebender weiter ausdifferenziert und Liebe und Begehren einer ›Innerlichkeit‹ zuordnet, die – gerade durch ihren ›phantasmatischen‹ Status – eine eigenständige Qualität erreicht.

---

46 AGAMBEN [Anm. 45], S. 45.
47 AGAMBEN [Anm. 45], S. 45. SCHIESARI [Anm. 10], S. 112, unterstreicht, dass es stets ein männliches Subjekt ist, das ein Objekt des Begehrens betrauert.
48 FREUD [Anm. 11], S. 205, beschreibt, dass der Selbsthass und die Selbstquälerei des Melancholikers durch seine narzisstische Identifizierung mit dem Liebesobjekt erklärt werden kann, die eigentliche »Rache« also »den ursprünglichen Objekten« gilt. Im ›Fall‹ Reinharts tritt die gegen das Objekt gerichtete Aggression dagegen deutlich zutage.
49 FREUD [Anm. 11], S. 210.

3. Gabriottos Tod: Das Herz als melancholisches Körper-Substrat

Hatte sich Gabriotto zunächst über Reinharts *Fantaseien* lustig gemacht und selbst keinerlei melancholische Veranlagung erkennen lassen, treibt der zweite – und letzte – Abschied von Philomena auch bei ihm eine melancholische Stimmung hervor, die durch Vereinsamung, langanhaltendes Nachdenken und Passivität gekennzeichnet ist. Anders als bei Reinhart lässt sich dieser Zustand nicht überwinden, sondern führt zum unwiderruflichen Ende nicht nur Gabriottos. Der Ritter beschließt, allein – selbst ohne Reinhart – vom englischen Königshof abzureisen, da der König ihm nach dem Leben trachtet.[50] Als Gabriotto sich auf dem Schiff nach Portugal befindet, beginnt er *seiner allerliebsten junckfrawen recht zů gedencken* (196,8f.) und *zů klagen* (196,11). In einem Monolog beklagt er die Trennung von Philomena.[51] In dem Bewusstsein, dass *mein leben sich bald enden würt* (196,19f.), beschwört er alle vorherigen Situationen herauf, in denen er dem Tode nah war, aber nicht gestorben ist.[52] Diese Klage geht einher mit Nahrungsverweigerung, so dass sein Diener sich Sorgen macht und vergeblich versucht, Gabriotto umzustimmen. Dieser antwortet mit einer Rede, die seinem Monolog ähnelt und Todesgewissheit und Todeswunsch miteinander verknüpft: *dann ich mich wol befind nit lang mehr zů leben / so beger ich auch gantz keiner hilff meines lebens / dieweil ich meiner aller liebsten junckfawen beraubt sein můß* (198,11-14).

Auch Reinhart hatte zum Zeitpunkt seiner melancholischen Gemütslage den eigenen Tod als angemessene Reaktion auf Rosamundas vermeintlichen Tod betrachtet. Dort war bis zu einem gewissen Grad der eigene Tod als Strafe für die Schuld am Ableben der Geliebten reflektiert worden. Doch während Reinhart von seinen Freunden aus den dunklen Gedanken und Todesplänen herausgerissen wird, lässt Gabriotto sich nicht umstimmen. Seine Todessehnsucht äußert sich in den Imaginationen seines eigenen Todes zu früheren Zeitpunkten, die stets in den Kontext der Tatsache gerückt werden, dass keine Möglichkeit besteht, Philomena jeweils wieder zu sehen. Nicht die Reflexion der Geliebten oder der Liebe selbst, sondern das unstillbare Verlangen nach Philomenas Nähe, das wiederum die Todesneigung begründet, stehen im Mittelpunkt von Gabriottos gedanklicher Tätigkeit. Im Überdenken

---

50 Die Königin hatte den Ring an Gabriottos Hand als Philomenas erkannt und dies dem König erzählt. Nachdem dieser verifiziert hat, dass die Verdächtigen tatsächlich heimlich liiert sind, will er Gabriotto mit Gift töten lassen. Gabriotto wird gewarnt, beschließt, den Hof zu verlassen und tötet zuvor den beauftragten Mörder. Vgl. 168,2-196,4.

51 Wickram [Anm. 1], 196,11-14: *O du mein aller liebste junckfraw / ich klag die stund unnd auch den tag / auff welchem ich deiner edlen zucht und schône immer beraubt ward.*

52 Vgl. Wickram [Anm. 1], 196,11-197,7.

früherer Lebenssituationen nimmt Gabriotto auf sich selbst Bezug; es formiert sich ansatzweise eine Art von Subjektivität, die als ›negative‹ zu kennzeichnen ist: Verpasste Todesmomente bilden die Inhalte der Selbstthematisierung.[53] Im Unterschied zu Reinhart gibt sich Gabriotto keinen Wahnvorstellungen hin, sondern schätzt die gegebene Situation als so ausweglos ein, dass nurmehr der Tod als ›Handlungsalternative‹ bleibt. Damit wird dem Körper ein hohes Maß an Bedeutsamkeit zugeschrieben: Der körperliche Zustand, der sich in der Krankheit verschlimmert und schließlich in den Tod mündet, erscheint als ultimativer Beweis der Liebe.

Im Folgenden instruiert Gabriotto den Diener, wie dieser im Falle seines nahen Todes verfahren soll. Gabriotto vermacht dem Knecht alle seine Besitztümer, die er bei sich trägt, mit Ausnahme des Ringes. Diesen hatte ihm Philomena beim ersten Abschied geschenkt, und Gabriotto hatte versprochen, den Ring *nymmer von seiner handt lassen kummen / es wer dann sach / das er wider zů ir kåm / damit die beyd einander freündtlich umbfahen thetten* (143,24-26). Diesen Ring soll der Diener an Philomena schicken, und zwar zusammen mit Gabriottos Herz, das er gewissenhaft aus Gabriottos Körper schneiden und einbalsamieren soll. Gabriotto schreibt einen Brief an seinen Vater Gernier, in dem er seinen Tod voraussagt, und einen an Philomena, in dem er erklärt, welche Bewandtnis es mit dem Herzen auf sich hat, das sie zusammen mit dem Brief erhalten wird.

> Darumb wôllendt diß mein hertz bei euch behalten / und gedencken in
> was trewen es euch gemeynt / mit was freüden es euch gedient / und in
> was eeren es euch geliebt hat / da es noch in seinem leib gewesen ist / nit
> schlagen im auß herberg zů geben / darumb das es nit in leiblicher gstalt
> bei euch wonen mag / dann wo diß mein hertz ist / da selbs würt auch
> mein edle seel sein / und euch bei wonen / so lang mir beid zůsampt an
> unser verordnete wonung kummen. (200,15-23)

Gabriotto benennt sein Herz nicht nur als Sitz seiner Seele nach dem Tode, sondern entwirft es auch als leiblichen ›Ort‹, an dem sich sein Wesen als Liebender konzentriert. *Trewe, freüde* und *eere* als Qualitäten des Liebenden

---

53 Zu Selbstvergewisserung, Selbstbezüglichkeit und Selbstthematisierung als Strategien zur Ausbildung von Subjektivität siehe HAGENBÜCHLE, Roland: Subjektivität: Eine historisch-systematische Hinführung. In: Geschichte und Vorgeschichte der modernen Subjektivität. Hg. v. Fetz, Reto Luzius u. a. Berlin, New York 1998 (European Cultures 11), S. 1-88, und die Beiträge in dem Band: Inszenierungen von Subjektivität in der Literatur des Mittelalters [Anm. 15]. Vgl. auch KLINGER, Judith: Möglichkeiten und Strategien der Subjekt-Reflexion im höfischen Roman. Tristan und Lancelot. In: Mittelalter. Neue Wege durch einen alten Kontinent. Hg. v. Wenzel, Horst u. Müller, Jan-Dirk. Stuttgart, Leipzig 1999, S. 127-148, bes. S. 132f. zum Subjekt als »Zentrum der Wahrnehmung, das Vorstellungen von sich und der Welt hat« und zu vormoderner Subjektivität als »Auseinandersetzung des Subjekts mit sich selbst« (S. 132).

Gabriotto werden in seinem Brief in seinem Herzen verortet. Sein totes Herz wird als Essenz von und quasi Ersatz für Gabriotto vorgestellt, dem es – im Gegensatz zum lebenden Gabriotto – möglich sein wird, eine tatsächliche Gemeinschaft und ein konkretes Zusammensein (*wonung*) mit Philomena einzugehen.

Kurze Zeit später stirbt Gabriotto *mit frólichem angesicht* (203,1), da er die baldige Nähe zu Philomena antizipiert: *frew dich mein edle seel / dann du würst in einer kleinen weil dein aller liebste Philomena sehen* (202,33f.). Sein Diener führt alle Anordnungen hinsichtlich der Konservierung des Herzens aus und bringt es an den englischen Königshof. Beim Anblick des Ringes ahnt Philomena bereits Schlimmes[54], dann liest sie den Brief und schließlich wickelt sie das Herz aus, *also bloß das zů tausent malen kusset / an ir hertz trucket* (215,25f.). Schließlich erklärt sie die Signifikanz des Herzens: *o du mein aller liebstes hertz / nun mag ich erst erkennen die liebe so du bei deinem leben zů mir getragen hast* (215,34-216,1). Der melancholische Tod und die Bewahrung des Herzens authentifizieren nochmals – und endgültig – Gabriottos Liebe zu Philomena. Dabei überschneiden sich symbolische und physiologische Bedeutungs- und Darstellungsebenen. In der Sequenz um Gabriottos Tod wird das Herz als symbolischer Träger und Sitz der Liebe in den materiellen Bereich transferiert. Die symbolische Bedeutung von Liebe, die über den Tod hinaus dauert, kann sich erst vollständig entfalten, als das tatsächliche, tote Körperorgan – samt den schriftlichen Erklärungen – Philomena übereignet wird.[55]

Zum einen kann ein grundsätzlicher Konsens über die Bedeutung des Herzens als Liebessymbol unterstellt werden, an dem auch der Roman »Gabriotto und Reinhart« partizipiert. Zum anderen wurde in der Liebeskommunikation – ähnlich wie die Rose für Rosamunda – das Herz als Zeichen für Philomena eingeführt: Im Turnier trägt Gabriotto einen Helm und eine Brustverzierung, auf denen *ein fliegend hertz mit einer guldenen Kron* (95,31f.)

---

54 Wickram [Anm. 1], 215,19-21: *wie lebt mein aller liebster Ritter / dann ich sih hie den ring so im seer geliebt hat / welchen er on merckliche ursach nit von im gelassen.*

55 Zur Überschneidung »von materialer und symbolischer Ordnung« z. B. im »Herzmäre« vgl. QUAST, Bruno: Literarischer Physiologismus. Zum Status symbolischer Ordnung in mittelalterlichen Erzählungen von gegessenen und getauschten Herzen. In: ZfdA 129 (2000), S. 303-320, hier S. 314. – Die Handlung des »Herzmäre« zeigt grundsätzliche Parallelen zu dieser Sequenz in »Gabriotto und Reinhart«. Zwar isst Philomena hier nicht unwissentlich das Herz, das der tote Geliebte ihr geschickt hat, allerdings wird in der Szene *ein[...] seer kóstliche[r] ymbiß* (214,35) von den Damen zu sich genommen, der auf den Paralleltext des »Herzmäre« und verwandter Geschichten verweisen könnte.

abgebildet ist.[56] Dass das Herz sowohl als Zeichen für Philomena selbst (was besonders durch die Krone deutlich wird) als auch für die Liebe von und zu ihr stehen kann, mag ebenso für das Zeichen der Rose stimmen: Als Reinhart die Rosen-*liberey* trägt, bezeugen die Rosen nicht nur die Herkunft seiner Ausrüstung, sondern er bekundet zugleich die gegenseitige Liebe zwischen ihm und Rosamunda. In den schwermütigen Gedanken aber steht die Rose allein für Rosamunda, die zu verdorren scheint, und nicht etwa für die Liebe. Bei Gabriottos Tod dominieren die Bedeutungen des Herzens ›Liebe zu Philomena‹ und ›Gabriottos Wesen‹, überlagern einander und markieren die Liebe als zentrales Merkmal, das Gabriottos Identität stiftet. Die ursprüngliche Bedeutung ›Philomena‹ aber existiert nicht mehr; schließlich wird das Herz ganz zum Synonym für Gabriotto. Die narzisstische »*Identifizierung* des Ichs mit dem aufgegebenen Objekt«[57] aber benennt FREUD als weitere Konstituente der Melancholie.

Das Herz als Restkörper und wesenhaftes Kernstück Gabriottos verweist außerdem auf eine Beschaffenheit der Liebesbeziehung, wie sie ähnlich in Reinharts Traum bereits für die Liebe zwischen Reinhart und Rosamunda angedeutet wurde. Dort war die illusorische Verfasstheit der Beziehung zwischen dem träumenden Melancholiker und seinem Objekt der Begierde zum Vorschein gekommen, als der Traum eine melancholische Aneignung des nie besessenen Objektes inszenierte. Gabriottos totes Herz erscheint dagegen als sein melancholisches Körper-Substrat, das die nie erreichte Annäherung an Philomena im Tode nachholen soll: *du edles und ußerwôltes hertz / in leiblicher gstalt nimmer zů mir hast môgen kummen* (216,22f.).[58] Es findet eine Verschiebung von unmöglicher körperlicher Nähe zwischen den Liebenden zu einer zulässigen Vereinigung zwischen dem Herz und Philomena statt, die zwar bis zu einem gewissen Grad ›real‹ ist, zugleich aber nochmals den ›phantasmatischen‹ Status der eingelösten Nähe unterstreichen muss. Der Text macht deutlich, dass Philomenas Liebkosen des Herzens als Ersatz für das eigentlich von Gabriotto angestrebte *freündtlich umbfahen* (143,26) zu lesen ist. Dass dies aber kein erstrebenswerter Zustand für Philomena ist, zeigt ihre Reaktion: Sie stirbt, *das mein seel zů meines aller liebsten Ritters gesellschafft kummen würt* (216,35-217,1). Anders als Rosamunda in Reinharts Melancholie-Anfall ist Philomena nicht nur Objekt, sondern auch Subjekt des Begehrens: Ihr Tod ermöglicht eine Zusammenkunft der liebenden

---

56 Um seine Briefe an Philomena kenntlich zu machen, wählt Gabriotto allerdings nur die Krone, die den königlichen Status seiner Geliebten zeigt. Vgl. Wickram [Anm. 1], 144,4f.

57 FREUND [Anm. 11], S. 203. Er weist auf eine widersprüchliche Konstellation hin: »Es muss einerseits eine starke Fixierung an das Liebesobjekt vorhanden sein, anderseits aber im Widerspruch dazu eine geringe Resistenz der Objektbesetzung.«

58 Ähnlich auch Wickram [Anm. 1], 200,19f.: *darumb das es [=diß mein hertz, S.W.] nit in leiblicher gstalt bei euch wonen mag.*

Seelen: *nun frew dich geliebte sel meines Ritters / dann die mein sich bald zů dir gesellen würt* (217,4f.). Körperlichkeit[59] steht nun ganz auf Seiten des Todes, die Seelengemeinschaft allein garantiert einen Zusammenschluss der Liebenden.

4. Philomena und Rosamunda: Klagen als Ausdruck von Trauer

Anders als Reinhart verfallen die Damen in den Trennungsphasen nicht der Melancholie. Als die Hunde, die Gabriotto und Reinhart bei der ersten Abreise mit sich genommen hatten, nach kurzer Zeit wieder an den Hof des englischen Königs zurückkehren, liegt die Vermutung nahe, dass ihren Herren etwas zugestoßen ist. Nachforschungen scheinen dies zu bestätigen.[60] Philomena und Rosamunda verfügen damit – im Gegensatz zu Reinhart – über relativ sichere Todesnachrichten. Philomena *so klåglichen anhůb zů weinen und klagen / das sye Gernier mit ir bewegt zů weynen / In dem Rosamunda [...] inen ein getrewe gesellin in ihrem leyd gab* (147,20-23).[61] Philomena äußert den Wunsch, sie wäre mit Gabriotto und Reinhart zusammen auf der Reise gestorben.[62] Auch Gernier *ein lange zeit mit weynen und klagen verzeret / deßgleich die edlen junckfrawen ein harte zeit hatten* (148,8-10). Das Klagen kennzeichnet auch Reinharts *schwermůtigkeyt* und bildet somit einen gemeinsamen Verhaltensmodus der männlichen und weiblichen Protagonisten. Anders als bei Reinhart – und auch bei Gabriotto – wird ausgiebig geweint: »zeichnet sich Trauer vor allem durch trauernde Bewässerung, also einen reichen Tränenfluß, aus, so im Gegenteil dazu die Melancholie durch Trockenheit und kalte Erstarrung.«[63] Weiter lassen sich keine melancholischen Wahnvorstellungen bei den Damen erkennen. Selbst Philomenas Todeswunsch verblasst, da die Traurigkeit deutlich von einem zeitlichen Rahmen begrenzt wird: *eine lange zeit* bzw. *eine harte zeit* gilt es zu überstehen, *biß sich zůletst* (148,10) – so kündigt der Text an – *inen all ir klag in freüd verkeren thet* (148,11). Expressive Klagen, bei denen geweint wird, erscheinen als spezifischer Ausdruck dieser Form von Trauer.

---

59 Zur Bedeutsamkeit der Materialität des Körpers als Zeichenträger in der Liebeskommunikation siehe EMING/KOCH [Anm. 5], S. 212-216.

60 Die Ritter hatten einen Schiffbruch erlitten, bei dem ihnen die Hunde abhanden gekommen waren. Vgl. Wickram [Anm. 1], 145,1-147,13.

61 Klage und Trauer gibt es noch in vielen anderen Situationen im Roman. Mir geht es hier jedoch ausschließlich um den Situationstyp der Trennung, um die Reaktion der Damen mit dem melancholischen Verhalten der Männer vergleichen zu können.

62 Vgl. Wickram [Anm. 1], 147,24-34.

63 RÖCKE, Werner: Die Faszination der Traurigkeit. Inszenierung und Reglementierung von Trauer und Melancholie in der Literatur des Spätmittelalters. In: Emotionalität. Zur Geschichte der Gefühle. Hg. v. Benthien, Claudia u. a. Köln u. a. 2000 (Literatur – Kultur – Geschlecht: Kleine Reihe 16), S. 100-118, hier S. 103.

Nach Gabriottos zweiter Abreise wird Philomenas Trauer noch drastischer in Szene gesetzt. Sie zieht sich zurück,

> sie hat auch in solcher zeit kein frôliche kleydung nye angelegt / sunder als eine so ire liebste freünd verloren hett / in gantz schwartzer kleydung sich sehen lassen / es ist auch nit ein klein von ir schône abgewichen / ja als wann sie mit einer schweren kranckheyt beladen wer gewesen. (206,10-14)

Der grundlegende Unterschied zwischen der Darstellung von Philomenas Trauer in Kleidung und körperlichem Verfall im Vergleich zu Reinharts Melancholie ist im jeweiligen Realitätsstatus des *trawrens* zu suchen. Während Reinharts schwere *gedancken* auf fehlerhafter Hermeneutik beruhen, entspricht Philomenas Trauer den Gegebenheiten: Gabriotto ist bereits tot, auch wenn sie noch nichts davon weiß.[64]

Bei der gemeinsamen Klage der Damen um die Geliebten während der ersten Trennung und bei Philomenas Trauer um Gabriotto während der zweiten Trennung werden die expressiven Formen des Klagens dahingehend benannt, dass sie mit *weynen* einhergehen. Dies differenziert die Ausdrucksformen der Trauer von denen der Melancholie. Gleichzeitig aber hält Philomena in der ersten Trennungsphase einen Monolog und äußert ihre Todesneigung, in der zweiten werden ihr von ihrem königlichen Bruder *schwere gedancken* (206,22) unterstellt. Damit wird Philomena näher an die melancholischen Verhaltensmodelle der männlichen Protagonisten herangerückt, so dass auch Parallelen zwischen der ›männlichen‹ Melancholie und Philomenas melancholie-naher Trauer deutlich werden. Die Überschneidungen spiegeln sich auch in der Terminologie des Textes wider. Eine durchgehende begriffliche Unterscheidung ist nicht zu verzeichnen: Eindeutig wird nur Reinharts Nachsinnen als *schwermûtigkeyt* – also als Melancholie – gekennzeichnet, die Begriffe *trawren*, *klag* und *leyd* aber werden für alle beschriebenen Zustände verwendet.[65]

Gleichwohl inszeniert der Roman neben den Parallelen Differenzen zwischen Melancholie und Trauer, die sich etwa in den Träumen manifestieren: Philomena plagt – wie Reinhart – *ein schwerer traum* (208,12): Sie sieht den weiß gekleideten, seufzenden Gabriotto, der *ungeredt von ir schied* (208,3). Philomena schaut ihm *mit gantzer begierd* (208,4) nach und ruft ihm *mit lauter stimm* (208,5) zu, dass er zu ihr zurückkehren soll. Von ihrem eigenen Schrei erwacht sie und erkennt den Traum ganz richtig als prophetischen, denn sie rechnet nun damit, dass *ich in kurtzen tagen ein schwere und trawri-*

---

64 Siehe aus moderner Sicht auch FREUD [Anm. 11], S. 198f.: »Das Normale [=die Trauer, S.W.] ist, daß der Respekt vor der Realität den Sieg behält.«

65 Vgl. Wickram [Anm. 1], für *trawren* 151,13 (Reinhart), 198,9 (Gabriotto), 208,34 (Philomena und Rosamunda); *klagen* 154,16 (Reinhart), 198,7 (Gabriotto), 207,35 (Philomena); *leyd* 197,8 (Gabriotto), 213,7 (Philomena).

ge bottschafft von meinem aller liebsten Ritter vernemmen [*würd*] (208,27-29). Tatsächlich ist Gabriotto bereits tot und sein Diener mit dem Herzen unterwegs zu ihr. Während Reinharts melancholischer Traum in seine Wahnvorstellungen eingebettet wird, verschafft die Trauer Philomena ein gesteigertes Erkenntnisvermögen. Dass dieses nicht nur ein quasi magisches ist, wie der Traum zeigt, wird in einer anderen Szene deutlich. Philomena durchschaut die Intrige des Königs, als dieser ihr das Versprechen abnehmen will, mit dem Trauern aufzuhören, sobald sie Nachricht von Gabriotto habe. Sie verspricht es ihm, allerdings hat sie nicht vor, das *trawren* auf die Weise aufzugeben, wie ihr Bruder es gern hätte. Ihre analytische Beurteilung der Situation führt dazu, dass der König ihr Gabriottos Ring, Herz und Brief überantwortet. Philomena erscheint damit erneut als Gegenpart zum grübelnden Reinhart, dessen Betrachtungen jeglicher ›realen‹ Grundlage entbehren.

Hinzu kommt, dass auch Philomenas Traum Aufschluss über ihr Begehren gibt: Ihr direkter Blick und ihre Stimme, mit der sie deutlich den Wunsch äußert, dass Gabriotto bleiben soll, verweisen auf ein geradliniges, zielbewusstes Verlangen nach der Nähe des Geliebten, die allerdings verweigert wird. Dieses Verlangen steht dem ambivalenten, mit Aggression besetzten Begehren, das sich in Reinharts Traum offenbart, diametral gegenüber, sodass der Gegensatz von phantasmatischem und ›realitätsverknüpftem‹ Status nicht nur den Erkenntniszugang der Protagonisten, sondern auch die Qualität ihres Begehrens beschreibt.

5. Der Tod der übrigen Liebenden:
Verwischte Grenzen zwischen Melancholie und Trauer

Gabriottos melancholischer Tod setzt eine Kettenreaktion in Gang. Zunächst stirbt Philomena, nachdem sie das Herz ihres toten Geliebten erhalten hat. Ihr Versprechen an ihren Bruder, sie würde im Falle einer Nachricht ihr *trawren enden* (213,16), selbst, wenn Gabriotto gestorben sei, macht sie auf ihre eigene Weise wahr: Ihr Tod beendet die Trauer. Reinhart hört zwar vom Tode Philomenas, nicht aber von seiner Ursache. Als er sich schlafen legt, *mancher frembder gedancken im seines gesellen halben fürkam* (219,25f.). Die ganze Nacht *nichts anders thet dann an seinen aller liebsten Gabriotten zů gedencken* (219,28f.). Schließlich glaubt Reinhart, dass *in ein feber ankummen wer* (220,5), weshalb er sich bei Tagesanbruch zu einem Aderlass begibt. Als er später von Gabriottos Tod erfährt und sogar das Herz seines Freundes begutachten darf, fällt er in Rosamundas Schoß in Ohnmacht, wobei seine Adern sich erneut öffnen: *so fast blůteten ee das man sein war nam / den merern teil seines geblůts verrôrt hat* (221,10f.). Mit einem *lieblichen blick* (221,19) auf Rosamunda stirbt Reinhart. Rosamunda schließt sich dem allgemeinen Sterben an: *mit vollem leib sie sich uff die leich des Ritters nider ließ* (223,1f.). [*S*]*tillschweygendt* (223,3) stirbt sie. Als er die *toden Côrpeln*

(224,15) sieht, *verschůff der Künig das man die beyde zů seiner schwester und dem hertzen vergraben solt / dieweil sie in irem leben solche einbrünstige liebe gehabt hetten / des dann ir sterben ein gnůgsame anzeygung was* (224,18-21).

Die gemeinsamen bzw. kurz aufeinander folgenden Tode der Liebenden beglaubigen die Liebe der Protagonisten. Die toten Leiber und das Herz fungieren als unhintergehbare Beweise für die Gefühle der Liebenden: Die Trennung bzw. der Tod als Extremfall der Trennung von der jeweiligen geliebten Person beeinträchtigt die Identität aller vier Figuren so stark, dass ein Weiterleben nicht möglich ist. Die Liebe wird so als zentrale Identitätskonstituente an den toten Körpern der Protagonisten sichtbar. Gleichwohl differieren die Umstände der jeweiligen Tode: Einen melancholischen ›Rest-Körper‹, der wie Gabriottos Herz das phantasmatische Begehren ein letztes Mal in Szene setzt, bewahren die anderen Liebenden nicht. Stattdessen erzählt der Text von Philomenas Tod, dass *gleichendt als hett man gehört in irem leib ettwas zerbrechen / ließ es einen krach / und schied also von diser welt* (217,13-15). Obgleich es nicht explizit gesagt wird, liegt die Vermutung nahe, dass es sich bei dem *krach* um den Laut handelt, den ihr zerbrechendes Herz produziert. Im entworfenen Interpretationszusammenhang verweigert Philomena damit die Verortung weiblichen Begehrens in einem phantasmatischen, melancholischen Kontext. Zuvor hatte sie ihren Todeswunsch und ihr Begehren *mit lachendem mund und lauter stimm* (217,3) geäußert. Ganz anders dagegen Rosamunda, die *stillschweygendt* (223,3) über Reinharts Leiche zusammenbricht und sich damit einer genaueren Zuordnung ihres Todes entzieht.

Das Besondere an Reinharts Ende in diesem kollektiven Liebessterben ist, dass er wegen Gabriotto stirbt und so die *liebe und freündtschafft* (8,21) zwischen den männlichen Protagonisten in Szene setzt. Zwar stirbt Reinhart in Rosamundas Schoß, sein ›Liebestod‹ aber ist an den Verlust der gleichgeschlechtlichen Bindung gekoppelt. Reinharts Reflexionen in der Nacht, bevor er von Gabriottos Tod erfährt, seine Schlaflosigkeit, die Krankheitssymptome und der Aderlass rücken seinen Zustand in die Nähe von Krankheit. Die Symptome stimmen nicht mit denen überein, die Reinhart bei seiner *schwermůtigkeyt* an den Tag gelegt hatte. Reinharts Tod aufgrund der endgültigen Trennung von seinem Freund gemahnt zwar an Gabriottos melancholischen Tod, allerdings will das aus den Adern sprudelnde Blut *gleich einen brunnen quellen* (221,14f.) so gar nicht zu dem vertrockneten melancholischen Herz passen. Die Männerfreundschaft wird so in einen anderen als den melancholischen Kontext gestellt: Reinharts sprudelndes Blut ruft einen Bedeutungszusammenhang von Körperbezogenheit, Agilität und ritterlichen, gewaltsamen Aktivitäten auf, der die gleichgeschlechtliche Beziehung definiert. Dass Reinhart wegen der Sorge um seinen Freund krank wird und schließlich stirbt, verweist darauf, dass sich in Wickrams Text Gefühlspriori-

täten und Handlungsmotivationen überkreuzen können, so dass der Männerfreundschaft trotz der narrativen Dominanz der zwischengeschlechtlichen
Liebesbeziehung eine prominente Stellung für die Identitätsbildung der Protagonisten eingeräumt wird.[66]

6. Geschlechtsspezifische Codierungen von Melancholie und Trauergesten

Jörg Wickrams Roman verteilt Melancholie und Trauer in den Trennung-
situationen geschlechtsspezifisch: Die männlichen Figuren leiden an Melancholie, die weiblichen Protagonisten trauern. Damit scheint sich der Text an
einem Projekt zu beteiligen, das Melancholie als »a gendered practice«[67]
entwirft: Einzig Gabriotto und Reinhart haben Zugang zu dieser Ausdrucks-
form von Verlust und Begehren. Demgegenüber sind die Klagegesten, die
Trauer ausdrücken, im Roman nicht grundsätzlich auf die weiblichen Protagonisten beschränkt. Klagen gibt es allenthalben in »Gabriotto und Reinhart«, etwa nach Gabriottos Jagdunfall, als Reinhart und Philomena klagen,[68]
beim Abschied der Liebenden[69] oder nach dem Tode der Liebenden, als
Gernier und Rosamundas Eltern um ihre Kinder trauern.[70] Auch in der bereits beschriebenen Passage, als die Liebenden zum ersten Mal voneinander
getrennt sind, weint neben Philomena und Rosamunda auch Gernier. Gesten
und Äußerungen von Trauer sind damit nicht geschlechtlich codiert: Sowohl
männliche als auch weibliche Figuren klagen und trauern zu verschiedenen
Anlässen.

Juliana SCHIESARI beschreibt Melancholie als »a *discursive and cultural
practice* that has given men a cultural privilege in displaying and representing loss so as to convert it into a sign of privileged subjectivity«[71]. Das kultu-
relle Privileg der Melancholie ›genießen‹ auch in »Gabriotto und Reinhart«
ausschließlich die männlichen Protagonisten, genauer: die beiden männlichen
Liebenden. In der Tat formiert sich jeweils männliche Subjektivität, wenn die
beiden Ritter ihren melancholischen Gedanken nachhängen, wobei – wie

---

66 In diesen Zusammenhang mag auch gehören, dass Gabriotto erst an tödlicher
Melancholie erkrankt, als er ganz allein, also auch ohne Reinhart ist. Bei der ersten
Trennung von Philomena hatte er – im Gegensatz zu Reinhart – keinerlei melan-
cholische Beeinträchtigung erfahren.

67 SCHIESARI [Anm. 10], S. 67.

68 Vgl. Wickram [Anm. 1], 26,17-31 u. 28,22-29,8.

69 Vgl. Wickram [Anm. 1], 188,33-189,29.

70 Vgl. Wickram [Anm. 1], 224,25-225,8 u. 225,26-226,13.

71 SCHIESARI [Anm. 10], S. 68. Zur Kritik an Schiesari vgl. OPITZ, Claudia: Männliche Melancholie? Zum Verhältnis von Körper, Krankheit und Geschlecht in der
Renaissance. In: Körperkonzepte / Concepts du corps: Interdisziplinäre Studien
zur Geschlechterforschung / Contributions aux études genre interdisciplinaires.
Hg. v. Frei-Gerlach, Franziska. Münster u. a. 2003, S. 167-178.

bereits angedeutet – bei Reinhart zunächst kein expliziter Selbstbezug in seinen Reflexionen erkennbar ist, sondern sich alles um Rosamunda dreht. Reinharts ›Innerlichkeit‹ wird nicht so sehr über seine *gedancken*, als vielmehr über seinen Traum entworfen, der ein zwiespältiges Begehren des träumenden Subjekts erkennbar werden lässt. Gabriottos subjektivierende Reflexionen beziehen sich auf den angestrebten Tod, der als einzig mögliche Konsequenz seines unerfüllten Verlangens erscheint. Das Begehren nach den geliebten Damen bildet damit die Kraft, die eine Subjektivierung der männlichen Liebenden vorantreibt, die aber immer in gefährliche Nachbarschaft zu Wahn oder Tod gestellt wird. Subjektivierung als Selbstvergewisserung steht immer im Zusammenhang einer Bedrohung des Selbst. Bei Philomena wird dagegen in analogen Situationen nicht so sehr eine Form weiblicher Subjektivität über Selbstthematisierung entfaltet, sondern stattdessen ihr Subjektstatus in Hinsicht auf Erkenntnis und Begehren betont.

Die melancholischen Körper- und Geisteszustände der männlichen Protagonisten werden als äußerst fragwürdige Resultate ihres ›Vorrechts‹ auf Melancholie kenntlich gemacht.[72] Nicht nur wird – wie bereits beschrieben – Reinhart aufgrund seiner *schweren gedancken* (154,15) verspottet und seine Ängste als *dorheyt* und *Fantasei* abqualifiziert. Hinzu kommt, dass Gabriotto an seinem bedrohlichen Zustand stirbt. Damit aber nicht genug: Reinharts und Gabriottos Melancholie wird jeweils als ›weibisch‹ abgewertet. In Bezug auf Reinhart ist dies nur implizit zu erschließen: Der französische Ritter, in dessen Rosengarten Reinhart sich der Melancholie hingegeben hatte, ermahnt Reinhart, *laß die blind liebe nit also über dein Ritterlich gemůt herrschen* (156,7f.). Ein solches *Ritterlich gemůt* aber hatte der Text bereits zuvor als ›männlich‹ markiert: Beim Turnier gehören Gabriotto und Reinhart zu den Rittern, die *mit mannlichem gemůt zůsamen rannten* (98,3). Besonders

---

72 SCHIESARI [Anm. 10], S. 68, betont den positiven Bedeutungsanteil: »Thus, although melancholia could be read as a pathological state, it is nevertheless a state that allows the male subject to represent his stakes in the games of cultural legitimation.« – OPITZ [Anm. 71], S. 169, stellt dagegen heraus, dass »das Konzept der Krankheit Melancholie im 16. Jahrhundert eine Vielzahl von Merkmalen und Erscheinungsformen aufweist, die sich nicht eindeutig einem Geschlecht zuweisen lassen«. In ihrer Kritik an SCHIESARI vernachlässigt OPITZ allerdings, dass SCHIESARI keine umfassende Melancholie-Analyse leisten will. SCHIESARI schließt explizit Melancholie »as a clinicial/medical condition« (S. 15) aus ihren Untersuchungen aus, nicht weil sie bestreitet, dass es diese Dimension gibt (was OPITZ zu unterstellen scheint), sondern weil sie ausschließlich an der diskursiven Praxis interessiert ist, »through which an individual subject who is classified as melancholic or who classifies himself as melancholic is legitimated in the representation of *his* artistic trajectory« (S. 15). OPITZ' Beitrag ist deshalb als eine Ergänzung zu, nicht aber als grundsätzliche Infragestellung von SCHIESARIS Studie zu lesen.

Gabriottos Verhalten wird als *so mannlichen unnd Ritterlichen* (98,33)[73] gekennzeichnet, dass er den Preis gewinnt. Insofern kann die Ermahnung des Ritters an Reinhart dahingehend gelesen werden, dass sie die Melancholie als Gegensatz zum ›Ritterlich-Männlichen‹ entwirft. Explizit werden Gabriottos Klagemonolog, Todeswunsch und Nahrungsverweigerung von seinem Diener als *weibisch* desavouiert: *ich bitt euch / ir wöllendt ein mannlich unnd Ritterlich gemůt haben / unnd nit also ein weibisch leben fůren* (198,2f.).

Merkwürdig ist, dass exklusiv männliches Verhalten als *weibisch* markiert wird:[74] Wie bereits herausgearbeitet wurde, überlagert sich zwar die Trauer der Damen in mancherlei Hinsicht mit der Melancholie, allerdings verfügt letztere über distinkte Merkmale, die sie klar von dem Verhalten der Damen abgrenzt. Aufschluss über die Bedeutung von *weibisch* gibt eine weitere Stelle, die mit diesen Begrifflichkeiten arbeitet. Reinhart versucht ganz zu Beginn, seinen Freund von den Gefahren der Liebe zu überzeugen. Anhand von literarischen und mythologischen Beispielen will er ihm zeigen, welche verheerenden Auswirkungen der Umgang mit Frauen auf einen Mann haben kann. Reinhart warnt nicht nur vor dem *unstet und wanckelbar gemůt der weiber* (46,25), sondern ist auch davon überzeugt, dass *so bald sich ein mann der liebe underwürfflich machet / ist er sein selb nimmer gewaltig / er verliert zůmal stercke unnd weißheyt* (46,28-31). Er spielt auf Herkules' Crossdressing und Circes Verwandlungszauber an, um zu resümieren: *ja sye* [=*die weiber*, S.W.] *machend nit allein den man zů eim weib / sunder zů unvernünfftigen thieren* (47,1-3).

Der Umgang mit Frauen und das Eingehen einer Liebesbeziehung also sind es, die den Mann in den Kontext des ›Weibischen‹ rücken. Die Beziehung zu einer Frau lässt ihn Körperkraft und Vernunft verlieren, was als ›weibisch‹, ja sogar ›tierisch‹ markiert wird.[75] Reinharts Lethargie und

---

73 Vgl. auch 100,1.

74 Zu als ›männlich‹ und *weibisch* markierten Komponenten, mittels derer sich die Identität des Titelhelden im »Ritter Galmy« formiert, vgl. WINST, Silke: ›Weibischer‹ Liebeskranker und siegreicher Ritter: Zur Männlichkeitskonzeption in Jörg Wickrams *Ritter Galmy* (1539). In: Geschlechtervariationen. Gender-Konzepte im Übergang zur Neuzeit. Hg. v. Klinger, Judith u. Thiemann, Susanne. Potsdam 2006 (Potsdamer Studien zur Frauen- und Geschlechterforschung, N. F. 1), S. 195-213.

75 In einer weiteren Textstelle spricht der eifersüchtige Orwin mit Rosamunda und versucht zu ergründen, warum Rosamunda nicht ihm, sondern Reinhart ihre Aufmerksamkeit schenkt: *das macht allein / das ich mich nit also in weibische håndel als Reinhart schicken kan / dann mein ding nit ist mit dem ballen umbzůgon* (67,23-25). Dabei meint er das Ballspiel, dem die beiden Freunde zuweilen *auff dem lustplatz* (43,9) nachgehen. Dieses Spiel wird allerdings ebenfalls nur von Männern durchgeführt, während die Damen sie vom Fenster aus beobachten. Dass es trotzdem als *weibische håndel* bezeichnet wird, kann sich zum einen auf den

Gabriottos Dahinsiechen, die durch zwischengeschlechtliche Liebe motiviert sind, müssen in diesem Zusammenhang als unmännliche Verhaltensmodelle gewertet werden. Insofern erscheint die Melancholie als spezifisch männlicher Modus des Ausdrucks von Liebe, der allerdings – sowohl durch die körperlichen Auswirkungen als auch durch die Bewertung als ›weibisch‹ – als äußerst problematisches Verhaltensmuster bzw. bedenklicher geistiger Zustand gewertet wird, der in letzter Konsequenz herkömmliche Vorstellungen von Männlichkeit untergräbt. Gleichzeitig stellt die Melancholie der Männer die Qualität und Authentizität ihrer Liebe heraus und unterliegt so auch positiven Deutungsmustern.

Dass der ultimative Liebesbeweis den Tod – sowohl der Ritter als auch der Damen – bedeutet, unterstreicht nochmals die Ambivalenz des entworfenen Modells nicht nur männlicher Melancholie, sondern zwischengeschlechtlicher Liebe schlechthin. Trotz der differenzierten Zugänge der männlichen und weiblichen Protagonisten zu verschiedenen Formen des Umgangs mit Verlust vereinheitlichen der gemeinsame Tod und das gemeinsame Grab die Liebenden. Das Ausmaß der Liebe wird im Tod konkret greifbar; zudem werden die unterschiedlichen Manifestationen von Liebe, die zu Lebzeiten die Figuren differenziert hatten, im Nachhinein eingeebnet. Ganz gleich, ob zuvor melancholischer Wahn oder Trauerhaltung die Liebe bezeugten, im Tode sind die Liebenden in ihrer Liebe vereint. Obwohl Gabriotto und Philomena die Seelengemeinschaft im Tode betonen, ist diese Vereinigung auch eine körperliche: Das gemeinsame Grab führt die toten Leiber und Gabriottos Herz endgültig zusammen. Die Unterscheidung von ganzem Leichnam und isoliertem Herz hebt der Text nach Reinharts Tod auf, als er von den *drei liebhabenden hertzen* (222,18) spricht, die nun *mit nander zů grab getragen* (222,19) werden. Dabei wird die konkrete Leibesgemeinschaft der Liebenden im Tod einer Symbolisierung unterzogen, die ein für allemal die Liebesbeziehungen der Ordnung des Phantasmatischen unterwirft.

Gegensatz zu Turnier und Kampf als explizit ›männlichen‹ Betätigungsfeldern beziehen, zum anderen aber steht das Ballspiel im Zeichen der zwischengeschlechtlichen Liebeskommunikation, da hier heimlich – und doch vor aller Augen – Briefe ausgetauscht werden können. Außerdem hatte Orwin, bevor er Reinhart der *weibische[n] hãndel* bezichtigt, seinen Widersacher beobachtet, wie er und Rosamunda im Garten ihre *schnee weisse hãndlin zůsamen verschliessen thetten* (67,6f.) und *ein freündtlich gespråch miteinander hatten* (67,7f.). Orwin wartet ab, ob die beiden etwas Verbotenes tun, aber er kann lediglich erkennen, dass die beiden *ein züchtig urlaub von einander namen* (67,16). Diese – züchtige – Liebeskommunikation steht für Orwin offenbar ebenfalls im Kontext des ›Weibischen‹, nämlich des höflichen Umgangs mit einer Dame.

Christiane Ackermann
Written Woundings
The Significance of Melancholy in the German prose
»Lancelot«

Das große Thema des »Prosa-Lancelot« ist die unmögliche Liebe zwischen Ginover und Lancelot, die quälende Leidenschaft des Protagonisten, seine emotionale Versehrung. Doch nicht nur die Distanz zwischen den Liebenden ist ein zentrales Motiv, Trennung und Trennungsschmerz erscheinen als wesentliche Modalitäten von Sinn und Identität im Werk. Sie wirken als Movens des Protagonisten, determinieren die Figuren und die Handlung. Trennung und Trennungsschmerz sind gerade deshalb zentral, weil sie offensichtlich an der Basis der Sinnbildung des Romans liegen. Elementar ist die spezifische Wiederholungsstruktur des Leidens Lancelots, welches sich dadurch als Melancholie charakterisieren lässt. Ausgangspunkt der näheren Bestimmung von Melancholie sind im vorliegenden Beitrag die Überlegungen der Kulturtheoretikerin und Semiotikerin Julia KRISTEVA, die dazu anleiten, Melancholie im Zusammenhang von Sinnbildungsprozessen zu begreifen. Es ist so möglich, die Funktion und Funktionsweise von Melancholie, insbesondere im Rahmen der narrativen Strukturen, im »Prosa-Lancelot« zu erklären.

I. Lancelot's indispensable pain: self-induced separation as an indication of melancholy

It is common knowledge that the main topic of the prose »Lancelot« is the unfulfilled love between Queen Ginover and the knight Lancelot and the unique passion of the protagonist, his pain and emotional wounding. Longing for his beloved, Lancelot seriously suffers; he is often restless and cannot think about anything else but Ginover:

> Die history sagt uns das Lancelot sere zu ungemach ist und sere verdacht nach der frauwen die er mynnet [...]. Er enspielt oder lachet noch enhett keyn freud in der welt anders dann das er allweg in großen gedencken was. Er enißt noch trincket noch enschleffet wedder tag noch nacht, er ist oben off dem thorn zu alleröberst und sicht alumb als ein man der sere in ungemach ist. [...] Da lag Lancelot zu alleröberst off dem torne und gedacht als er gewon was zu thun. (STEINHOFF I, 1202,29-1204,35)[1]

---

[1] »The story tells us that Lancelot was very unhappy and restless and could not help thinking about the woman he loved [...]. He is joyless and does not laugh and has

Lancelot's symptoms that result from his being completely absorbed in love, his loss of self and occasional disorientation have sometimes been compared to medieval concepts of *melancholia* and *amor hereos*, that is, lovesickness.[2] Kurt RUH, who was one of the first to see Lancelot as the image of

no other pleasure in the world than being deeply lost in thought. He does not eat or drink and sleeps neither day nor night; he [...] looks around like a man who is completely restless« (henceforth all translations of the quoted passages from the prose »Lancelot« will be provided in the footnotes. The translation is the author's own). – The following abbreviations (provided in the brackets below) will be used for quotations taken from the STEINHOFF-edition: Lancelot und Ginover, Vol. I (Prosa-Lancelot I). Nach der Heidelberger Handschrift Cod. Pal. germ. 147. Hg. v. KLUGE, Reinhold, ergänzt durch die Handschrift Ms. allem. 8017-8020 der Bibliothèque de l'Arsenal Paris. Transl., annot. and ed. STEINHOFF, Hans-Hugo. Frankfurt a. M. 1995 (Bibliothek deutscher Klassiker 123; Bibliothek des Mittelalters 14) [short-title = STEINHOFF I]; Lancelot und der Gral, Vol. II (Prosa-Lancelot IV). Nach der Heidelberger Handschrift Cod. Pal. germ. 147. Hg. v. KLUGE, Reinhold, ergänzt durch die Handschrift Ms. allem. 8017-8020 der Bibliothèque de l'Arsenal Paris. Transl., annot. and ed. STEINHOFF, Hans-Hugo. Frankfurt a. M. 2003 (Bibliothek deutscher Klassiker 183; Bibliothek des Mittelalters 17) [short-title = STEINHOFF IV].

2   On the topic of melancholy in the prose »Lancelot« cf. besides the studies mentioned below OHLY, Friedrich: Bemerkungen eines Philologen zur Memoria. Münstersche Abschiedsvorlesung vom 10. Februar 1982. München n.d. [ca. 1985], pp. 59-64; WALTENBERGER, Michael: Das große Herz der Erzählung. Studien zur Narration und Interdiskursivität im ›Prosa-Lancelot‹. Frankfurt a. M. et al. 1999 (Mikrokosmos. Beiträge zur Literaturwissenschaft und Bedeutungsforschung 51), pp. 59-64. For the medieval understanding of *amor hereos* cf. MATEJOVSKI, Dirk: Das Motiv des Wahnsinns in der mittelalterlichen Dichtung. Frankfurt a. M. 1996 (stw 1213), pp. 48-52; HAAGE, Bernhard Dietrich: Melancholie und Liebe in der Antike und im Mittelalter. In: Melancholie. Sinnaspekte einer Depression. Ed. by Jaspert, Bernd. Hofgeismar 1994 (Hofgeismarer Protokolle. Tagungsbeiträge aus der Arbeit der Evangelischen Akademie Hofgeismar 307), pp. 6-38, here pp. 9-15; HAAGE, Bernhard Dietrich: *Amor hereos* als medizinischer Terminus technicus in der Antike und im Mittelalter. In: Liebe als Krankheit. Vorträge eines interdisziplinären Kolloquiums. 3. Kolloquium der Forschungsstelle für europäische Lyrik des Mittelalters. Ed. by Stemmler, Theo. Mannheim 1990, pp. 31-73; WACK, Mary Frances: Lovesickness in the Middle Ages. The Viaticum and its Commentaries. Philadelphia 1990. – Arnaldus de Villanova explains the pathological type of melancholy as a possible intensified form (among others) of *amor heroicus*, cf. his Tractatus de amore heroico. Edidit et praefatione et commentariis anglicis instruxit Michael R. MCVAUGH. In: Opera medica omnia. Vol. 3. Barcelona 1985. On Arnaldus's view on *amor heroicus* cf. M. R. MCVAUGH's introduction to the »Tractatus«, pp. 11-39, esp. p. 29 and KLINGER, Judith: Der mißratene Ritter. Konzeptionen von Identität im Prosa-Lancelot. München 1996 (Forschungen zur Geschichte der älteren deutschen Literatur 26), pp. 249, 254.

the great melancholic, states that although the love between Ginover and Lancelot spurs him onto heroic action, it does not, however, purify, invigorate or illuminate the soul; instead, love throws shadows of grief upon the soul. »And these shadows are reflected by Lancelot's countenance: the head is cast down, thoughts are running restlessly through it, while it seems difficult to communicate them.«[3] RUH's diagnosis is based on Lancelot's reoccurring mental condition throughout the romance, his being lost in thought. RUH also calls attention to Lancelot's *swaeren muot*, his sad, depressed and dark state of mind. Another symptom of Lancelot's melancholic mood is his *gedencken*, his absent-mindedness, which befalls him repeatedly after he first catches sight of Ginover:

> Er sah wiedder off sie, wann das nymant geprüfen mocht, und wundert yn sere wie die frauw so schön mocht gesyn. [...] Die konigin nam yn mit der hant und fraget yn wannen er were. Da er ir hant enczůb, er erschrack als ob er von eim traume erwacht were; er gedacht so sere nach yre das er nit enwůßt was sie gesprochen hett. Sie sah zuhant wol das im nicht recht was, und fraget es yn anderwert. »Sagent mir«, sprach sie, »wannen sint ir?« Er sah off sie sere einfelticlichen und sprach suffczende: »Frauwe, ich bin ein knappe und hatt mich ein jungfrauw bißherre gezogen.« »Wie heißent ir dan?« sprach sie. »Des weiß ich nicht«, sprach er. Die frauw sah zuhant wol das er sinselbs nit geweltig was mit den großen gedencken die er hette. Sie getorst nit volliclichen gedencken das es durch yren willen were [...] und fraget yn nit me, umb das sie yn in mere affenheit nit wolt bringen. [...] Sie ducht wol das er in sym synne nit enwas [...]. (STEINHOFF I, 366,8-37)[4]

Walter BLANK rejects those who would describe the protagonist as a melancholic and regards Lancelot's depressive mood as an expression of his *Minnekrankheit*, that is, his suffering from love; only to a certain extent does Lancelot's ›pathology‹ correspond to the usual symptoms present in a melan-

---

3 RUH, Kurt: Lancelot. In: DVjs 33 (1959), pp. 268-282; see also the revised version of the study. In: Der Arthurische Roman. Ed. by Wais, Kurt. Darmstadt 1970 (WdF 157), pp. 237-255, here p. 247 (translation: C.A.).
4 He looked at her again when nobody could observe it and he was stunned by her beauty. [...] The queen took his hand and asked him where he came from. When he felt her hand, he was frightened, as if he had woken from a dream. He was lost in thought, only thinking about her so that he did not know what she had said to him. She immediately realized that he was confused and asked him once more: »Tell me, where are you from?« He looked at her foolishly and sighed: »My lady, I am a squire and a noble woman has raised me.« »And what is your name?,« she asked. »I don't know,« he said. She noticed that he was deeply absorbed in thought and not in control of himself. She did not dare to believe that this really was because of her [...] and did not ask any further so that she would not embarrass him even more. [...] It seemed to her that he was out of his mind.

cholic person.[5] Nevertheless, there are certain characteristics of Lancelot that everyone seems to agree on: First, Lancelot suffers from his unfulfilled love for Ginover and from his being separated from her; secondly, his suffering is very intense; thirdly, his anguish even shows pathological characteristics of a somatic and mental nature; and fourthly, Lancelot's mental symptoms are those of or at least close to the symptoms of depression and melancholy. The special character of Lancelot's sadness and its relation to the structure of the romance reveal, however, that his suffering is much more than a mere convention; it is not mere love-sickness, there is a further dimension to it. Judith KLINGER points out that the hero's physical, emotional and mental wounding and suffering is an integral part of his character and a clear sign of his identity.[6] While taking this into consideration, I would like to emphasize that it is necessary to read this essence of identity in relation to the following two central characteristics of the romance:

1. Lancelot himself revives separation and, thus, suffering; he holds on to his mental wounding.
2. Separation is crucial for the narration itself because it provides its structural basis. In order to understand the importance of separation for the signifying process presented in the prose »Lancelot«, this basic structure must be taken into account.

The preservation and self-induced repetition of separation as well as mental wounding typifies Lancelot's sad state of mind. These aspects are crucial, since they mark the protagonist's mourning as being melancholic. Cultural theorist, semiotician and psychoanalyst Julia KRISTEVA describes the self-repetitive structure of suffering as part of the basic logic of melancholy.[7] According to her, melancholy is not only mourning for something lost, but

---

5 BLANK, Walter: Der Melancholiker als Romanheld. Zum deutschen ›Prosa-Lancelot‹, Hartmanns ›Iwein‹ und Wolframs ›Parzival‹. In: *Ist mir getroumet mîn leben? Vom Träumen und vom Anderssein.* FS Karl-Ernst Geith. Ed. by Schnyder, André. Göppingen 1998 (GAG 632), pp. 1-18, here pp. 5, 8.

6 KLINGER [note 2], p. 248.

7 Of course it is necessary to differentiate between medieval concepts and a modern understanding of melancholy. Since I focus on structural phenomena of the text and its inscribed poetics in correspondence with the protagonist's constitution and action my argumentation is based on a semiotic understanding of melancholy in analogy to KRISTEVA's conception. This does not imply a rejection of investigations interested in extrapolating the medieval idea or occurrences of melancholy. Doing so calls for, as KLINGER points out, »separating melancholy as a medical term and melancholy as a literary topological field that overlaps with the multifaceted pathology of the melancholic [...].« KLINGER [note 2], p. 241 (translation: C.A.).

also a result of mental wounding that is closely related to language or man's existence in language. KRISTEVA's understanding of melancholy within a semiotic context and her emphasis on the connection between melancholy and the ›process of signification‹[8] can be of some help in grasping how the logic of melancholy functions within the framework of the narrative structure of the prose »Lancelot«.

II. Melancholy according to Julia KRISTEVA

KRISTEVA's concept of melancholy is based on FREUD's explanation, but she adds a semiotic dimension to it.[9] According to Freud, the melancholic, unlike the mourner, holds on to loss. The lost object usually consists in an imaginary, abstract quality; it is hardly possible to say what has actually been lost.[10] The attitude towards the lost object is ambivalent; it is destructive and libidinous at the same time, characterized by the urge to destroy the object and simultaneously to maintain the relation to it.[11] KRISTEVA agrees with FREUD only partly since she argues that there is no actual hostility toward what is lost and that »the melancholic feels wounded rather than hostile«[12]. This understanding is based on the idea that melancholy does not originate from the loss of an object, but rather from loss itself. The cause of melancholy is closely related to the most basic human condition, that is, to exist in language and also to experience separation out of necessity. According to KRISTEVA, different experiences of separation are central to the constitution of the individual's psychic life: »[...] birth, weaning, separation, frustration, castration. Real, imaginary or symbolic, those processes necessarily structure our individuation.«[13] They are accompanied by a ›depressive stage‹ that »is essential to the [...] access to the realm of symbols and linguistic signs.«[14]

---

8   The term is used following concepts in the field of literary and semiotic studies, cf. besides the works of KRISTEVA, e.g. those of Kaja SILVERMAN and Slavoj ŽIŽEK.

9   KRISTEVA analyses melancholia in the context of art, literature, philosophy, religion, culture and psychoanalysis in: Soleil noir. Dépression et mélancolie. Paris 1987. For the English translation which is used here cf. Black Sun. Depression and Melancholia. Transl. by Leon S. Roudiez. New York 1989.

10 Cf. FREUD, Sigmund: Trauer und Melancholie. In: Sigmund FREUD: Psychologie des Unbewußten. Frankfurt a. M. 2000 (Studienausgabe Vol. 3), pp. 193-212, here p. 199. On FREUD and his study on »Mourning and Melancholia« cf. KÜCHENHOFF, Joachim: Trauer, Melancholie und das Schicksal der Objektbeziehungen. Eine Relektüre von S. Freuds »Trauer und Melancholie«. In: Jahrbuch der Psychoanalyse 36 (1996), pp. 90-117.

11 Vgl. KÜCHENHOFF [note 10], p. 98.

12 MCAFEE, Noëlle: Julia Kristeva. New York, London 2004 (Routledge Critical Thinkers), p. 61.

13 KRISTEVA [note 9], p. 132.

14 KRISTEVA [note 9], p. 133.

The subject's parting from objects, from the representation of the absent thing inevitably causes sadness. It is by language, however, that we are able to cope with the parting from objects; language ›sutures‹[15] the cut between subject and object. Mental confusion will result if the subject rejects or repudiates separation. Dramatisation of loss »is a source of exorbitant and destructive anguish.«[16] The subject's being absorbed in separation leads to melancholy.

KRISTEVA states that signification results from the need to create sense, the need for significance in life. Language is *the* instrument that helps to fulfil that need; it is the very instrument that produces sense. If loss predominates and the subject realizes loss despite the possibility of producing sense through language then melancholy might result. According to KRISTEVA, melancholy denotes »an actual or imaginary loss of meaning, an actual or imaginary despair, an actual or imaginary razing of symbolic values, including the value of life [...].«[17] At the same time, the experience of melancholy may function as a fundamental stimulus for human action, it may be a kind of basic mode that results from the inevitable experience of loss.[18] To be abandoned by someone is part of the human experience and, as previously stated, it is a fundamental experience of human existence in language. It is by loss that man learns to express himself. The subject, however, needs to accept, internalize and overcome the experience of loss and the melancholic mood that may accompany this experience.[19]

Usually the subject is able to overcome loss and melancholy, although this is obviously not the case in the prose »Lancelot«. In that work, separation, loss, and the wounding that results from it stay with the protagonist until the end and, what is more, even define the very structure of the romance. It is true that generally separation is a basic experience of the protagonist in the courtly novel. This, for example, is present in »Parzival« by Wolfram von Eschenbach; here the hero first loses his father Gahmuret and his mother Herzeloyde. After having married Condwiramurs, Parzival needs to leave his

---

15 Regarding the term and the idea of ›suture‹ in the field of literary studies and semiotics cf. SILVERMAN, Kaja: The Subject of Semiotics. New York 1983.

16 KRISTEVA [note 9], p. 132.

17 KRISTEVA [note 9], p. 128.

18 Cf. SCHMITZ, Bettina: Arbeit an den Grenzen der Sprache. Julia Kristeva. Königstein/Taunus 1998, pp. 133-135.

19 Paradoxically within »melancholy it is possible to experience being non-separated to an utmost degree«, since the subject ›folds back‹ on its core, that is, he or she ›folds back‹ on separation, cf. SCHMITZ [note 18], p. 153 (translation: C.A.). It is only by entering the symbolic, the field of language and its power of representation, that we are able to cope with and to bear separation. The melancholic him- or herself is not yet part of the symbolic. In order to enter it, the melancholic position must be overcome.

wife and does not see her again for years until they reunite at the end. It is important for the structure of the romance that they indeed reunite. Although separation is a basic experience in the courtly novel, the resulting wounds can be cured by reunification, that is, they can be ›sutured‹ by love or the promise that love will be fulfilled. In other words, separation serves to perform the negation of separation, to establish a closed meaning regarding the individual as well as the structure of the romance. The promise of narrative closure, which is closely related to the promise that love will be fulfilled, is the great promise of the courtly novel. In the prose »Lancelot«, this promise vanishes, and the text instead illustrates that it is impossible to undo separation. It is the realisation of this impossibility to which the melancholic gesture of the romance bears witness.[20]

---

20 KLINGER, too, though on the basis of some other arguments, observes a crucial structural difference between the prose »Lancelot« and the Arthurian romance: While a single crisis is central for the structure of the latter, there a series of crises evolves in the prose »Lancelot«. Moreover, Lancelot's three great crises may be followed by healing and recovery, but still they are no starting point for a changing status and the factors by which they are caused have no direct social relevance. The protagonist's occasional state of confusion, his sickness and madness appear as nothing less than the expression of the lover's frail identity, cf. KLINGER [note 2], p. 174. Regarding the structure of the prose »Lancelot« some further studies ought to be mentioned: Friedrich WOLFZETTEL discusses the structural change of the prose romance in comparison to the closed symbolic style of the verse epic of Chrétien de Troyes. He suggests to interpret the »Lancelot en prose« as a modern text in so far as »it leaves behind the mythical connotations of symbolic narration and also from the earlier demand of *senefiance* […].« After all there is no (narrative) closure in the conventional sense anymore, cf. WOLFZETTEL, Friedrich: Der Lancelot-Roman als Paradigma. Vom geschlossenen symbolischen Stil des Chrétienschen Versromans zur offenen Welterfassung der Prosa. In: Lancelot. Der mittelhochdeutsche Roman im europäischen Kontext. Ed. by Ridder, Klaus and Huber, Christoph. Tübingen 2007, pp. 13-26, here p. 26 (translation: C.A.); Walter HAUG states that the prose »Lancelot« is on the brink to subjective fiction, it is on the threshold of something new without actually going beyond it, cf. HAUG, Walter: Das Endspiel des arthurischen Romans im ›Prosalancelot‹. In: HAUG, Walter: Brechungen auf dem Weg zur Individualität. Kleine Schriften zur Literatur des Mittelalters. Tübingen 1995, pp. 288-300, here p. 265. In his latest article on the prose »Lancelot« HAUG takes up the subject again; he asks if factors must not be considered by which the Arthurian tradition has been forced to a self-destructive remodeling within the literary texture itself and he shows similarities and differences in comparison to the Arthurian structure, cf. HAUG, Walter: Das erotische und das religiöse Konzept des ›Prosa-Lancelot‹. In: Ridder and Huber [this note], pp. 249-263, here p. 249; Monika UNZEITIG-HERZOG had already argued in this direction when she concludes in her study in 1990, that in comparison to the optimistic conception of the classical verse epic the prose »Lancelot« is a highly pessimistic text and its poetic statement is the rejection of the genre of the

In the following section I shall attempt to demonstrate how the logic of melancholy functions in the prose »Lancelot« not only as an emotional state of mind in the protagonist but also as a poetic principle. To this end, I will use Julia KRISTEVA's concept of melancholy (merely) as a point of departure in order to understand the structure of melancholy and its relation to language, that is, to signification. On this basis, it is possible to examine the 'texture' of melancholy in the prose »Lancelot« and comprehend its relevance for the signifying process that is present in the romance. My interpretation owes much to the insights of Judith KLINGER and Andrea SIEBER[21] who have recently explained the role of desire and melancholy in the prose »Lancelot«. My interpretation, however, is based on a different theoretical background and my perspective stresses other aspects of melancholy. I am thus less interested in the emotional constitution of the protagonist;[22] instead, I regard melancholy in the prose »Lancelot« to be a mode of poetic expression, poetic composition and reflection.

III. Written woundings:
The significance of melancholy in the German prose »Lancelot«

> [T]he whole of him was one huge wound [...]
> (OVID, »Metamorphoses« 6,388).[23]

Central to my argument are the issues of the pain of separation caused by repeatedly deferring fulfilling love, Lancelot's return to distance and his recapitulation of absence. The interplay of distance and closeness and especially the experience of separation within this interplay are the central motivating factors for both the protagonist and the plot on the whole. The separation of the lovers not only forms a central motif in the romance but separation

---

Arthurian adventure novel, cf. UNZEITIG-HERZOG, Monika: Jungfrauen und Einsiedler. Studien zur Organisation der Aventiurewelt im *Prosalancelot*. Heidelberg 1990 (Beiträge zur älteren Literaturgeschichte), pp. 174f.

21 SIEBER, Andrea: Lancelot und Galahot – Melancholische Helden? In: Aventiuren des Geschlechts. Modelle von Männlichkeit in der Literatur des 13. Jahrhunderts. Ed. by Baisch, Martin et al. Göttingen 2003 (Aventiuren 1), pp. 209-232.

22 This, of course, does not mean that the works of KLINGER and SIEBER are reduced to such a viewpoint. KLINGER, for instance, investigates Lancelot's ›case history‹ in its multifaceted appearance and shows its meaning for the constitution of the individual as a complex process: »In the prose »Lancelot the pathology is most closely connected to the conception of love. [...] Showing the lover in a pathological light seems to maintain the constitution of a subject of love being at risk and unstable and at the same time to submit it to a system of understanding which makes it possible to socially classify the lover as a ›sick man‹.« KLINGER [note 2], pp. 241f. (translation: C.A.).

23 OVID: Metamorphoses. Transl. by A. D. Melville. Oxford 1998.

in a more general form defines the structure of the narrative itself, including the characters and the plot. Separation is not only significant because it refers to a sad story of unfulfilled love, around which further stories are arranged, but also because it provides orientation in a complex narrative with a vast network of subplots. And even more importantly, separation, suffering and the repetition of both are central to the romance since they form the basis of how signification and narration work in the prose »Lancelot«. On the basis of the model of melancholy I previously described, it is possible to regard the intensity of sorrow in the romance in relation to its structure and its poetic implications. The extent to which the staging of the melancholic mood, the creation of identity and the production of meaning in the text are related will be made evident in the following section.

Separation and Identity

The relation of separation to the constitution of identity and the production of meaning is expressed most strikingly in a well known scene in which Lancelot paints pictures of Ginover and himself on the walls of his prison in the palace of the sister of King Artus, Morgane. Uwe RUBERG has called this episode one of the most surprising and remarkable scenes of the romance.[24] It is noteworthy, however, that the episode perfectly expresses the poetic principles of the prose »Lancelot«. A short recapitulation of the scene may help to understand its significance for the whole text: By means of an act of betrayal, Morgane gains power over Lancelot. After Lancelot has been given a drink that makes him weak and tired, he is taken into a room from which he cannot escape. He stays there a full month without knowing that he is imprisoned. Only when Lancelot wants to leave, does he realize that he is a captive. Despite his inquiries, Lancelot is not given any reason for the imprisonment (STEINHOFF IV, 47,9f.). He is deeply aggrieved (*betrubt*; STEINHOFF IV, 46,6) and seeks relief from his emotional distress by imagining Ginover's presence. From his room he is able to see a man who paints the Trojan War on the walls of Morgane's palace. Inspired by what he sees, Lancelot himself starts to paint pictures of his beloved on the walls of his prison:

> [...] er wolt in der kamern maln, darinn er gefangen lag, von der die er
> so lieb hett und sere begeret zu sehen [...]. Das solt im groß lichterung

---

24 RUBERG, Uwe: ›Lancelot malt sein Gefängnis aus‹. Bildkunstwerke als kollektive und individuelle Memorialzeichen in den Aeneas-, Lancelot- und Tristan-Romanen. In: Erkennen und Erinnern in Kunst und Literatur. Kolloquium Reisenburg, 4.-7. Januar 1996. Ed. by Peil, Dietmar et al. Tübingen 1998, pp. 181-194, here pp. 183f.

syner beschwerniß bringen, als yn ducht, so er das gemelds wurd ansehen in der gefengkniß. (STEINHOFF IV, 46,16-21)[25]

By means of his paintings Lancelot tries to bridge the distance to Ginover
and cope with her absence. The scene has frequently been discussed in recent
studies. They particularly emphasize the aspect of the production of presence.
Klaus RIDDER, for instance, stresses Lancelot's mournful *gedencken*, his
remembering,[26] his mournful absent-mindedness and his state of being lost in
love, a state that originates from his desperate longing for Ginover.[27]
Gedencken becomes the mainspring and the basis for producing art, and the
work of art created in this way becomes an essential medium with which he
copes with the imprisonment. As a reconstruction and representation of
memory, art takes on a therapeutic function. Production of art makes it possible to cope with memories, it acts as a substitute for *minne* and *aventiure* and
it keeps the subject (Lancelot) distanced from a *gedencken* in which he for-
gets about the world; art saves the subject from delusion. Lancelot's art
makes Ginover present so that the images of his memory gain an aesthetic-
sensual presence.[28] According to RIDDER, the paintings have a stabilising
function: they keep Lancelot's melancholic *gedencken* from turning into
insanity.[29] Andrea SIEBER investigates melancholic heroes in the prose »Lancelot« and focuses on the emotional aspect of the scene with the frescoes. She
explains that the paintings serve to reassure Lancelot of Ginover's existence.
By means of the paintings Lancelot repeatedly overcomes the separation

---

25 [...] he wanted to paint in the room in which he was imprisoned, [pictures] of the
one he loved so much and whom he very much desired to see [...]. He thought it
would be a great relief from his distress if he could look at the painting in his
prison.

26 RIDDER, Klaus: Ästhetisierte Erinnerung – erzählte Kunstwerke. Tristans Lieder,
Blanscheflurs Scheingrab, Lancelots Wandgemälde. In: LiLi 27/105 (1997), pp.
62-85, here p. 74. About the function of memoria of the frescoes and the aspect of
media see also WENZEL, Horst: Hören und Sehen, Schrift und Bild. Kultur und
Gedächtnis im Mittelalter. München 1995, pp. 302-320.

27 The motif of *gedencken* is central to the text. Connected to the term is a wide field
of meaning. Moreover, the motif of *gedencken* does not apply to Lancelot alone
but also for instance to Artus, though his *gedencken* is evoked by other causes, cf.
RUBERG, Uwe: Raum und Zeit im Prosa-Lancelot. München 1965 (Medium
Aevum 9), pp. 173-178; WALTENBERGER [note 2], p. 63, note 164. WALTEN-
BERGER describes *gedencken* in the prose »Lancelot« as a gap of significance produced by the narrator, which makes it hardly possible to extrapolate an unambigu-
ous meaning of the term, cf. WALTENBERGER [note 2], pp. 63f. On the meaning
and role of *gedencken* in the prose »Lancelot« cf. also von MERVELDT, Nikola:
Translatio und Memoria. Zur Poetik der Memoria des *Prosa Lancelot*. Frankfurt
a. M. et al. 2004 (Mikrokosmos 72), pp. 329-340; KLINGER, [note 2], pp. 192-197.

28 RIDDER [note 27], pp. 76f.

29 RIDDER [note 27], p. 79.

between him and his beloved, while, at the same time, he creates a setting in which he can act out his emotions.[30] According to SIEBER, the hero is able to cope with the absence of the desired person and even recreate his identity with the help of the pictures. KLINGER, too, refers to the episode when she explains the construction of Lancelot's identity and the paradoxical form of the construction and destruction of Lancelot's identity by love.[31] As KLINGER explains, the problem of distance and closeness is brought to full expression by the hero, although other characters are affected by that very distance as well, especially those who desire Lancelot, even though he is inaccessible.[32] After all, distance is what generally characterizes Lancelot's and Ginover's *minne*-community. The principle of distance is reflected by different objects that work as substitutes for the lovers. Similar to the suffering caused by separation, the description of passion in the prose »Lancelot« shows an »ecstatic *intimacy with absence* that can very concisely be grasped in the episode about Lancelot's frescoes.«[33]

The aforementioned studies refer to the interplay of presence and absence that is staged by the paintings. I begin my argument at exactly this point, since, as I see it, the repeated, revitalized distance is crucial for the organisation of the text. By taking a closer look at this phenomenon it is possible to explain why the interplay of presence and absence is important for Lancelot's melancholic character and why it also reveals a poetics implied by the text. First of all, however, it is necessary to describe in (more) detail how the paintings act as a substitute and why this substitution is crucial for the scene and its staging of presence and absence.

After having portrayed Ginover on the walls of his prison, Lancelot behaves in front of the images as if they were real:

> [...] er ging in syn kamer und spart die thúr zu, das nỹmands gesehe was er mechte. Da hub er zum ersten an zu maln [...]. Und des morgens, als er uff stund, spart er die fenster uff gegen dem bangarten. Er sah das bild syner frauwen an, er neygt sich vor im und gruoßt es, darnach umbfing er es und kust es vor den muont als inniglich als er eyner frauwen gethun möcht dann syner frauwen. Da hub er an zu maln *wie es im* ging da er zu Dolerosegarte yn fuor und *wie er* die burg gewann durch syn frúmkeit. Er malet denselben tag *wie er* gethan hett biß an den tag des thorneys, und *in welcher maßen er* die gruen wapen furt an dem tag da der konig herab kam von dem sale und *brisete yn* fur alle die ritter. Und darnach von tag zu tag malet er *al hystorye von im besunder und nit von den an-*

---

30 SIEBER [note 22], p. 218.
31 Cf. the section »Der ferne Spiegel: Trennung, Verzicht, Distanz« in KLINGER's book »Der mißratene Ritter« [note 2], pp. 212-227.
32 KLINGER [note 2], p. 217.
33 KLINGER [note 2], p. 223.

dern. Und als die ostern vergangen waren, da hett er alles gedichtet. (STEINHOFF IV, 46,25-27; 48,28-50,5; emphasis mine)[34]

The portrait of Ginover serves as a substitute for direct contact.[35] On the morning after his first day of creative work, Lancelot hugs and kisses the image. This contact, only possible via the medium of art, stimulates the continuation of the signifying process. In the course of this process the painter and his life become more and more important: Though Lancelot starts by painting pictures of Ginover, he finally makes himself the main character of his illustrations. He ›projects‹ his whole life on the walls, including his childhood and youth: How he was brought to King Artus's court by the Lady of the Lake in order to be made a knight, how he went to Camelot and was awed by the queen's beauty when he saw her for the first time, and how he had to take leave from her when he rode to the Duchess of Noaus to help her (cf. STEINHOFF IV, 47,30-35). It is not Ginover but Lancelot and his identity as a knight that become the main subject matter of the depiction. Moreover, the text emphasizes Lancelot as the creator of the paintings (*Da hub er an zu maln* [...] *von tag zu tag malet er al hystorye*; emphasis mine)[36] and, in this way, it accentuates the individual's participation in the process of defining identity.

It is no coincidence that Lancelot finishes his work exactly when easter, the feast that celebrates the resurrection of Christ and the conquest of death, has passed. Because the text brings Lancelot's self-projection to a close at exactly this point, it emphasizes the significance of the paintings: Analogous to the Christian myth, the paintings bring Lancelot back to life. It is quite telling that this act of self-creation results from the separation from and the desire for the absent woman. After all, it is not so much her who is made

---

34 »And when he got up in the morning he opened the windows where the garden of trees was. He looked at the painting of his lady, he bowed in front of it and greeted it, then he hugged and kissed it on the mouth in such a devoted way as he would kiss no other woman but his lady. Then he started to paint what happened *to him* when he rode to the Dolorose Garden and *how he* captured the castle by his bravery. On this day he painted what had happened *to him* until the day of the tournament and *how he* wore his green armor on the day when the king came down from the hall and *praised him* before all the other knights. And after that, day after day, he painted *his whole story, but only his story and not that of the others*. And when easter had passed his composition was complete.«

35 On this see also STURGES, who describes Lancelot's paintings as »visual texts« functioning »in the same way as oral/aural ones, referring directly to an ever-present reality«, STURGES, Robert S.: Epistemology of the Bedchamber: Textuality, Knowledge, and the Representation of Adultery in Malory and the Prose ›Lancelot‹. In: Arthuriana 7 (1997), 4, pp. 47-62, here p. 61.

36 Cf. STEINHOFF's commentary on 46,15 in STEINHOFF IV, p. 847; RIDDER [note 27], pp. 76f.

present but the painter himself, whereas the act of painting actually *repeats the distance* between the lovers. Ginover turns out to be secondary in relation to the projection, which is, in reality, narcissistic. Ginover plays, to a certain extent, the role of a mirror used by Lancelot to project his narcissistic ideal. *In this way, the text performs separation and the anguish resulting from it as the premise of the creation of identity and as a force leading to signification.* Furthermore, the creation of identity and signification are interdependent upon one another. Lancelot's paintings result from a mental wounding *and* they signify this wounding. Isolated from society, the melancholic individual is thrown back on his essence, that is, separation, and, in the moment in which he is occupied by that state of consciousness, he cannot help to record and signify absence.

It is a characteristic of the text that the essential meaning of separation finds a correspondence in its narrative technique.

Separation as a principle of narration

Previously I have stated that separation motivates Lancelot to create art, images, and signs. His inspiration, however, is a man whom he can see from his prison working on murals depicting the Trojan War. This observation seems to be of no further importance for the episode. Nonetheless, this incident is crucial, because it anticipates and reflects the poetic implication that is implied by the scene involving the frescoes. The motif of the Trojan War is not chosen indiscriminately, since it refers to the tradition of describing and writing pictures in literature. The images of the Trojan War are significant in medieval literature: If paintings are mentioned in medieval texts, most often they depict the Troy theme, as Elisabeth LIENERT has shown.[37] In non-Trojan and non-historical literature, Troy has not an historical but instead an *ideological* relevance, since it symbolizes the origin of knighthood and courtly love. Descriptions of paintings of Troy refer especially to the escape of Aeneas from burning Troy.[38] Those descriptions – and this is a very important point to remember – do not actually describe real paintings, but rather perpetuate a literary tradition of fictional paintings appearing in literature.[39] This

---

37 Cf. LIENERT, Elisabeth: Ritterschaft und Minne: Ursprungsmythos und Bildungszitat – Troja-Anspielungen in nicht-trojanischen Dichtungen des 12. bis 14. Jahrhunderts. In: Die deutsche Trojaliteratur des Mittelalters und der Frühen Neuzeit. Ed. by Brunner, Horst. Wiesbaden 1990 (Wissensliteratur im Mittelalter 3), pp. 199-243.

38 LIENERT [note 37], pp. 210-213.

39 LIENERT explains that, in the middle ages, Troy has two functions: First, a real-historical, and, secondly, an ideological-historical function. The historical role of Troy is marginal in non-Trojan and non-historical poetry though this does not reduce the realistic idea of Troy, cf. LIENERT [note 37], pp. 200f. Most crucial is

tradition originates from Vergil's »Aeneid«. After his escape from Troy, Aeneas catches sight of murals in the temple of Juno in Carthage that show the battles of Greeks and Trojans as well as pictures of himself (»Aeneid« I, 450-493).[40] In this way, Aeneas is confronted with his own history and this is brought up again in the prose »Lancelot«, though it is crucial to remember that the hero himself is the painter.[41] Within the framework of the literary tradition mentioned above, pictures of Troy and Aeneas exist in literature without being bound to actual models outside the text. The pictures relate not directly to actual objects but are instead images that represent certain values and ideals; within medieval literature, the images may represent important aspects of the courtly ideology such as courage and beauty. The function of these pictures is to serve as representations of the courtly ideal and to provide meaning. It is necessary to consider this tradition in order to understand that Lancelot's frescoes work analogously to the logic of those literary paintings. The romance makes reference to the tradition of literary paintings. They serve, however, not only to represent courtly values, but also to represent the individual, personal sphere. The paintings represent Lancelot's life, albeit in an idealised fashion.[42] Moreover, the pictures create and form meaning based on absence, which itself produces a meaning of its own. The prose »Lance-

---

Troy's ideological significance as the origin of knighthood and *minne*. The Trojan War is understood as the origin of knighthood which is defined as the fight for a lady. The values of the present are projected onto an idealized past in order to gain dignity and legitimation of the present. Troy is the model for examplary courtly existence and behaviour (p. 202). The literary texts referring to the topic do not give detailed information about Troy as this is assumed to be known. In any case, authors do not aim at giving detailed information about Troy; in that way, histori-cal data becomes the subject of a literary game without guaranteeing correctness (p. 209). The Trojan War appears as literary text or image not as an incident. The most popular example is Helmbrecht's helmet in the »Meier Helmbrecht« by Wernher der Gartenaere (ca. 1250/80). Amongst other things it shows the theft of Helena, the conquest of Troy and the flight of Aeneas (p. 210). These pictures have a literary tradition only. The original image is the shield of Achilles in Homer's »Iliad«. Although this image was present in the Middle Ages the frescoes with Trojan motives, which are shown on the walls of the temple of Juno in Car-thage in Vergil's »Aeneid«, were of most influence. But hardly ever do the pic-tures have a key role like in the prose »Lancelot« (p. 211).

40 Virgil I: Eclogues, Georgics, Aeneid I-VI. With an English transl. by FAIRCLOUGH, H. Rushton. Cambridge/Massachusetts, London/England 1994 (LCL 63).

41 Cf. STEINHOFF's commentary on 46,15 in STEINHOFF IV, p. 847.

42 Cf. e.g. the description that Lancelot *hett nye keyn ritterspiel getriben groß und cleyn, er hett es darinn gemalet und gemacht, so das yglichs syn recht maß hett'* (STEINHOFF IV, 58,30-32; emphasis mine). Translation: »Lancelot did not take part in any knightly contest, major or minor, which he did not paint in it and he made the pictures in such a way *that each had its perfect form.*«

lot« takes up the tradition of literary paintings, a signifying chain without an actual object. The romance carries the signifying chain further by making the motif of the pictures personal; thereby Lancelot uses the pictures as an instrument to produce depictions of himself. In this way, the text draws specific attention to the central narrative framework, namely the interplay between absence and presence. When the protagonist picks up the brush, it becomes clear that the subject is responsible for the creation of signification and that signification creates the subject. Subject and signification are mutually dependent, each one is unable to exist without the other. The implication of this is that the individual who creates art is bound to art and art is bound to him or her; both the identity of art and the individual's identity strongly depend on absence.

The specific performance of this interdependency may be regarded as being self-reflection and a poetics inscribed on different layers of the text, that is, on the plot and narrative level. Absence of the object as a source of art-creation is articulated on different textual layers:

1. In the plot, because the absence of Ginover (that is, the object of deferred desire) motivates Lancelot's painting.
2. In aesthetic reflection, since the pictures that inspire Lancelot's art exist only in literature; they are marked by the absence of a direct referent. Analogously to the pictures of Troy (which have a representational function since they serve for self-definition of the courtly society), Lancelot defines himself by his paintings.

Though Lancelot visualizes Ginover, she is only present in a mediated fashion. This mediated presence does not undo separation, but instead recreates absence. This paradoxical process is essential not only to the relation of the lovers to each other but also to the creation of Lancelot's very identity, his melancholic character as well as to the plot. Separation is repeated time and time again, defining both the protagonist and the narration by loss.[43] Repetition of separation is what characterizes Lancelot as a melancholic and provides the analogous basis of the romance. The protagonist and the narrative structure continue along but they simultaneously preserve the notion of separation, which is the source from which meaning is created.

---

43 In regard to this cf. HIRSCHBERG's statement about the protagonist who, as she explains, is most present for the society »when he is absent, unable to act due to weakness, illness or imprisonment. In those moments everyone talks about him, celebrates his meaning for the community by endless questions and lamentations and search operations«, HIRSCHBERG, Dagmar: Die Ohnmacht des Helden. Zur Konzeption des Protagonisten im ›Prosa-Lancelot‹. In: Wolfram-Studien IX (1986), pp. 242-266, here p. 253 (translation: C.A.).

IV. Conclusion

The episode of Lancelot's painting reflects a form of the literary creation of identity. The images illustrate the motivation of signification that is caused by the separation from the signified object and the suffering connected to that separation. Presence as the aim of art is a less important concern. The episode performs the separation of the lovers and shows the power of the melancholic mood. Melancholy results from the basic condition of separation, which in the episode motivates the process of self-signification.

Julia KRISTEVA states that the experience of melancholy works as a fundamental stimulus for human action: It stimulates an act of creativity and an act of creating meaning. Because this sense is based on absence, the episode depicts the power of melancholy and mental wounding even though it is not overcome but recapitulated and recreated. The episode illustrates that melancholy cannot be surmounted by the individual, but also makes it clear that this emotion, which is of such great importance for the text, literally *makes* sense. It is apparent that melancholy is not only a mood characterizing the protagonist but itself a modality of identity. In the literary text, this modality is a basic element and a constituent of a specific literary way of narrating and signifying.

Ultimately, however, melancholy is not only an emotional condition of the protagonist but crucial for the text as a piece of art and for its aesthetic quality, especially in regard to its narrative structure. The specific structure that underlies Lancelot's temper and acting finds a correspondence in the overall idea of the romance: Separation cannot be overcome. At the end, it is impossible for the individual to find his or her place in the Arthurian community, whose decay must be confronted by its members, while the individual withdraws from the community and chooses *moniage*, that is, reclusion.[44] When everything is said and done, though, the prose »Lancelot« proposes its own vision. It presents an individual who is forced into a state of separation and reclusion, who eventually absorbs separation »into his very being, integrating it not as a condition for glory,«[45] but as an indispensable condition and essence of life. It is by acknowledging his isolation and facing absence that the subject (as presented in the romance) attains a state in which he finds himself in a disillusioned – a melancholic – but dignified position.

---

44 KLINGER draws a poignant conclusion from this ending: »The Arthurian society has been destroyed, the individual is still alive […]«, KLINGER [note 2], p. 295 (translation: C.A.). On the problem of the unity of the Lancelot grail cycle and its scholarly discussion cf. UNZEITIG-HERZOG [note 21], pp. 12-18 and cf. ANDERSEN, Elizabeth A.: Brothers and Cousins in the German Prose *Lancelot*. In: Forum for Modern Language Studies 26/2 (1990), pp. 144-159 (who focuses on kinship as a structural principle).

45 KRISTEVA [note 9], p. 118.

Matthias Meyer
Parczifals Schwester – eine melancholische Textgeste?

This paper deals with Parczifal's sister, one of the, if not the most enigmatic figures of the »Prose Lancelot«. While many of her narrative functions are clear, so far no satisfying interpretation for her very spectacular and completely useless death has been proferred. I suggest to read her as a melancholic gesture of the text. The content of this melancholic gesture is the ambivalent role – and, ultimately, exclusion – of women from the history of salvation.

Begehren ist ein zentrales Element der narrativen wie der psychologischen Struktur des »Prosalancelots«: Galahot begehrt zunächst die Weltherrschaft, dann Lancelot. Lancelot begehrt Ginover von seiner ersten Begegnung mit ihr so wie er begehrt, der beste Ritter zu sein. Artus begehrt Ginover – die echte wie die falsche –, die Sachsenprinzessin und andere Frauen und natürlich die Tafelrunde, deren Existenz an die Ehe mit Ginover geknüpft wird. Schließlich begehren alle Artusritter im Einzelfall nicht nur Aventiure, sondern immer wieder höfische Damen. Die wiederum sind auch nicht frei von Begehren: z. B. immer wieder nach Lancelot, wie Ginover, die Dame von Malohaut und jenes namenlose Fräulein, das Lancelot von der Vergiftung an der Quelle heilt und seine jungfräuliche Freundin werden will, und die Tochter des Gralskönig; ein weiterer berüchtigter Fall ist natürlich das den Untergang des Artusreichs beschleunigende Begehren der Dame von Challot.[1] Schließlich ist nicht alles Begehren geschlechtlich, so wird oft das Begehren durch Ehre ausgelöst, warum Galahot Lancelot begehrt, ist alles andere als geklärt. In der Gralsqueste wird dieses Begehren nun meistenteils auf ein einziges Objekt umgelenkt: den Gral, dem sich alle anderen Objekte des Begehrens unterordnen müssen. Dies zeigt sich schon bei einem oberflächlichen Blick auf den Text, wenn nämlich jegliche Form sexuellen Begehrens in dieser Phase im wörtlichen Sinne verteufelt, als vom Teufel ausgelöst dargestellt wird und schließlich zum Versagen auf der Gralsqueste führt. Dass dieses zentrale Begehren nach dem Gral in den meisten Fällen unerfüllt bleiben muss, liegt an der Natur des Grals und der Suche nach ihm. Doch gibt es

---

1 Es ist dieses Begehren, das die Figuren der Kompilation immer wieder auf den Weg schickt, und das auch nach dem Tode nicht aufhört, die Körper in Bewegung zu halten; vgl. BAISCH, Martin u. MEYER, Matthias: Zirkulierende Körper. Tod und Bewegung im ›Prosa-Lancelot‹. In: Körperkonzepte im arthurischen Roman. Hg. v. Wolfzettel, Friedrich. Tübingen 2007, S. 383-404.

außer diesen direkten und unerfüllten Formen des (sexuellen) Begehrens auch in dieser Textpassage noch andere Arten des Begehrens, einige mit einem klar definierten Objekt, andere fast ungerichtet, allerdings bleiben auch sie in den meisten Fällen unerfüllt. In einer zentralen Episode laufen verschiedene Formen des Begehrens zusammen und formen eine Art Nabel des Begehrens: Der Episode um Parczifals Schwester – eine Episode, die jüngst häufiger in den Blickpunkt der Interpreten geraten ist.[2]

Parczifals Schwester ist eine der problematischsten und letztlich rätselhaftesten Figuren im gesamten Text, zumindest aber der »Queste«. Ohne sie könnte die »Queste« nicht vollendet werden, nicht einmal von dem vorherbestimmten, reinen und unfehlbaren Galaad; mit ihr kann sie jedoch ebenso wenig vollendet werden, denn eindeutig können Frauen – außer den jeweiligen weiblichen Mitgliedern der Gralsfamilie und ihres Personals – die Gralsburg nicht erreichen. Dass sie deswegen vor Ende der »Queste« sterben muss, ist eine strukturell und narrativ ›saubere‹ Lösung, doch ihr Tod ist seltsam und führt zu einer Reihe von Problemen. Man könnte ihren Tod als Analogie eines Märtyrertods begreifen, aber er ist schließlich völlig nutzlos und durch ihn wird nichts bewirkt; ihr Opfer wird, wenn man die Passage emphatisch interpretiert, von Gott zurückgewiesen.

Parczifals Schwester erfüllt eine Reihe von deutlich erkennbaren Handlungsfunktionen: Sie bringt Galaad, Bohort und Parczifal zusammen; sie erklärt die Geheimnisse von Salomons Boot; sie gibt dem Schwert im Boot seinen seltsamen Gürtel und so seinen Namen – das Schwert, das ja das Schwert Davids ist, was eigentlich als Distinktionsmerkmal und Namensgeber ausreichen müsste. Nachdem sie all diese Funktionen erfüllt hat, wird sie nicht länger gebraucht und könnte, wie so viele andere Figuren im Text, einfach spurlos verschwinden. Man hat argumentiert, dass sie in die Queste als eine weibliche Figur eingeführt wird, die zusammen mit Galaad ein Paar

---

2 Zu dieser Episode vgl. besonders: RUH, Kurt: Der Gralsheld in der ›Queste del Saint Graal‹. In: Wolfram-Studien I (1970), S. 240-263; UNZEITIG-HERZOG, Monika: Jungfrauen und Einsiedler. Studien zur Organisation der Aventiurewelt im ›Prosalancelot‹. Heidelberg 1990 (Beiträge zur älteren Literaturgeschichte); TRAXLER, Janina: Dying to Get to Sarras: Perceval's Sister and the Grail Quest. In: The Grail. A Casebook. Ed. by Mahoney, Dhira B. New York, 2000, S. 261-278, BAISCH/MEYER [Anm. 1], MEYER, Matthias: Filling a bath, dropping into the Snow, drunk through a glass straw. Transformations and Transfigurations of Blood in German Arthurian Romances. In: BBSIA LVIII 2006 (2007), S. 399-424. – Der Text findet sich in: Die Suche nach dem Gral. Der Tod des Königs Artus. Prosalancelot V. Nach der Heidelberger Handschrift Cod. Pal. germ. 147. Hg. v. KLUGE, Reinhold. Übersetzt, kommentiert und hg. v. STEINHOFF, Hans-Hugo †. Frankfurt a. M., 2004 (Bibliothek des Mittelalters 18). Die Episode von Parczifals Schwester auf S. 386-476; zitiert als PL V und Seitenangabe.

bildet.[3] Dieses Paar steht in einer Reihe von Paaren als viertes (nach Adam und Eva, König Salomo und seiner Frau, Lancelot und Ginover, Galaad und Parczifals Schwester). Diese Paarreihe weist einige Merkwürdigkeiten auf. Augenfällig ist, dass die am deutlichsten aufeinander bezogenen Figuren im Text namenlos bleiben und nur über männliche Determinanten bestimmt werden. Auffällig ist auch, dass – egal wie man die Paare definiert – immer mindestens ein Paar bleibt, das nicht recht in die Reihe passen will.[4] Ob die Bezeichnung ›Paar‹ für Galaad und Parczifals Schwester überhaupt zutreffend ist, wage ich zu bezweifeln: Beide sind jungfräulich, beide sind eigentlich perfekt, aber als Paar sind sie nicht zu bezeichnen, denn während die anderen von RUH und STEINHOFF genannten Paare zusammen als Paar agieren, tun Galaad und Parczifals Schwester dies eigentlich nie. Sie ist vielmehr eine der weiblichen Helferfiguren, von denen in allen Teilen des »Prosalancelots« zahlreiche Beispiele erscheinen, beginnend mit der Dame vom See. Parczifals Schwester ist die Realisation des Motivs ›weibliche Helferfigur‹ unter den spezifischen Bedingungen der »Queste« – eine Variation der zahlreichen helfenden Botinnen der Dame vom See, die immer wieder den Fortgang der Handlung und den Fortbestand des Protagonisten sichern, wenn sie etwa Lancelot vom Selbstmord angesichts des Grabes von Galahot abhalten.[5] Doch auch diese Helferfiguren verschwinden sofort, wenn sie ihre narrative Funktion erfüllt haben. So ist die interessante Frage, die Parczifals Schwester aufwirft, warum sie eine so spektakuläre Sterbeszene erhält.[6] Dass sie zu den Nebenfiguren gehört, wird schon durch ihre Namenlosigkeit (die sie mit Sa-

---

3 So RUH [Anm. 2], S. 254 und STEINHOFF [Anm. 2], S. 1134.

4 Drei Paare kann man vielleicht im weitesten Sinne als Liebespaare bezeichnen, zwei davon sind ›Ehepaare‹ (obwohl die Bezeichnung bei Adam und Eva merkwürdig wirkt). Drei Paare haben eine wichtige Rolle in der Heilsgeschichte, wie sie der Text konstituiert etc. – TRAXLER sieht eine Ordnung nach Paaren, die aber durch eine nach Triaden konterkariert wird [Anm. 2], S. 268.

5 UNZEITIG-HERZOG argumentiert in eine ähnliche Richtung, wenn sie Parczifals Schwester als eine Kreuzung aus einer bretonischen Fee und einer weiblichen Gralsbotin interpretiert [Anm. 2, S. 131]. Doch anders als bei Wolfram (und Chrétien), wo eine weibliche Gralsbotin existiert, ist im »Prosalancelot« eine weibliche Gralsbotin höchstens vorstellbar, wenn es darum geht, Lancelot zu verführen. – Zur Botin der Dame von See, die Lancelot aus seiner Verzweiflung angesichts der Entdeckung des Grabes von Galahot rettet, vgl. BAISCH/MEYER [Anm. 1].

6 Ähnlich auch TRAXLER [Anm. 2]: »[...] why must Perceval's sister die rather than disappear quietly or survive to receive the heavenly reward appropriate to her worth?« (S. 261). – TRAXLER ist m. W. die einzige, die diese entscheidende Frage explizit stellt. UNZEITIG-HERZOG bleibt verständlicherweise im Rahmen ihrer narrativen Fragestellung, RUH scheint diese Frage zwar implizit zu stellen und zu beantworten, nur ist seine Antwort optimistischer als die TRAXLERs – und weit optimistischer als die hier vorgebrachte.

lomos Frau teilt) deutlich.[7] Dass Parczifal sie nicht erkennt und ihm gesagt werden muss, wer sie ist, marginalisiert sie weiter. Andererseits schreibt ihr der Text große Autorität zu.

Zum ersten Mal begegnet sie in der »Queste«, wenn Galaad nach einer erfolgreichen Turnierteilnahme in einer Einsiedelei übernachtet:[8]

> Da sie schlaffen waren, da kam ein jungfrauwe, die da clopffte an der thúre und rieff Galaat. Und der býderman [der Einsiedler] ging zu der thure und fraget was da were und was zu der zitt herinne wolt. »Herre«, sprach sie, »ich wil dem ritter zusprechen der darinne ist, wann ich muß yn ye besprechen.« Und der biederman weckte yne und sprach: »Herre ritter, ein jungfrauwe wil uch han und wil zu uch reden, wann sie darff uwer sere wol als mich duncket.« Und Galaat stunt uff und kam zu ir und fragt sie was sie wolt. »Galaat«, sprach sie, »ich wil das ir uch wapent und siczent off uwer pfert und volgent mir, und ich sagen uch das ich uch sol wisen die höhste abenture die ye keyn ritter gesahe.« Da Galaat hort diße mere, da ging er zu synen wapen und wapent sich. Da er hett geleyt den sattel uff syn pfert, da saß er off und bevalhe den heremiten zu got und sprach zu der jungfrauwen: »Nûn mögent ir faren war uch gut dúnckt, und ich volgen uch nach, in welche stat ir farent.«
> (PL V, 390,26-392,6.)

Dieser Abschnitt ist in mehrfacher Hinsicht bemerkenswert. Eine bislang völlig unbekannte weibliche Figur kommt in der Mitte der Nacht in einer

---

7 Angesichts der Namenswut höfischen Erzählens ist es auffällig, dass eine auch nur episodisch so wichtige Figur keinen eigenen Namen erhält. Das kann auf ihre Unwichtigkeit verweisen – oder sollte programmatisch interpretiert werden. In diesem Fall liegt es nahe, Parczifals Schwester zum einen als Referenz an den ursprünglichen Gralshelden zu lesen, der zwar an der Suche einigermaßen erfolgreich teilnimmt, aber doch deklassiert wird: Durch die zentrale Rolle seiner Schwester wird Parczifals Sippe aufgewertet (eine Konstruktion, die im französischen Original des Textes überzeugender ist, da bereits Chrétiens Perceval Geschwister hat); so muss sie nicht über einen eigenen Namen, sondern nur über ihre genealogische Verortung definiert werden. Andererseits muss sie offenkundig trotz/wegen ihrer Wichtigkeit marginalisiert werden.

8 Dass dies zwar der erste Auftritt in der »Queste« ist, nicht aber der Figur im intertextuellen Rahmen überhaupt, ist mehrfach festgehalten worden. Die literarische Geschichte der Figur geht zurück auf die »Wauchier-Fortsetzung« des »Perceval« sowie auf den »Didot-Perceval«. Das Verhältnis zum »Perlesvaus«, in dem die Titelfigur ebenfalls eine Schwester hat, ist aufgrund der Datierung unsicher; vgl. UNZEITIG-HERZOG [Anm. 2], S. 125f., bes. Anm. 350. Die Figur ist in diesen Texten aber anders konzipiert; vgl. ebd., S. 128. Auch RUH geht kurz auf die Herkunft der Figur ein [Anm. 2]. Vgl. auch zur Herkunft der Figur ausführlicher, aber auf dem in Anm. 2 genannten Titel basierend: UNZEITIG-HERZOG, Monika: Parzivals Schwester in der *Queste*: Die Konzeption der Figur aus intertextueller Perspektive. In: Artusroman und Intertextualität. Hg. v. Wolfzettel, Friedrich. Giessen 1990, S. 181-193; vgl. auch STEINHOFF [Anm. 2], S. 1136f.

Einsiedelei an, bittet einen Ritter um Hilfe, der sofort mit ihr davon reitet. In der Welt der »Queste« wäre der Normalfall, dass diese Frau sich als eine Larve des Teufels erweist, die angeforderte Hilfe sich in eine erotische Bedrohung verwandelt, die den Ritter von der weiteren Teilnahme an der Suche disqualifiziert.[9] Man könnte nun in diesem Falle argumentieren, dass Galaad so rein ist, dass er selbstverständlich die Machenschaften des Teufels durchschaut. Doch der Text sagt das zumindest nicht, und so fällt auf, dass Galaad an dieser Stelle nicht einmal die normale Vorsicht eines »Queste«-Ritters walten lässt und schnell ein Kreuz schlägt. So führt der Text Parczifals Schwester als eine Autoritätsfigur ein, und sie bringt nicht nur die getrennten Gralritter zusammen, sondern sie ist die einzige, die Salomos Boot richtig interpretieren kann, das Boot, das letztlich die Einfahrt nach Sarras garantiert.

Ihre Autorität als Deuter dieses Bootes ist vergleichbar mit der der zahllosen Einsiedler in der »Queste«, die jeweils die in ihrer Nähe stattfindende Aventiure den verwunderten Artusrittern *theologice* ausdeuten können.[10] Doch auch während ihres kurzen Auftritts sind ihre Deutungsfähigkeiten nicht unbegrenzt, sondern nur auf das Boot, seine Geschichte und seine Objekte ausgerichtet. Die symbolische Episode mit dem weißen Hirsch, dem vier Löwen folgen, die in der Gegenwart von Parczifals Schwester stattfindet, wird erzählt, ohne sie überhaupt zu erwähnen.[11] Sie wird einfach von der Erzählung abgezogen; die Deutung der Ereignisse um den weißen Hirsch und die Vision bei der Messe erfolgt durch den Einsiedler, der diese Messe zelebriert, während derer die Episode in den Worten einer himmlischen Stimme kulminiert, und sie wird nur den männlichen Rittern gegeben. Parczifals Schwester scheint zu fehlen – und sie ist wenige Sätze später wieder präsent, um das Opfer der leprösen Gräfin zu werden und zu sterben.

Ebenfalls ist festzuhalten, dass die lange Einfügung der Geschichte der drei Spindeln, die Teile der Vorhänge des Bettes auf dem Boot sind, nicht von Parczifals Schwester, sondern von ›der Geschichte‹ selbst erzählt wird,

---

9 Schon die Frage des Einsiedlers, *was da were* scheint diese Möglichkeit einzuschließen, denn er fragt nicht, *wer*.

10 Generell sind sich alle Interpreten einig, dass bei ihrem ersten Auftreten sowie bei der Deutung des Bootes Parczifals Schwester direkt im Auftrag Gottes handelt: »Die Instanz, auf deren Weisung hin Parczifals Schwester agiert, ist Gott.« UNZEITIG-HERZOG, [Anm. 2], S. 132; für TRAXLER [Anm. 2], S. 262, ist sie ein »agent of divine will«.

11 Zu Beginn der Episode heißt es noch: [...] *und Paczifals schwester fur mit yne.* (PL V, 456,6f.) Das nächste Mal wird sie als das ausgesuchte Opfer der Angreifer bei der Burg der leprösen Gräfin erwähnt (PL V, 460,20). Das ist umso erstaunlicher, als die Ausdeutung dieser Episode auf Christus und die vier Evangelisten relativ simpel, die Erklärung des Bootes dagegen hochkomplex ist. Außerdem ist in dieser Episode gerade eine Eigenschaft Thema, die auch für Parczifals Schwester zentral ist: die Jungfräulichkeit.

auch wenn sie eigentlich in das Feld der Autorität von Parczifals Schwester fallen würde.[12] Wenn es wirklich eine interpretatorisch relevante typologische Verbindung zwischen Salomos Frau und Parczifals Schwester gäbe, dann müsste sie es sein, die diese Botschaft entziffert. Denn als König Salomo dem letzten seines Geschlechts eine Botschaft in die Zukunft übermitteln will, kann er das ohne die Hilfe seiner – auch in der »Queste« negativ dargestellten – Frau nicht bewerkstelligen. So wird der heilsgeschichtlich wichtigste Aspekt des Bootes, seine direkte Verbindung mit dem Baum der Erkenntnis, nicht von der Figur vermittelt, deren narrative Funktion es ist, das Boot zu erklären und Davids Schwert seinen neuen Namen zu geben.

Die Verbindung von Parczifals Schwester zu dem Schwert, das sie ›das Schwert mit dem Seltsamen Gehenk‹ tauft,[13] ist sehr eng und allegorisch-typologisch. Sie kennt die Geschichte des Schwerts genau und sie kann den Rittern versichern, dass alle negativen Prophezeiungen, die für das Schwert gemacht worden, bereits eingetroffen sind, so dass man es nun gefahrlos verwenden kann. Außerdem hat sie bereits angeboten, aus ihrem Haar ein Gehenk für das Schwert zu machen, das den vorläufigen Schwertgürtel von Salomos Frau ersetzen soll. Man hat diesen Akt als symbolische Ehe mit Galaad interpretiert.[14] Will man das Scheren des Haupthaares symbolisch interpretieren, so handelt es sich wohl eher um eine symbolische Ehe mit

---

12 Der Unterschied wird von TRAXLER zwar gesehen, aber offenkundig für unwichtig gehalten [Anm. 2, S. 263]. Anders (und richtiger, aber wiederum zu extrem) dagegen UNZEITIG-HERZOG [Anm. 8], S. 187: »Sie fungiert aber nicht als Deuterin des Schiffs, also nicht als Interpretationsfigur [...]. Ihre Funktion definiert sich also in der Hinführung zur Aventiure.« – PL V, 402,10 erklärt noch *die junfrauwe* in wörtlicher Rede das Schwert. Dann wird dialogisch/szenisch berichtet, einen Teil der Erklärungsfunktion übernimmt die Inschrift auf der Schwertscheide (ab PL V, 404,29). Anschließend übernimmt wieder Parczifals Schwester die Informationsvermittlung (PL V, 406,25). Als jedoch die spätere Geschichte des Bootes und die Schwertgeschichte außer Blick gerät und über das Bett und Spindeln berichtet wird, heißt es ganz markant: *Nu saget uns die abenture von dem heiligen grale alhie das es geschahe das die erst súnderin, die da was die erst frauwe, [...]* (PL V, 414, 14-16). Mit der Assoziation der ersten Sünderin mit der ersten Person weiblichen Geschlechts endet die Deutungshoheit von Parczifals Schwester, und sie geht auf die neutrale Erzählinstanz, die Geschichte selbst über. Diese Instanz bleibt in der Folge präsent (*Darnach sagt uns die abentúre von dem ryß das da was in die erde gestoßen [...]* (PL V, 418, 17f., vgl. auch PL V, 442,3). Dann lesen die drei Ritter die gerade von der Erzählung erklärte Geschichte in einem Brief an Bord des Schiffes, und erst dann erscheint wieder Parczifals Schwester, als es wieder um das Schwert mit dem seltsamen Gehenk geht.

13 Die Schwerttaufe und Geschichte von Schwert und Scheide findet sich PL V, 444,14-22.

14 RUH [Anm. 2] hält fest, Parczifals Schwester »verbindet sich Galaad in geistlicher Brautschaft« (S. 254).

Christus, wenn man es, wie üblich, auf den Eintritt in ein Kloster hin auslegt. Ich würde aber in diesem Akt von Parczifals Schwester eine Antwort im zeitübergreifenden Dialog mit Salomos Frau sehen: Galaad muss das Schwert Salomos mit der Klinge Davids übernehmen, um das Schicksal seines Geschlechts zu erfüllen, Parczifals Schwester muss der Aufgabe, die ihr Salomos Frau gesetzt hat, nachkommen.[15]

Doch ihre wichtigste Aufgabe ist es zu sterben. Ein Vorecho dieses Sterbens findet sich in ihren eigenen Worten, nachdem sie Galaad das Schwert präsentiert hat:

> da sprach sie: »Sicherlich, nů schadet es mir nit wann ich sterben. Wann ich halten mich yczu vor eyn die kúschte und beste jungfrauwe die in der welt sy und die da hatt den biederbsten man von der welt ritter gemacht; wann ir wißent wol das ir nit zu recht ritter enwarent, da ir des schwertes nit hettent das umb uwern willen in diß lant wart bracht.«
> (PL V, 446,7-13)

Dass Parczifals Schwester bereits an dieser Stelle ihren Zweck erfüllt hat, wird auch durch ihr letztes, sinnloses Opfer deutlich. Dass Galaad, solange er noch nicht im Besitz des Schwertes mit dem Seltsamen Gehenk ist, noch kein rechter Ritter war, ist alles andere als deutlich – denn der Text hat keinen Zweifel daran gelassen, dass Galaad von Beginn an ein perfekter Ritter ist. Folglich könnte man das Schwert mit dem Seltsamen Gehenk (und vor allem diese Rede von Parczifals Schwester) als ein blindes Motiv bezeichnen.[16] Auf diese Weise wird ein erster Zweifel an der unbeschränkten Gültigkeit ihres Wissens erzeugt – ein Wissen, dass eben auf das Schiff, seine Nachrichten und seine Bedeutung begrenzt ist.

Als die Ritter die Burg der leprösen Gräfin und ihrer Gewohnheit begegnen, sich mit Gewalt des Blutes vorbeireitender Jungfrauen zu bemächtigen, verteidigen sie Parczifals Schwester in einem Kampf, der bis zum Ende des Tages dauert. Sie werden in die Burg eingeladen, und sie erhalten das Versprechen, dass man sich ihnen gegenüber in der Nacht höfisch verhalten wird und dass man den Kampf am nächsten Morgen fortsetzt. Doch obwohl Parczifals Schwester weiß, dass man für die Heilung der Gräfin zwar nicht ihr ganzes Blut, wohl aber so viel, dass sie nicht überleben kann, benötigt, stimmt sie freiwillig der Opferung zu:[17]

---

15 In diesem Sinne sind die beiden Paare sicher auf einander bezogen – doch scheint mir die Idee einer viergliedrigen Paar-Reihe (einem Interpretament, das generell mit RUHs Interpretation des »Prosalancelots« korrespondiert) den Text zu strapazieren.

16 Die andere, ebenfalls mögliche, Interpretation wäre, hierin eine problematische Interferenzerscheinung von Artusroman und Hagiographie zu sehen, wie sie sich eben auch in der Figur von Parczifals Schwester zeigt (s. u.).

17 Die Freiwilligkeit des Opfers ist ein Motiv, das eigentlich nicht aus dem religiösen Bereich stammt: In der »Silvester-Legende« ist es ja gerade der ausgeübte Zwang

[...] das ich sie wol generen mag, ob ich wil. Und wil ich, so mag sie nit genesen, darumb will ich ir helffen. [...] ist es das ich sterben muß umb des willen das ich sie generen, das ist mir ein ere, und ich sol es auch ein teyl umb uwern willen thun und auch umb yren willen. Wann koment ir morn wiedder zu einander als ir hůt sint gewest, so mag es nit gesin, da werd größer verlust dann von mynem tode. (PL V, 466,5-7; 9-14)

Das sind die Worte einer wirklichen Märtyrerin – doch bereits an dieser Stelle werden Zweifel in den Text inseriert: Denn die Gralsritter sind durchaus nicht nur bereit, am nächsten Morgen weiterzukämpfen, sie sind auch siegessicher und gewiss, den Kampf mit der Hilfe Gottes zu gewinnen. Warum also sollte Parczifals Schwester plötzlich an Gott zweifeln (oder zumindest weniger Gottvertrauen als ihre Mitreiter an den Tag legen)?

Bevor sie stirbt, gibt sie den Rittern noch weitere wichtige Ratschläge für ihren Weg, dann erhält sie die Sterbesakramente, stirbt und die Gräfin wird mit ihrem Blut geheilt. Wenn diese Episode mit dem Wegreiten und der Trennung der Gralsritter enden würde, entstünden keine interpretatorischen Probleme, auch wenn das Opfer von Parczifals Schwester angesichts des siegesgewissen Gottvertrauens der Gralsritter immer noch etwas befremdlich wirken würde, allen bisherigen Interpretationen dieser Episode könnte rückhaltlos zugestimmt werden. Ihr Martyrium – während es sie und mit ihr stellvertretend alle Frauen noch immer von der lebenden Gralsschau ausschließen würde – trüge dann zumindest an der Textoberfläche ein Simulacrum von Sinnhaftigkeit. Doch geht die Episode bekanntlich weiter: Ein Unwetter zerstört die Burg der bereits am nächsten Morgen wieder leprösen Gräfin, die zusammen mit ihrer Burg in einem Akt göttlicher Intervention untergeht. Man kann schon fragen, was für ein seltsam aleatorischer und zorniger, alttestamentlicher Gott hier herrscht, der die Frau, die eine zentrale Rolle in der ritterlichen Heilsgeschichte spielt, nicht rettet. Zwar nimmt er ihr Opfer an – doch nur für einen Moment, da ja die Schönheit der Gräfin wiederhergestellt wird, nur um es dann um so effektiver zurückzuweisen, da es in der göttlichen Zerstörung der Burg als sinnlos desavouiert wird. Man kann noch weiter fragen, welches Zeichen er eigentlich den Gralsrittern sendet, wenn er die keusche Schwester des einen und eine spirituelle Braut Christi nicht vor einem sinnlosen Opfer bewahrt – und die Sinnlosigkeit dieses Opfers ihnen

---

und der Verzicht darauf, der das Wunder ermöglicht. Erst im »Armen Heinrich« spielt das Motiv eine Rolle; es ist ein Element, das vielleicht aus der »Amicus-Amelius«-Tradition stammt, in der einer der beiden Freunde seine Kinder opfert; die Verstärkung aber liegt natürlich in der Freiwilligkeit des Selbstopfers. Freiwilligkeit ist aber keine Bedingung in dieser Episode: sie tritt hinzu, sie verhindert den weiteren Kampf; es bleibt also die Mechanik der angestrebten Lösung erhalten, wie sie auch in der »Silvester-Legende« herrscht. Zu diesem Komplex vgl. MCCRACKEN, Peggy: The Curse of Eve, the Wound of the Hero. Blood, Gender, and Medieval Literature. Philadelphia 2003, S. 42-60.

allen noch deutlich präsentiert, indem er den Rittern die Gräber der vergeblich gestorbenen zwölf Jungfrauen und Königstöchter präsentiert.[18] All diese Fragen werden innerhalb des Textes nicht beantwortet, sondern sie bleiben offen – eine Offenheit, die umso bemerkenswerter ist, weil Parczifals Schwester als Leiche sehr wohl in die Gralsburg Sarras gelangen kann. Noch einmal und ganz deutlich: Alle bisherigen Interpretationen der Figur sind mit der Interpretation des Sterbens von Parczifals Schwester als Martyrium mehr oder weniger explizit einverstanden. Mir ist uneinsichtig, warum. Denn zu einem Sterben im Martyrium kann es nicht gehören, dass Gott dieses Martyrium wenn nicht *expressis verbis*, so doch durch den Verlauf der Handlung ablehnt. Der Tod von Parczifals Schwester ist vollständig sinnlos. Im Leben erfüllt sie vielleicht die Rolle als Typus einer »Maria mediatrix«[19] im Sterben nicht. Ein solch sinnloses Martyrium kann ich auch nicht als positive Antwort des Textes auf die Frage nach der Rolle der Frauen in der Heilsgeschichte lesen.[20]

Janina TRAXLER hat darauf hingewiesen, dass »Perceval's sister wins a consolation prize in the Grail quest – admission to Sarras, albeit dead«.[21] Weiters weist sie darauf hin, dass weder die allgemeine mittelalterliche Einstellung Frauen gegenüber (sie spricht von typischer Misogynie des 13. Jahrhunderts) noch die Rolle von Frauen im System Artusroman ihnen die Teilnahme an der Suche nach dem Gral erlaubt.[22] Dieser Satz gilt wohl nicht uneingeschränkt, wohl aber für die durchchristianisierte Gralsversion, wie sie die »Queste« bietet. Schließlich ist auch in Chrétiens und Wolframs Konzeption den Frauen am Gral eine größere Rolle zugedacht (und Parczifals Schwester hätte ihren sicheren Platz auf einer Gralsburg Wolframs, z. B. als Nachfolgerin der verheirateten Repanse de Schoye als Gralsträgerin), doch

---

18 Die Gräber von den zwölf getöteten Jungfrauen gehören zu den extrem sperrigen Elementen dieser Episode: Den Burgbewohnern ist geweissagt, dass nur das Blut von Parczifals Schwester die aussätzige Gräfin heilen kann. Daraus machen Sie die Costume, jede vorbeireitende Jungfrau und Königstochter auszubluten, da sich dahinter ja Parczifals Schwester verbergen könnte. Ob nur in der Pervertierung der Bedingung die Schuld der Burgbewohner liegt, oder ob sie ein Zeichen für die generelle Sündhaftigkeit der Burgbewohner ist, bleibt offen. Jedenfalls gibt es mehr Gräber, die auf das Wirken der Burgbewohner zurückzuführen sind als tote Jungfrauen.

19 RUH [Anm. 2], S. 256. Wenig anders TRAXLER, für die Parczifals Schwester eine »*Arthurian* Mary« ist [Anm. 2, S. 267].

20 In diese Richtung argumentiert TRAXLER [Anm. 2], S. 271. Für RUH [Anm. 2] ist die nobilitierende Funktion des Martyriums klar und unbestreitbar.

21 TRAXLER [Anm. 2], S. 270.

22 Wie bereits UNZEITIG-HERZOG im narratologischen Rahmen argumentiert auch TRAXLER aus der *gender/genre*-Perspektive, wenn sie betont, dass sich in Parczifals Schwester Elemente der Hagiographie und des Artusromans kreuzen. Vgl. TRAXLER [Anm. 2], S. 273.

sind auch in diesen Romanen weibliche Gralssucherinnen nicht vorgesehen und kaum denkbar. Einzig UNZEITIG-HERZOG hat auf adäquate Weise versucht, diesem sinnlosen Tod einen Sinn zu geben; er ist, ihrer Fragestellung entsprechend, narratologisch. Für sie indiziert der Tod von Parczifals Schwester den Rückzug aller Deutungsinstanzen aus dem Text und damit das Ende der bisherigen Aventiurewelt.[23]

*

Was hat jedoch diese Episode mit der Frage nach der Melancholie oder, noch spezifischer, mit der im Titel genannten melancholischen Geste zu tun? Es gibt eigentlich keinen Hinweis auf Melancholie in dieser Episode, weder Parczifals Schwester noch die Gralsritter, weder der Haushalt der leprösen Gräfin und schon gar nicht die Einsiedler reagieren mit im Text manifesten Anzeichen von Melancholie.[24] Diese Aussage gilt für eine mittelalterliche ebenso wie für eine moderne Definition von Melancholie.[25] Ebenso wenig

---

23 UNZEITIG-HERZOG [Anm. 8], S. 189f.

24 Immerhin wäre es in einigen Fällen möglich: Die lepröse Gräfin könnte angemessen in Melancholie verfallen – zum möglichen Zusammenhang von Melancholie und Aussatz vgl. den Beitrag von Carmen STANGE in diesem Band. Für Einsiedler gehört der Mittagsdämon, die *acedia*, zu einer der größten Gefahren; diese mönchische Todsünde gehört in den mittelalterlichen Melancholie-Diskurs. So ist es auch kein Wunder, dass im Prolog des »Armen Heinrich« auf die *acedia* angespielt wird. Zur *acedia* und ihrem Zusammenhang mit dem Melancholiediskurs vgl. KLIBANSKY, Raymond; PANOWSKY Erwin; SAXL Fritz: Saturn und Melancholie. Studien zur Geschichte der Naturphilosophie und Medizin, der Religion und der Kunst. Frankfurt a.M. 1990, bes. S. 136-144; JEHL, Rainer: Melancholie und Acedia. Ein Beitrag zur Anthropologie und Ethik Bonaventuras. Paderborn u. a. 1984; vgl. auch HAAS, Alois M.: Schwermütigkeit. Ein Wort der deutschen Mystik, in: Verborum amor. FS Stefan Sonderegger. Hg. v. Burger, Harald u. a. Berlin, New York 1992, S. 273-296. Zum »Armen Heinrich« (V. 10) vgl. Hartmann von Aue: Gregorius. Der Arme Heinrich. Iwein. Hg. und übersetzt v. MERTENS, Volker. Frankfurt a. M. 2004 (Bibliothek des Mittelalters 6), bes. den Kommentar zur Stelle S. 903f. Vgl. ferner: STAROBINSKY, Jean: Geschichte der Melancholiebehandlung. Von den Anfängen bis 1900. Basel 1960 (Documenta Geigy, Acta psychosomatica 4).

25 Neben der gemeinhin dem Melancholiediskurs zugerechneten *acedia* finden sich Melancholiebeschreibungen außerhalb des klerikalen oder medizinischen Diskurses bereits in literarischen Texten vor dem »Prosalancelot« – am prägnantesten im arthurischen Bereich in Iweins ›tobesuht‹, die zwar von Hartmann (im Gegensatz zu Chrétien) nicht explizit als Melancholie bezeichnet wird, die aber deutliche Hinweise auf die mittelalterliche Auffassung von Melancholie trägt. Vgl. hierzu HAFERLACH, Torsten: Die Darstellung von Verletzungen und Krankheiten und ihrer Therapie in mittelalterlicher deutscher Literatur unter gattungsspezifischen Aspekten. Heidelberg 1991 (Beiträge zur älteren Literaturgeschichte), S. 39-46; kriti-

gibt es melancholische Gesten in diesen Szenen, auch wenn man das Konzept der melancholischen Geste nur lose metaphorisch verwendet.[26] Es gibt in der ganzen Episode einen einzigen Satz, den man eventuell als Beleg von Melancholie lesen könnte – wenn er nicht ›eigentlich‹ eine sachliche Beschreibung eines medizinischen Faktums wäre: *In dem das sie also sprach, da wart ir das hercz ytel von blůt das sie verlose, und die schůßel was vol* (PL V, 468,5f.).

Besonders der Schluss des Satzes kann in dem Zusammenhang des Blutopfers nicht anders als realistisch gelesen werden. Doch kann das Bild des Herzens, das leer vom Blut, von aller Lebenskraft wird, geradezu als zentrale Metapher der Melancholie bezeichnet werden, als eine Metapher, die mittelalterliche und moderne Konzepte von Melancholie zu vereinen scheint: die Antriebslosigkeit und Schlaffheit des Mittagsdämons, der *acedia*, das Überhandnehmen der schwarzen Galle, das ja zu einer Reduktion des Anteils des Blutes führt oder Folge davon ist. Natürlich kann sich hinter dieser Metapher auch der metaphorische Verlust des Herzbluts verbergen. All diesen Interpretationen aber ist gemein, dass der Blutsverlust des Herzens endogen erfolgt, hier aber ist er das Resultat eines von außen kommenden, gewaltsamen Eingriffs: Parczifals Schwester wird blutleer (und damit melancholisch) nicht aus sich selbst heraus, sondern weil der Text es so will.

Eine solche psychologische Ausdeutung des Bildes aber gerät in die Nähe von FREUDs Melancholiedefinition, die ja nicht nur von einer Herabsetzung des Selbstgefühls in der Melancholie ausgeht, sondern als Grund dieser Herabsetzung die fehlende Trauerarbeit setzt. Diese kann nur dann erfolgen, wenn der Objektbezug gegeben ist, wenn also das Fehlen eines Objekts des Begehrens zu verarbeiten ist. Fehlt aber dieses Objekt, und fehlt dieses Begehren, dann kommt es zur von FREUD als charakteristisch angesehenen »tief schmerzliche[n] Verstimmung«, zur »Aufhebung des Interesses für die Außenwelt«, zum »Verlust der Liebesfähigkeit«, die sich dann bis hin zur »wahnhaften Erwartung von Strafe« steigern können.[27] Schließlich kann die-

---

scher MATEJOWSKI, Dirk: Das Motiv des Wahnsinns in der mittelalterlichen Dichtung. Frankfurt a. M. 1996 (stw 1213), S. 120-146, sowie BLANK, Walter: Der Melancholikertypus in mittelalterlichen Texten. In: Mittelalterliche Menschenbilder. Hg. v. Neumeyer, Martina. Regensburg 2000 (Eichstätter Kolloquium 8), S. 119-145.

26 Dass die Idee einer ›melancholischen Geste‹ ein problematisches Konzept ist, und dass es auf keinen Fall über die oberflächlich nahe liegende Begrifflichkeit der Pathosformel in den Griff zu bekommen ist, hat eindrücklich die in Paris und Berlin gezeigte, völlig konzeptionslose und in die Beliebigkeit abdriftende Ausstellung »Melancholia« gezeigt. Die von Jean CLAIR und Peter-Klaus SCHUSTER kuratierte Ausstellung lief unter dem Titel »Melancholie. Genie und Wahnsinn in der Kunst« vom 17.2.-7.5.2006 in der Berliner Nationalgalerie (Katalog unter dem Ausstellungstitel hg. v. Clair, Jean. Ostfildern-Ruit 2005).

27 FREUD, Sigmund: Trauer und Melancholie. In: FREUD, Sigmund: Gesammelte Werke. Chronologisch geordnet. Bd. 10: Werke aus den Jahren 1913-1917. Hg. v. Freud, Anna u. a. Frankfurt a. M. [7]1981. S. 428-446.

ses Bild auch als Illustration der griffigen FREUDschen Formel, mit der er den Unterschied zwischen Trauer und Melancholie benennt, dienen: »Bei der Trauer ist die Welt arm und leer geworden, bei der Melancholie ist es das Ich selbst.«[28] Dieses Bild vom leeren Ich ist als poetisches Bild vom leeren Herzen in der Folge gerade in den Phasen der Literaturgeschichte, in denen die Melancholie hoch im Kurst stand, oft aktualisiert worden.[29]

Als Gemeinsamkeit (moderner) poetischer Melancholiemetaphern und der psychologischen Melancholievorstellung kann man den Verlust des Fokus benennen. Das Bild vom leeren Herzen wie der FREUDsche Aufsatz stellen den Verlust des Begehrens ins Zentrum, das Begehren, das verloren wird, und an dessen Stelle kein anderes tritt, oder, um noch einmal eine griffige Formel Freuds zu verwenden: Der Melancholiker weiß zwar, *wen*, aber nicht *was* er verloren hat.[30] Damit aber richtet sich die Melancholie nicht nach außen, sondern nach innen – und die Folge ist der Verlust der Initiative, der Verbindung zur Außenwelt, ein entfremdeter, melancholischer Geisteszustand. Die FREUDsche Beschreibung ist nicht identisch mit mittelalterlichen Vorstellungen von Melancholie, doch gibt es auffällige Parallelen, die auf eine erstaunliche Konstanz in der Beschreibung der Melancholie hinweisen:[31] Wenn gegen den Mittagsdämon die geistliche Tätigkeit als probates Mittel angesehen wird, wenn Hartmann im Prolog des »Armen Heinrich« sein eigenes Quellenstudium und sein eigenes Dichten als Programm gegen die Bedrohung der *swaeren stunde* anpreist,[32] dann sind das therapeutische

---

28 FREUD [ANM. 23], S. 431.

29 *Les larmes qu'on ne pleure pas / dans notre âme retombent toutes, / et de leurs patientes gouttes / martèlent le cœur triste et las. / Sa résistance enfin s'épuise, / le cœur se creuse et s'affaiblit; / il est trop grand, rien ne l'emplit : / et trop fragile, tout le brise !* – ›Die Tränen, die wir nicht weinen, fallen alle auf unsere Seele zurück, und mit ihrem geduldigen Tropfen hämmern sie auf das traurige und müde Herz ein. Sein Widerstand ist zuletzt erschöpft, das Herz wird hohl und schwach. Es ist zu groß, nichts füllt es, und, zu zerbrechlich, kann alles es brechen.‹ – Diese Verse – die in ihrer ausführlichen Herzmetaphorik gut zum »Prosalancelot« passen, den ein Netz solcher Metaphern durchzieht – dienen dazu, aus Goethes eher praktisch veranlagter Charlotte eine melancholische Opernheldin zu machen; sie sind der Charlotte in Massenets Oper »Werther« zugeschrieben, deren Libretto von Edouard Blau, Paul Milliet und Georges Hartmann stammt (das Zitat stammt aus Akt 3, Szene Charlotte – Sophie).

30 FREUD [Anm. 23], S. 431.

31 Wie es auch schlagende Konstanten in der Behandlung der Melancholie gibt, wenn etwa der Erfolg der Musiktherapie von Melancholikern erst in diesem Jahrtausend durch klinische Studien belegt wurde, bereits bei Ficino beschrieben wird. Vgl. den Beitrag von Jacomien PRINS in diesem Band.

32 Vgl. MERTENS [Anm. 23], S. 903, mit Verweis auf HERKOMMER, Hubert: Das Buch als Arznei. Von den therapeutischen Wirkungen der Literatur. In: Lese-Zeichen. FS Peter Rusterholz. Hg. v. Herwig, Henriette u. a. Bern 1999, S. 87-111.

Mittel gegen eine melancholische Verstrickung. Schließlich kann man das im ganzen Mittelalter präsente (und zum Beispiel von Tristan in seinem Versuch, Isolde Weißhand zu lieben, so erfolglos umgesetzte) ovidianische Aktivitätsprogramm der »Remedia amoris« als Versuch interpretieren, der melancholischen Erfahrung eines Objektverlusts, dem keine entsprechende Trauer entgegengebracht werden kann, zu begegnen.

Doch geht es mir nicht darum, dieser Melancholie im Falle von Parczifals Schwester nachzugehen. Zwar könnte man ihre Selbsteinschätzung, ihren Daseinszweck erfüllt und damit das Objekt ihres Begehrens verloren zu haben, so lesen, doch ist die Passage (die man ja auch positiv deuten könnte) zu unbedeutend, um ihr in einer Interpretation so starkes Gewicht zu geben, auch ist das zitierte Bild beim Aderlassen eine zu reale Formulierung, um sie so stark zu lesen. Ich deute aber diese Anklänge an den Melancholiediskurs (in einem Text, in dem Melancholie in vielen Episoden eine tragende Rolle spielt[33]) als an die Textoberfläche gelangte Relikte einer grundlegenden Melancholie des Textes, die sich in der Figur von Parczifals Schwester artikuliert: Die Episode um Parczifals Schwester ist eine melancholische Geste des Textes. Die Episode endet in Verzweiflung, alle Aktionen der Handelnden im Zusammenhang mit der letzen Sequenz um die leprose Gräfin sind vergeblich: Vergeblich die Kämpfe der Gralsritter, vergeblich das Opfer, vergeblich die bewirkte Heilung, vergeblich die vorhergehenden Opfer, da all das von Gott nicht angenommen wird. Alle Protagonisten haben an dieser Stelle ihre – sie sonst auszeichnende – enge Verbindung zu Gott verloren. Parczifals Schwester aber ist nicht erst durch ihr vergebliches Ende merkwürdig marginalisiert worden: Denn sogar ihr Wissen, das sie erst für die Geschichte wichtig macht, wird von der Geschichte selbst marginalisiert, wenn nicht sie, sondern eine abstrakte Erzählinstanz die zentrale Botschaft, die in den drei Spindeln vom Baum der Erkenntnis liegt, vermittelt.

Noch einmal: Wenn Parczifals Schwester einfach eine normale, episodische Helferfigur wäre, ergäben sich keinerlei interpretatorische Probleme: Egal ob Einsiedler, Gralsboten, Feenbotinnen oder sogar, der starken Christianisierung der »Queste« entsprechend, Erscheinungen von Heiligen – sie alle könnten die Funktionen, die Parczifals Schwester zugesprochen wurden, problemlos übernehmen. Doch warum erhält sie eine so großartige und gleichzeitig sinnlose Sterbeszene? Um die Frage im Rahmen der FREUDschen Melancholiedefinition zu formulieren: Worin liegt das Objekt des Begehrens, das verloren ist und dessen Verlust der Text an dieser Stelle nicht in Trauer-

---

33 Zu Lancelot und Galahot, besonders zur Interpretation des dort zentralen Traums vom getrockneten Herzen vgl. SIEBER, Andrea: Lancelot und Galahot – Melancholische Helden? In: Aventiuren des Geschlechts. Modelle von Männlichkeit in der Literatur des 13. Jahrhunderts. Hg. v. Baisch, Martin u. a. Göttingen 2003 (Aventiuren 1), S. 209-232, bes. S. 222-224.

arbeit bewältigt, sondern in einer melancholische Geste präsent hält und, da er sich nicht damit auseinandersetzen muss, gleichzeitig negiert?

Die Legende über den Baum der Erkenntnis bildet das geistliche Zentrum der Episode von Parczifals Schwester, die drei Spindeln am Bett Salomos bilden dementsprechend das Zentrum dieses die Zeiten durchquerenden Objekts und der damit verbundenen Botschaft. Inhalt dieser Botschaft aber, das machen schon die drei Farben deutlich, die der Baum annimmt, ist die Erlösung der Menschheit: Weiß wird der Baum als er eingepflanzt wird nach der Vertreibung aus dem Paradies, bei der Adam und Eva einen Ableger des Baumes der Erkenntnis mitnahmen. Grün wird er nach der ersten Vereinigung Adams und Evas (die erst nach einer direkten Aufforderung Gottes und nach dem Überwinden einer großen Schamschwelle erfolgt) und rot nach der Kainstat. Außerdem ist der Baum ein Symbol der Erinnerung und des Vergehens der Zeit, denn nicht alle von diesem ersten extraparadiesischen Baum gezogenen Ableger machen dessen Farbwandlung mit.

Doch geht es in dieser Erzählung und damit auch in dieser Episode nicht einfach um die Heilsgeschichte, sondern, genauer, um die Rolle der Frauen in der Heilsgeschichte. [34] So ist natürlich die negative Rolle Evas als der Verführerin deutlich präsent, doch kommt ihr auch eine positive Funktion zu, da sie es ist, die, um ihre Blöße zu bedecken, einen Reis des Baumes der Erkenntnis abbricht und ihn so aus dem Paradies mitnehmen und auf der Erde einpflanzen kann. Die Ambivalenz der Rolle der Frau in der Heilsgeschichte wird bei der Darstellung von Salomos Frau erneut aktualisiert: Sie wird für ihren Listenreichtum nicht nur vom Erzähler, sondern auch von Salomo selbst kritisiert.[35] Doch Salomo braucht den Listenreichtum seiner Frau, sie ist es, die das Boot und das Bett bauen kann, und sie gibt dem Schwert sein erstes seltsames Gehenk. In Parczifals Schwester kulminiert diese Ambivalenz, und sie führt sie in die Aporie. Denn auf der einen Seite sind Frauen ganz offenkundig ein wichtiger und nicht nur negativer Bestandteil der Heilsgeschichte, nicht nur die, die sie erst nötig werden ließen, und die, die gerettet werden müssen, sondern sie sind wichtig als Kommunikatoren, als Bindeglieder zwi-

---

34 So bereits RUH [Anm. 2], S. 256: »Ist die ›Queste‹ ein Abbild der Heilsgeschichte, worüber nach der Geschichte vom Baum der Erkenntnis kein Zweifel mehr bestehen kann, so übernimmt Parczifals Schwester die Funktion der Frau in der Heilsgeschichte der Gralssuche.«

35 Die ambivalente Position von Salomos Frau wird deutlich im Vergleich zweier kurz aufeinander folgender Passagen: [...] *alle syn* [Salomos] *groß wyßheit was nut wiedder die schalckeyt synes wybes, wann sie betrog yne gnug* [...] (PL V, 430,14f.) zeigt die misogyne Einführung der Figur. Später, als Salomo nicht weiß, wie er seinem letzten Nachkommen eine Botschaft übermitteln soll, heißt es: *Wenn er hett sie funden in so großer wißheit das er nit enwonte das in der welt keyn wiser mensch were* (PL V, 434, 5) – nachdem er zwischendurch auf seine Frau geflucht hatte.

schen den Zeiten, als Bindeglieder zwischen Gott und Mensch, und, von Eva an, die den Schößling vom Paradiesbaum mitnahm, als Instrumente der Erinnerung, denn dieser Schößling ist die einzige Reliquie des verlorenen Paradieses. Aber letztlich erhalten sie, wie TRAXLER sagt, nur einen Trostpreis. Doch der Text zeigt diesen Ausschluss nicht, er setzt ihn, trotz des hohen Maßes an Misogynie, mit dem die »Queste« aufwartet, nicht in Erzählung um. Die »Queste« ist kurz davor, ein Text zu sein, der Frauen (und mit ihnen nicht nur die höfische Liebe, sondern jegliche zwischengeschlechtliche Liebe) vollständig marginalisiert. Doch statt diesen letzten Schritt zu tun, der sowohl die aktuelle Marienverehrung wie auch höfische Tendenzen der Frauenverehrung hätte konterkarieren können, bietet der Text eine melancholische Geste an, eine Übung in Vergeblichkeit. Die Episode um Parczifals Schwester ist der Ausdruck eines Begehrens nach einer aktiven Teilhabe an der Heilsgeschichte, ein Begehren, das im Laufe des Textes negiert wird, ohne eigentlich abgewiesen zu werden. Nicht Parczifals Schwester ist melancholisch (obwohl man das leicht so hätte inszenieren können und ihre Selbsterkenntnis auf dem Boot in diese Richtung weist), wohl aber die Einbettung der Episode in den Gesamtzusammenhang.

Wenn aber die Episode um Parczifals Schwester zu einer melancholischen Geste des Textes wird, dann wird ihr ›Partner‹ Galaad ebenfalls affiziert. Ihre Suche nach Galaad, die sie entleert und melancholisch zurücklässt (oder, präziser, ihre Geschichte zu einer melancholischen werden lässt), bleibt nicht ohne Auswirkungen auf Galaads Suche. Sie ist letztlich ebenso vergeblich und leer, ebenso melancholisch. Der Gral verlässt schließlich die epische Welt, zuerst auf dem Wege nach Sarras, dann in der Entrückung ins Jenseits. Zwar erreichen sowohl Parczifals Schwester als auch Galaad als Figuren ihr persönliches Ziel, doch letztlich scheitern, im Rahmen des Gesamttextes, beide; beide stellen melancholische Gesten dar: Die Episode von Parczifals Schwester angesichts der prekären Stellung der Frau in der Heilsgeschichte, Galaad angesichts der schwierigen Frage, ob das Rittertum zu einer eigenen Erlösung fähig, ob eine konsequente *militia Christi* möglich ist. So führen beide Geschichten, die von Parczifals Schwester im Kleinen, Prägnanten, die von Galaad im Rahmen des Gesamtzyklus, zu einem Blick auf eine letzlich heillose Welt. Parczifals Schwester erweist sich in dieser Perspektive schließlich als offen melancholisches Double Galaads, wenn auch in deutlich kleinerem Maßstab. Sie ist aber ein Indikator der Melancholie des Gralshelden.

Was also bleibt, nachdem der Text seine beiden melancholischen Gesten und die Gralsqueste vollendet hat? Eine Horde Ritter, denen das Objekt ihres Begehrens abhanden gekommen ist, die den Gral nicht finden konnten und keine Aventiuren mehr finden können, die ziellos umher irren und kollektiv in die manische Phase einer Melancholie verfallen,[36] was schließlich zu gegen-

---

36 FREUD [Anm. 23], S. 440-442, zum Zusammenhang von Melancholie und Manie.

seitiger Zerstörung und zum Untergang führt. Nachdem dieser vollzogen ist, bleibt das zentrale melancholische Liebespaar des Textes übrig, Lancelot und Galahot (oder, um sie bei ihrem richtigen Namen zu nennen, Galaad und Galahot).[37] Beide kommen in ihrem gemeinsamen Grab endlich zur Ruhe, ein Grab, das in einer Burg mit dem wandelbaren Namen *Dolorose Garde* oder *Joyeuse Garde* liegt.[38] Der dritte Galaad ist im Himmel und längst vergessen. In dieser abschließenden *unio* einer der großen nicht nur mittelalterlichen Liebesgeschichten aber ist keine Frau präsent. Wie Salomos Frau, wie Parczifals Schwester, wird auch Ginover schließlich aus dem »Prosalancelot« herausgedrängt – ein Ende, das bereits im Ende von Parczifals Schwester vorausgedeutet wird, die als melancholische Textgeste stehenbleibt, eigentlich unerklärt, mit der aber ein wichtiger thematischer Strang abgebrochen wird und über die schnell der Vorhang fällt.[39]

Denn das ist der expressive Wert einer melancholischen Text-Geste: Sie hinterlässt einen starken Eindruck, sie bietet emotionalen Gehalt ohne eine funktionale Einbindung. Der Text erzeugt Mitleid mit Parczifals Schwester, doch bleibt das Mitleid folgenlos, und da Gott nicht einmal Mitleid mit ihr hatte und ihr Opfer sinnlos bleibt, kann auch das narrative erzeugte Mitleid des Publikums keinerlei Richtung bekommen. Für den »Prosalancelot« ergibt sich so die Möglichkeit, die Frage nach der Stellung der Frau in der Heilsgeschichte zu thematisieren, ohne eine definitve Antwort zu geben, ja, ohne die Notwendigkeit anzuerkennen, dass Frauen in die Heilsgeschichte einbezogen werden müssen. Es ist sicher kein Zufall, dass in der ganzen Episode um Parczifals Schwester die heilsgeschichtliche Rolle Marias gerade nicht herausgestellt wird.[40] Was aber für Parczifals Schwester im Kleinen gilt, gilt *mutatis mutandis* für Galaad und das Rittertum im Großen. So wird in dieser Episode der »Queste« eine narrative Methode paradigmatisch vorgeführt, die den Rest des »Prosalancelots« weitgehend bestimmt: narrative melancholische Gesten.

---

37 Zur Melancholie dieses Paares vgl. SIEBER [Anm. 32], bes. S. 224-232.

38 Der Name verweist nicht zufällig auf die melancholische und die manische Seite einer klinischen Melancholie. – Zur kinetischen Energie auch der toten Körper, die erst mit dieser letzten Grablege des Textes zur Ruhe kommen, vgl. BAISCH/MEYER [Anm. 1].

39 An dieser Stelle ist deutlich, dass sich die vorliegende Interpretation grundlegend von der Deutung RUHS und den späteren Interpretationen zu Parczifals Schwester unterscheidet, denn alle sehen in ihr letztlich einen gelungenen Versuch, die Teilhabe von Frauen an der Heilsgeschichte zu retten, oder durch Gattungsinterferenzen zu sichern. Ich dagegen sehe gerade das offen inszenierte Scheitern eines solchen Versuchs.

40 TRAXLER [Anm. 2], S. 267, sieht hierin gerade ein Moment der Überhöhung von Parczifals Schwester, die Maria zwar nicht an Reinheit, aber an königlichem Blute übertrifft.

Ohne dass man Parczifals Schwester als melancholische Figur interpretieren muss, kann man sie als melancholischen Schatten von Galaad interpretieren. In weiteren Untersuchungen wäre nun zu fragen, ob es solche Beziehungen häufiger gibt, ob sie notwendigerweise mit der Funktion einer melancholischen Text-Geste verbunden sind, und ob sie immer in dieser *gender*-Konstellation auftreten. Aus dem direkten Umfeld der Gralromane fällt sofort ein weiterer Fall auf: Sigune in Wolframs »Parzival« ist eine solche melancholische Textgeste, ein Fall eines Begehrens, das ins Leere läuft, eine Figur, die letztlich, nach der Erfüllung ihrer Aufgabe (auch die wiederum eine der Informationsübermittlung) in sich selbst zusammenbricht und stirbt. Der Inhalt dieses ins Leere laufenden Begehrens ist die höfische Konvention, die höfische Minne. Wolfram war offenkundig mit der Rezeption seines »Parzival« allgemein und der Sigune-Figur im Besonderen wenig zufrieden und schiebt deshalb einen Text nach, der genau diesen Aspekt deutlich macht, den »Titurel«.[41] Doch müssen vielleicht nicht alle Figuren, die eine melancholische Textgeste bilden, so enden, und sicher ist diese Erscheinung nicht auf die mittelalterliche Literatur allein beschränkt.[42]

Dass alle bislang genannten Beispiele Frauen sind, hat vielleicht eher thematische als prinzipielle Gründe – man könnte schließlich auch auf Lancelot und Galahot verweisen. Doch unterscheidet Galahot von den bislang genannten mittelalterlichen Figuren, dass er über größere Textstrecken zum Einsatz kommt – und dass er das Ende des Gesamtzyklus entscheidend mitbestimmt. Galahot ist nach keiner sinnvollen Definition eine Nebenfigur, was aber Sigune und Parczifals Schwester durchaus sind. Nebenfiguren aber scheinen für die Ausführung einer melancholischen Textgeste besonders geeignet zu sein; sie sind nicht zu Unrecht ein Untersuchungsfeld, das im Moment Konjunktur hat (und zu Unrecht werden sie im »Prosalancelot« immer noch weitgehend vernachlässigt[43]). Den Rätseln nachzugehen, die diese Figuren aufgeben, und sie nicht in der Etappe verschwinden zu lassen, ist aber eine wichtige interpretatorische Aufgabe, die auch in mittelalterlichen Texten von längst noch nicht ausgeloteter Relevanz ist.

---

41 Vgl. hierzu MEYER, Matthias: The End of the »Courtly Book« in Wolfram's *Titurel*. In: Courtly Arts and the Art of Courtliness. Selected Papers from the Eleventh Triennial Congress of the International Courtly Literature Society, University of Wisconsin-Madison, 29 July-4 August 2004. Hg. v. Busby, Keith u. Kleinhenz, Christopher. Woodbridge 2006.

42 Man könnte etwa auf Mignon und Wilhelm Meister verweisen.

43 Man muss es als verpasste Chance bezeichnen, dass der jüngste Sammelband zum »Prosalancelot« dieses Thema (wie auch das der Nebenhandlungen) vollständig auslässt und sich meist auf bereits präsente Fragen und Figuren bezieht: Lancelot. Der mittelhochdeutsche Roman im europäischen Kontext. Hg. v. Ridder, Klaus u. Huber, Christoph. Tübingen 2007.

Andrea Sieber
Melancholische Attitüden?
Eine Skizze zu Catharina Regina von Greiffenberg

A thorough exploration of the connection between melancholy, genius
and femininity is still a desideratum. The article examines the correspondence between the Baroque poetess Catharina Regina von Greiffenberg and Sigmund von Birken to establish significant relations between
the sort of *vanitas* melancholy ubiquitous in the 17th century and different forms of female self-explication. To this aim, extracts from a repre-
sentative selection of letters are presented to identify certain rhetorical
strategies as well as psychosomatic and therapeutic aspects which are
suggestive of the author's melancholic disposition. In combination with
modes of ›increased self-awareness‹ and an unusually strong sense of religious mission, indirectly articulated expressions of melancholy represent a step towards the authorisation of female creativity.

Von der Antike bis zur Moderne wird Melancholie aus einer androzentri-
schen Position betrachtet.[1] Das berühmte pseudo-aristotelische »Problem«
XXX.1 des Theophrast (um 372-287 v. Chr.), Marsilio Ficinos »De vita libri
tres« (1489), Robert Burtons »Anatomy of Melancholy« (1621) oder FREUDS
Studie zu »Trauer und Melancholie« (1917 [1915]) können exemplarisch für
die Wirkungsmacht entsprechender Konzeptualisierungen und Theoriebildungen stehen. Auch Codierungsmuster der Humoralpathologie, Astrologie
oder Ikonographie halten vielfach an einer paradigmatischen Engführung von

---

1 Zur Genderproblematik vgl. SCHIESARI, Juliana: The Gendering of Melancholia.
Feminism, Psychoanalysis, and the Symbolics of Loss in Renaissance Literature.
Ithaca, London 1992; FORSTER, Edgar J.: Unmännliche Männlichkeit. Melancholie
– ›Geschlecht‹ – Verausgabung. Wien u. a. 1998 (Nachbarschaften. Humanwissen-
schaftliche Studien 7); OPITZ, Claudia: Männliche Melancholie? Zum Verhältnis von
Körper, Krankheit und Geschlecht in der Renaissance. In: Körperkonzepte /Concepts
du corps: Interdisziplinäre Studien zur Geschlechterforschung / Contributions aux
études genre interdisciplinaires. Hg. v. Frei-Gerlach, Franziska. Münster u. a. 2003,
S. 167-178; SIEBER, Andrea: Lancelot und Galahot. Melancholische Helden? In:
Aventiuren des Geschlechts. Modelle von Männlichkeit in der Literatur des 13. Jahrhunderts. Hg. v. Baisch, Martin u. a. Göttingen 2003 (Aventiuren 1), S. 209-232; sowie den Beitrag von Silke WINST in diesem Band.

Männlichkeit und Melancholie fest.[2] Sogar die in Paris und Berlin 2005/2006 realisierte Ausstellung »Melancholie. Genie und Wahnsinn in der Kunst« zu Ehren Raymond KLIBANSKYs (1905-2005) revidierte diese Auffassung nicht.[3] Zwar wurden melancholische Dispositionen über Frauenfiguren eindrucksvoll visualisiert – das Spektrum reicht vom antiken Relief »Medea und die Peliaden« (um 420-410 v. Chr.) über Lucas Cranachs d. Ä. »Melancholie« (1532) bis zu Edward Hoppers »Eine Frau in der Sonne« (1961) –,[4] aber es wurde keine programmatische Verbindung zu weiblicher Kreativität hergestellt, die in Analogie zum männlichen Genie-Konzept zwischen den Polen von Melancholie und Wahnsinn angesiedelt wäre. Dieser Zusammenhang wird beispielsweise in Bruno Nuyttens Filmbiographie über Camille Claudel (1988) thematisiert, die den pathologischen Verlauf der Liebesaffäre zwischen Auguste Rodin und der Bildhauerin nachzeichnet.[5] De facto dominiert auch in diesem Kunstfilm eine männliche Sichtweise, die Camille Claudel als Opfer des Bildhauergenies inszeniert und das kreative Potential der Künstlerin auf ein männliches Mentorenmodell reduziert.

Aus literatur- und kulturwissenschaftlicher Perspektive herrscht auf dem Gebiet der Erforschung weiblicher Konzeptualisierungen von Melancholie ein Desiderat. Am Beispiel des Briefwechsels der Barockautorin Catharina Regina von Greiffenberg (1633-1694) mit dem bekannten Nürnberger Kunstrichter Sigmund von Birken (1626-1681)[6] möchte ich der Frage nachgehen, ob und wie sich melancholische Dispositionen auf Formen der Selbstexplikation weiblicher Kreativität und Autorschaft ausgewirkt haben könnten.

---

2 Dazu insgesamt KLIBANSKY, Raymond; PANOFSKY, Erwin u. SAXL, Fritz: Saturn und Melancholie. Studien zur Geschichte der Naturphilosophie und Medizin, der Religion und der Kunst. Übers. v. Buschendorf, Christa. Frankfurt a. M. 1992 (stw 1010).

3 Vgl. den Katalog: Melancholie. Genie und Wahnsinn in der Kunst. Galeries nationales du Grand Palais, Paris / Neue Nationalgalerie, Staatliche Museen zu Berlin 2005/6. Katalog zur Ausstellung. Hg. v. Clair, Jean. Ostfildern-Ruit 2005.

4 Vgl. Kat. [Anm. 4], S. 48, Abb. 1e; S. 141, Abb. 32; S. 482, Abb. 271.

5 »Camille Claudel« Frankreich (Scope) 1988. R Bruno Nuytten; P Christian Fechner; M Gabriel Yared; K Pierre Lhomm; B Bruno Nuytten, Marilyn Golgin, nach einem Buch von Reine-Marie Paris; D Isabelle Adjani (Camille Claudel), Gérard Depardieu (Auguste Rodin), Laurent Grevill (Paul Claudel), Alan Cuny (Vater), Madeleine Robinson (Mutter). – Farbe – 170 min. Zumindest im Rahmenprogramm zur Ausstellung wurde der Film gezeigt.

6 Im Folgenden unter dem Kurztitel ›Briefwechsel‹ mit Briefnummer, Seitenzahlen und Zeilenangaben zitiert nach der Ausgabe Sigmund von Birken: Werke und Korrespondenz. Hg. v. GARBER, Klaus u. a. Band 12/I: Der Briefwechsel zwischen Sigmund von Birken und Catharina Regina von Greiffenberg. Teil I: Die Texte. Hg. v. LAUFHÜTTE, Hartmut. In Zusammenarbeit mit Dietrich Jöns u. Ralf Schuster. Tübingen 2005 (Neudrucke deutscher Literaturwerke N. F. 49).

In zeitgenössischen literarischen und autobiographischen Diskursen ebenso wie in alltagskulturellen, künstlerischen und religiösen Praktiken der Barockzeit kommt es zu Aktualisierungen seit der Antike überlieferter Melan-
cholie-Vorstellungen, die nicht immer explizit mit dem Begriff der ›Melancholie‹[7] in Verbindung zu bringen sind. Auszugehen ist von einem mitunter
diffusen und oszillierenden Wissen über Melancholie, das einerseits in enzy-
klopädischer oder allegorischer ›Verdichtung‹[8] greifbar wird und andererseits
lediglich über indirekte Artikulationen oder Verkörperungen erschlossen werden kann.

Mit meiner Skizze möchte ich exemplarische Bezüge zwischen der im
17. Jahrhundert ubiquitären *vanitas*-Melancholie und Selbstzeugnissen von
Catharina Regina von Greiffenberg herstellen.[9] Dabei geht es mir nicht nur
darum, zu zeigen, wie Wissen über Melancholie im Werk der Autorin reproduziert wird, sondern vielmehr darum, zu skizzieren, welche performativen
Dimensionen das zeitgenössisch virulente Wissen im konkreten Einzelfall an-

---

7   Vgl. dazu die Einleitung in diesem Band.
8   Zum Prinzip der Verdichtung vgl. KLIBANSKY/PANOFSKY/SAXL [Anm. 2], S. 330ff.
9   Lediglich zwei Gedichte, »Die wider erholet Schwermütigkeit« und »Lob der zu
    Zeiten angenehmen Einsamkeit« (1662), wurden bisher mit literarischen Konzep-
    tualisierungen von Melancholie identifiziert. Ersteres durch die Aufnahme in die
    Anthologie »Komm heilige Melancholie« und letzteres durch Allusionen auf einen
    zeitgenössisch virulenten *locus melancholicus*. Vgl. »Komm heilige Melancholie«.
    Eine Anthologie deutscher Melancholie-Gedichte. Mit Ausblicken auf die europäi-
    sche Melancholie-Tradition in Literatur- und Kunstgeschichte. Hg. v. VÖLKER,
    Ludwig. Stuttgart 1983 (RUB 7984), S. 309f.; WATANABE-O'KELLY, Helen: Me-
    lancholie und die melancholische Landschaft. Bern 1979 (Basler Studien zur deut-
    schen Sprache und Literatur 54), S. 77ff. Trotz der systematischen Anlage zahlrei-
    cher Studien wurde ansonsten zum Werk Catharina Regina von Greiffenbergs
    bisher keine Verbindung zur Melancholie hergestellt. Vgl. OBERMÜLLER, Klara:
    Studien zur Melancholie in der deutschen Lyrik des Barock. Bonn 1974 (Studien
    zur Germanistik, Anglistik und Komparatistik 19); SCHNEIDERS, Siegfried: Litera-
    rische Diätetik. Studien zum Verhältnis von Literatur und Melancholie im 17. Jahr-
    hundert. Aachen 1997 (Studien zur Literatur und Kunst 1); WAGNER-EGELHAAF,
    Martina: Die Melancholie der Literatur. Diskursgeschichte und Textfiguration.
    Stuttgart, Weimar 1997. Die Zusammenstellung von Themen, Texten und Autoren
    von Hans PÖRNBACHER ignoriert den Forschungsstand weitgehend. Vgl. PÖRN-
    BACHER, Hans: Melancholie in der Literatur der Barockzeit. In: Melancholie. Epo-
    chenstimmung – Krankheit – Lebenskunst. Hg. v. Jehl, Rainer u. Weber, Wolf-
    gang E. J. Stuttgart 2000 (Irseer Dialoge 1), S. 76-84. Die psychoanalytisch ge-
    färbte Skizze von Eva-Maria ALVES stellt keine Bezüge etwa zu Freuds Melancholie-
    Konzept her. Vgl. ALVES, Eva-Maria: »Trutz« als Ausdruck des »wahren Selbst«. Zu
    einem Gedicht der Barocklyrikerin Catharina Regina von Greiffenberg. In: Zwischen
    den Zeilen. Literarische Werke psychologisch betrachtet. Unter Mitarbeit von Günter
    Gödde hg. v. Jaeggi, Hilde u. Kronberg-Gödde, Hilde. Gießen 2004, S. 359-363.

nimmt.[10] Ausgehend vom biographischen Kontext, der durch ein individuali-
siertes Sozial- und Kommunikationsverhalten und durch ein besonderes religiöses Sendungsbewusstsein der Autorin geprägt ist, konzentriere ich mich
im Folgenden auf rhetorische Strategien in exemplarischen Briefen, um Aspekte der Psychosomatik und Therapeutik bzw. Modi ›gesteigerter Selbsterfahrung‹[11] zu konturieren. Inwiefern diese als Antriebskräfte für eine außergewöhnliche weibliche Kreativität fungieren, soll abschließend reflektiert
werden.

›Melancholische‹ Lebensumstände

Catharina Regina von Greiffenberg kam 1633 während des 30jährigen Krie-
ges und des Konfessionsstreites zwischen der Habsburger Monarchie und
dem protestantischen Landadel auf der Burg Seisenegg bei Amstetten in Nie-
derösterreich zur Welt.[12] Aufgrund einer schweren Krankheit hatte die Mut-

---

10 Für das 16. Jahrhundert anhand überwiegend männlicher Selbstzeugnisse unter-
   sucht von TERSCH, Harald: Melancholie in österreichischen Selbstzeugnissen des
   Späthumanismus. Ein Beitrag zur historischen Anthropologie. In: Mitteilungen des
   Instituts für Geschichtsforschung 105 (1997), S. 130-150. Als Ausnahmen gelten
   Esther von Gera (geb. von Stubenberg, um 1563/5-1611), die nach dem Tode ihres
   Mannes ein »Gedächtnisbuch« beginnt und darin Trostgedichte in der Tradition
   des protestantischen Kirchenliedes verfasst, oder Glückel von Hameln (1646-
   1724), die beide mit ihren Memoiren gegen ihre melancholischen Gedanken an-
   schrieben. Vgl. Trauer und Gedächtnis. Zwei österreichische Frauentagebücher des
   konfessionellen Zeitalters (1597-1611, 1647-1653). Hg. v. SCHEUTZ, Martin u.
   TERSCH, Harald. Wien 2003 (Fontes rerum Austriacarum: Abt. 1, Scriptores 14);
   Die Memoiren Glückel von Hameln. Aus dem Jüdisch-Deutschen von Pappen-
   heim, Bertha. Mit einem Vorwort von Roggenkamp, Viola. Weinheim, Basel 2005
   (Beltz Taschenbuch 169).
11 Den Begriff übernehme ich von KLIBANSKY/PANOFSKY/SAXL [Anm. 2], S. 334ff.
12 Im folgenden Abschnitt beziehe ich mich grundlegend auf die Arbeiten von Heimo
   CERNY. Weiterführendes wird durch Einzelnachweise gekennzeichnet. Vgl.
   CERNY, Heimo: Die Barockdichterin Catharina Regina von Greiffenberg (1633-
   1694). In: Mitteilungen des Vereins für Geschichte der Stadt Nürnberg 69 (1982),
   S. 264-284; CERNY, Heimo: Catharina Regina von Greiffenberg geb. Freiherrn
   von Seisenegg (1633-1694). Herkunft, Leben und Werk der größten deutschen Ba-
   rockdichterin. Amstetter Beiträge 1983; CERNY, Heimo: Neues zur Biographie der
   Catharina Regina von Greiffenberg. In: Literatur in Bayern 38 (1994), S. 44-49;
   ausführlicher CERNY, Heimo: Neues zur Biographie der Catharina Regina von
   Greiffenberg. In: Jahrbuch des Wiener Goethe-Vereins 100/101 (1996/97), S. 111-
   130. Vgl. außerdem die Überblicksdarstellungen von Peter M. DALY in: Deutsche
   Dichter des 17. Jahrhunderts. Ihr Leben und Werk. Unter Mitarbeit zahlreicher
   Fachgelehrter hg. v. Steinhagen, Harald u. von Wiese, Benno. Berlin 1984, S. 615-
   639; sowie Lynne TATLOCK in: Deutsche Frauen der Frühen Neuzeit. Dichterin-
   nen, Malerinnen, Mäzeninnen. Hg. v. Merkel, Kerstin u. Wunder, Heide. Darm-

ter, Eva Maria von Pranck zu Reinthal und Frondsberg (†1675), kurz vor der Geburt gelobt, das zu erwartende Kind einzig dem Dienst an Christus zu weihen. Als 1641 überraschend der Vater, Johann Gottfried von Greiffenberg (*1577), stirbt, übernimmt der Onkel Hans Rudolf von Greiffenberg (1608-1677) die Erziehung des achtjährigen Mädchens und ihrer jüngeren Schwester Anna Regina. Catharina Regina von Greiffenberg erweist sich als äußerst begabt, erlernt Latein, Französisch, Spanisch, Italienisch, studiert Geschichte, Rechts- und Staatswissenschaften und wird standesgemäß auch im Musizieren, Malen, Tanzen, Reiten und Jagen unterwiesen.

Ihr Leben verläuft dennoch auf privater wie öffentlicher Ebene höchst problematisch. Kaum ist sie zehn Jahre alt, verliebt sich ihr Onkel in die fast drei Jahrzehnte jüngere Nichte.[13] Als sie vierzehn wird, versucht Hans Rudolf von Greiffenberg mit Nachdruck einen päpstlichen Erlass zu erwirken, der die »skandalöse Verwandtenehe«[14] ermöglichen soll.

1651 erliegt Catharina Regina von Greiffenbergs jüngere Schwester einer tödlichen Krankheit, weshalb die nunmehr 18jährige selbst sterben möchte, um sich im Himmel mit Anna Regina vereinigen zu können. In einem Brief an Sigmund von Birken diagnostiziert sie am 23. Januar 1671 noch aus 20jähriger Distanz ihre aus diesem Ereignis resultierende Todesaffinität: *Es ware Mein Herz und Alle gedanken mit Jhr gen Himmel geflogen, Mein ganzes Leben ware Ein Todes-verlangen, und Mein bitterer Tode daß Jch wieder Meinem wihlen Leben Müste.*[15]

---

stadt 2000, S. 93-260. Die Skizze von ADEL, Kurt: Von Sprache und Dichtung 1500-1800. Frankfurt am Main 2004, S. 166f., bietet keine neuen Informationen. Eine Literarisierung der Biographie findet sich unter dem Titel »Die lustwählende Schäferin« in dem Erzählungsband von Schlag, Evelyn: Unsichtbare Frauen. Salzburg, Wien 1995, S. 137-197.

13 Den Vorgang resümiert Catharina Regina von Greiffenberg wesentlich später in einer Bittschrift vom 12. August 1665 an Kaiser Leopold I.: *Alß Ich im Siebenden Jar meines Alters verwayset, und meines vatters Stiefbruder sich alß Mit Gerhab* (= Vormund) *meiner Versorgung unterfangen, begab es sich, daß Er durch ein Unumgängliches Geschikk im 10. Jar meines Alters Sich in Mich verliebete, Ob Zwar mit Solcher Reinigkeit die Allein den Geistlieben Eygenbahr, doch auch mit solcher inbrunst und beständigkeit, daß Ihme weder die vor Augen schwebende Unmüglichkeit, noch nichts von der Welt, von solcher Lieb Abwenden können, sondern im 4. Jar Seiner Liebe, und 14ten Meines lebens angefangen die Dispensation bey Ihr Bäbstlich Heiligkeit zu suchen, um welcher Er Sich ganzer 14 Jar lang bemühet, auch leztlich erhaltten, Jedoch mit Einer so harten Condition, die uns beeden Einzuwilligen Unmüglich [...].* Zitiert nach CERNY 1994 [Anm. 12], S. 47, Begriffserläuterung von CERNY übernommen.

14 CERNY 1982 [Anm. 12], S. 274.

15 C. R. v. Greiffenberg an S. v. Birken, 23. 1. 1671, Briefwechsel [Anm. 6], Brief 66, S. 164, Z. 104-106.

Kurz darauf jedoch löst sich ihre seelische Erschütterung im ungarischen Pressburg überraschend während eines Abendmahlsgottesdienstes auf. Eine Lichtvision bewirkt, dass sie ihr Leben Gott unterwirft, wie es ohnehin von der Mutter präformiert war. Catharina Regina von Greiffenberg spricht ab diesem Zeitpunkt vom *Deoglori liht*.[16] Ihr ehrgeiziges Ziel ist es, durch geistliche Schriften und ihr religiöses Charisma die Habsburger Monarchie zum Protestantismus zu bekehren.[17] Im Selbststudium eignet sie sich nun auch naturwissenschaftliche Schriften zur Alchemie, Astronomie und Anatomie[18], aber vor allem theologische und philosophische Werke an und beginnt zu dichten. Johann Wilhelm von Stubenberg (1619-1663), dem sie ihre Sonette vorlegt, entdeckt ihre überdurchschnittliche Begabung und leitet ihre Texte nach Nürnberg an Sigmund von Birken weiter. Bereits 1662, die Autorin ist 29 Jahre alt, werden 250 Texte in der Sammlung »Geistliche Sonette/Lieder und Gedichte« in Nürnberg bei Michael Endter gedruckt. Kurz darauf findet Catharina Regina von Greiffenberg Anschluss an die niederösterreichische und Nürnberger Literaturszene. Sie wird als *Clio* in die rätselhafte »Ister-Nymphen«-Runde der poetisch-arkadischen »Ister-Gesellschaft« aufgenommen, später von Philipp von Zesen (1619-1689) unter dem Namen *Die Tapfere* zur Oberzunftmeisterin der »Lilienzunft« in der »Teutschgesinnten Genossenschaft« berufen und in dem Roman »Syrerin von Aramena«, einem Werk von Herzog Anton Ulrich von Braunschweig (1633-1714) und seiner Schwester Sibylle Ursula (1629-1671), als *Uranie* fiktionalisiert.[19]

---

16 Auf Bezüge zur Doxa-Lehre (Joh. 1,14) und die spezifisch pietistische Lichtmetaphorik verweist WEHRLI, Max: Catharina Regina von Greiffenberg. Über das unaussprechliche Heilige Geistes-Eingeben. In: Schweizer Monatshefte 45 (1965), S. 577-582, hier S. 581.

17 Neben dem *Deoglori*-Projekt hat Catharina Regina von Greiffenbergs spezifische Ausprägung der Passionsmystik die meiste Beachtung in der Forschung erfahren. Vgl. zuletzt BENTHIEN, Claudia: Barockes Schweigen. Rhetorik und Performativität des Sprachlosen im 17. Jahrhundert. München 2006, hier besonders Abschnitt V.2. »*Ineffabilitas*. Barockmystik und das Problem der Darstellung«, S. 355-378; sowie SATA, Lehel: Dichtung als »Göttliche Verkehrungs-Kunst«. Zu Catharina Regina von Greiffenbergs »Des Allerheiligst- und Allerheilsamsten JESUS-Leidens / Erster Betrachtung«. In: »Der Rest ist – Staunen«. Literatur und Performativität. Hg. v. Hammer, Erika u. Sándorfi, Edina. Wien 2006 (Pécser Studien zur Germanistik 1), S. 9-40.

18 Zu den naturwissenschaftlichen Kompetenzen vgl. exemplarisch SCHLEUSENER-EICHHOLZ, Gudrun: Poetik und Naturwissenschaft. Augenanatomie in Dichtungen des 17. Jahrhunderts und moderner Dichtung (Pierre de Marbeuf, Phineas Fletscher, Catharina Regina von Greiffenberg, Hannelies Taschau). In: Daphnis 26 (1997), S. 437-515, hier S. 476-501.

19 Nähere Erläuterungen dazu bietet GNÄDIGER Louise: Ister-Clio, Teutsche Uranie, Coris die Tapfere. Catharina Regina von Greiffenberg (1633-1694). Ein Portrait. In: Deutsche Literatur von Frauen. Bd. 1: Vom Mittelalter bis zum Ende des 18.

Beinahe zeitgleich zu ihrem literarischen Aufstieg erwirkt Hans Rudolf von Greiffenberg nach vierzehnjährigem Kampf den päpstlichen Erlass für die Eheschließung mit seiner Nichte, sofern beide konvertieren. Nicht nur angesichts ihres *Deoglori*-Projektes, sondern auch wegen der familiären Nähe lehnt die Autorin zunächst schockiert ab. Ihre Reaktion charakterisiert Sigmund von Birken in einem Brief vom Oktober 1663 an den Bayreuther Theologen Caspar von Lilien als Ekelreaktion auf die inzestuöse Begehrensdimension im Kontext des Avunkulats.

> Die Dame, nachdem ihr solche Liebe Kundt und ein ehliches Gelübde an Sie gesuchet worden, hat zwar mit dem Amanten, als ihrem Wohltäter, ein beyleid, aber von dessen amour, als eines Blutgefixes, [...] abscheu getragen.[20]

Hans Rudolf von Greiffenberg stürzt die Zurückweisung in eine Identitätskrise. Er verfällt einem körperlichen und seelischen Leiden, das wahnhafte Züge annimmt. Seine zerrüttete Geistesverfassung dringt Catharina Regina von Greiffenberg dermaßen ins Gewissen, dass sie das Begehren des Onkels zur göttlichen Fügung umcodiert und mit ihrem religiösen Sendungsbewusstsein verschränkt.[21] Sie willigt in die Eheschließung ein, um den *Freünd* [= H. R. v. G.] *zuretten / Von einem Doppel-Tod*[22], resp. um den Onkel vor dem

---

Jahrhunderts. Hg. v. Brinker-Gabler, Gisela. München 1988, S. 248-264, Bibliographie S. 492-494, Anmerkungen S. 529-534, hier S. 250ff.

20 S. v. Birken an C. v. Lilien, Oktober 1663, zitiert nach: FRANK, Horst-Joachim: Catharina Regina von Greiffenberg. Leben und Welt. Göttingen 1967 (Schriften zur Literatur 8), S. 41. Caspar von Lilien empfiehlt, aufgrund der Blutsverwandtschaft von der Eheschließung Abstand zu nehmen. Vgl. die Antwort C. v. Liliens vom 27. 10. 1963 in: Bayreuther Barock und frühe Aufklärung. II. Teil: Die Briefe des Bayreuther Generalsuperintendenten Caspar von Lilien an den Nürnberger Dichter Sigmund von Birken. Hg. v. KRÖLL, Joachim. In: Archiv für Geschichte von Oberfranken 56 (1976), S. 121-234, hier Brief 6, S. 127ff.

21 Nach Joachim KRÖLL »durchschaute [C. R. v. G.] die ›Krankheiten‹ des Mannes nicht, nahm sie als wirkliche Leiden«, die als »Zeichen einer Prüfung« auf die Passion Christi verweisen. Vgl. KRÖLL, Joachim: Catharina Regina von Greiffenberg (1633-1694). In: Fränkische Lebensbilder 10 (1982), S. 193-212, hier S. 197.

22 »Die Betrübte unschuld!« (1674) zitiert nach: Gelegenheit und Geständnis. Unveröffentlichte Gelegenheitsgedichte als verschleierter Spiegel des Lebens und Wirkens der Catharina Regina von Greiffenberg. Faksimiledruck nach Handschriften im Archiv des Pegnesischen Blumenordens. Hg. u. mit einem Kommentar versehen v. BLACK, Ingrid u. DALY, Peter M. Bern, Frankfurt a. M. 1971 (Kanadische Studien zur deutschen Sprache und Literatur 3), S. 30-41, hier Transkription S. 33, Str. 62, 1f. In dem zitierten Lied reflektiert C. R. v. Greiffenberg zusammen mit dem beigefügten Brief an S. v. Birken vom 13. Juli 1674 erneut nur sukzessive und aus fast zehnjähriger Distanz die inzestuöse Konstellation mit ihrem Onkel. Allusionen auf humoralpathologische Vorstellungen, etwa die als störend für die körperliche Konstitution empfundenen Auswirkungen äußerlicher Anfeindungen auf

körperlichen Verfall und dem Verlust des Seelenheils zu bewahren. Von nun an kämpft sie selbst darum, heiraten zu dürfen, was 1664 in Frauenaurach bei Erlangen, auf dem Territorium des Markgrafen Christian Ernst von Brandenburg-Bayreuth (1644-1712) durch dessen persönlichen Dispens ermöglicht und an die Bedingung der Übersiedlung in das protestantische Fürstentum geknüpft wird. Als das Paar nach Seisenegg zurückkehrt, um den Familienbesitz zu veräußern und anschließend gemäß der Heiratsbedingungen auszuwandern, spitzen sich die Ereignisse erneut negativ zu: Hans Rudolf von Greiffenberg wird wegen seines *blutschänderischen Kunkubinats* verhaftet, in Wien vor Gericht und unter *Personalarrest* gestellt.[23] Es beginnt ein Jahrzehnte andauernder Kampf um die Anerkennung der Ehe[24] und später nach dem Tod des Gatten (†1677) auch um das durch den Katholiken Franz von Risenfels blockierte Familienerbe. Dabei wird die Autorin zwar während der gesamten Zeit durch Sigmund von Birken maßgeblich unterstützt, lebt aber dennoch viele Jahre in zermürbender Isolation und, bedingt durch weitere Todesfälle und eigene gesundheitliche Einschränkungen, in gestörter Harmonie mit ihrer Umwelt auf Schloss Seisenegg, umgeben von *lautter boshafften Bauersleuthen* in der *Wüste*.[25] 1680 geht Catharina Regina von Greiffenberg endgültig ins Nürnberger Exil. Nach dem Tod ihrer *Innigfreunde*, Sigmund von Birken (†1681) und *Isis*/Susanna Popp (†1683) baut sie sich dort einen neuen Freundeskreis auf, lernt Griechisch und Hebräisch und verbringt ihre letzten fast anderthalb Lebensjahrzehnte bis zu ihrem Tod (†1694) offenbar weitgehend unbeschwert.[26]

---

die Säfteharmonie von *Blut, Gifft, Galle* (Str. 4) und die Übernahme von Argumenten Luthers (Str. 6) rücken den Text auffällig in die Nähe zeitgenössischer Melancholievorstellungen. Zum Konfessionsdruck vgl. auch TERSCH [Anm. 10], S. 131f. passim.

23 Prozessakten zitiert nach CERNY 1994 [Anm. 12], S. 47.

24 Zu den Anfeindungen aus dem eigenen Lager vgl. zuletzt LAUFHÜTTE, Hartmut: Der Heterodoxie-Verdacht gegen Catharina Regina von Greiffenberg. In: Heterodoxie in der Frühen Neuzeit. Hg. v. Laufhütte, Hartmut u. Titzmann, Michael. Tübingen 2006, S. 325-336. Wieder abgedruckt in: LAUFHÜTTE, Hartmut: Sigmund von Birken. Leben, Werk und Nachleben. Gesammelte Studien mit einem Vorwort von Klaus Garber. Passau 2007, S. 375-384. Weitere Studien von LAUFHÜTTE zu Catharina Regina von Greifenberg sind durch den Wiederabdruck in diesem Band leicht zugänglich.

25 Zitiert nach CERNY 1982 [Anm. 12], S. 277.

26 CERNY 1996/97 [Anm. 12], S. 117ff. rekonstruiert die positive Wendung am Ende anhand des einzigen bisher überlieferten Briefes des Ehemannes H. R. v. G. und anhand des Testaments, das zusammen mit weiteren Briefen und Gerichtsakten 1986 im Nachlass des Hans Rudolf von Greiffenberg gefunden wurde.

Melancholische Kommunikation und Empathie

Mit Sigmund von Birken verband Catharina Regina von Greiffenberg eine außergewöhnliche Freundschaft, die in ca. 200 Briefen und Briefkonzepten mit diversen Beilagen im Archiv des »Pegnesischen Blumenordens« im Germanischen Nationalmuseum Nürnberg dokumentiert ist.[27] Die Korrespondenz setzt 1662 mit einem Dankschreiben für die Erstpublikation ihrer Sonette, Lieder und Gedichte ein und erstreckt sich fast über 20 Jahre bis zum Tod des Freunds und Mentors im Jahre 1681. Häufige Besuche in Nürnberg, Briefe, Zettelchen und Geschenke festigen den Kontakt zwischen der *Teutschen Uranie,* wie Sigmund von Birken sie nennt, zu einer *heilig Innig-Freundschaft.*[28] Das Spektrum der in dem Briefwechsel behandelten Themen und Gegenstände ist von großer Vielfalt. Anfangs dominieren die Rechtsstreitigkeiten um Ehe und Erbschaft, bei denen sich Sigmund von Birken als »Berater, Kontaktvermittler, Tröster und Ghostwriter intensiv beteiligt«[29]. Im Zentrum steht aber immer die Dauererörterung des *Deoglori*-Vorhabens, dem sich die gesamte Umweltwahrnehmung und das literarische Schaffen der Catharina Regina von Greiffenberg vollkommen unterordnen. In den Briefen ist außerdem dokumentiert, wie sich beide bei der Lektüre, Überarbeitung und Konzeptionalisierung ihrer Werke wechselseitig unterstützten und auch auf Werke anderer Autoren, etwa von Herzog Anton Ulrich von Braunschweig-Lüneburg, Einfluss nahmen.[30]

Die enge Freundschaft zwischen Catharina Regina von Greiffenberg und Sigmund von Birken wurde maßgeblich auch von Susanna Popp von den *Ister*-Nymphen, genannt *Isis,* mitgetragen. Durch ihre Präsenz in Nürnberg beeinflusste die Freundin vielfach die Korrespondenz der Autorin. Als Vermittlungsinstanz zum Freund, ermöglichte sie, dass Catharina Regina von Greiffenberg ihre Distanziertheit, ihr inszeniertes Schreiben durchbrach, was

---

27 Für die Angaben der entsprechenden Katalognummern vgl. Sigmund von Birken: Werke und Korrespondenz. Hg. v. GARBER, Klaus u. a. Band 12/II: Der Briefwechsel zwischen Sigmund von Birken und Catharina Regina von Greiffenberg. Teil II: Apparate und Kommentare. Hg. v. LAUFHÜTTE, Hartmut. In Zusammenarbeit mit Jöns, Dietrich u. Schuster, Ralf. Tübingen 2005 (Neudrucke deutscher Literaturwerke N. F. 50). Im Folgenden zitiert mit dem Kurztitel ›Kommentar‹. Vgl. zur Edition außerdem LAUFHÜTTE, Hartmut: Zur Edition des Briefwechsels zwischen Catharina Regina von Greiffenberg (1633-1694) und Sigmund von Birken (1626-1681). Probleme und Perspektiven. In: Sprachkunst 34 (2003), S. 199-218.
28 Zum affektiven Gehalt GNÄDIGER [Anm. 19], S. 255.
29 LAUFHÜTTE, Hartmut: Einleitung. In: Briefwechsel [Anm. 6], S. XXI.
30 Zu den Briefen als Quellen für die Werkchronologie vgl. LAUFHÜTTE, Hartmut: Einleitung. In: Briefwechsel [Anm. 6], S. XXIIff. Vgl. zur Gesamtkonstellation der »niederösterreichischen Adelsschriftstellerei« HERZOG, Urs: Literatur in Isolation und Einsamkeit. Catharina Regina von Greiffenberg und ihr literarischer Freundeskreis. In: DVjs 45 (1971), S. 515-546, hier S. 519.

ihren Briefen eine besondere emotionale bisweilen auch spielerische Qualität verleiht.[31] Catharina Regina von Greiffenbergs Briefe weisen eine Spannung zwischen Nähe und Distanz, Vertraulichkeit und literarischem Diskurs, Spontaneität und kalkulierter Ich-Identität auf, Positionen zwischen denen sie schwankt oder bewusst hin und her wechselt. Auffällig ist, wie sie außerdem in ihren Briefen versucht, ihr eigenes Unglück nicht zu thematisieren, aber auf das Leiden anderer immer wieder Bezug nimmt. Die Liebeskrankheit ihres Mannes,[32] Erkältungen der Freundin,[33] Birkens Eheprobleme[34] mit seiner 16 Jahre älteren, eifersüchtigen und vereinsamten Frau Margareta Magdalena von Birken (geb. Göring, 1610-1670) beschäftigen sie scheinbar mehr, als die persönliche Isolation und Erniedrigung.

Insbesondere über Sigmund von Birkens körperliche und seelische Verfassung macht sie sich im Frühjahr 1669 große Sorgen. Sie schreibt am 21. März ausführlich an Susanna Popp, um den kranken, selbstmordgefährdeten Freund zu schützen:

> Edle Ehren Tugendreiche /. Allerliebste Frau Poppin, Jhren brief hab Jch recht erhalten Aber mit unsäglichen Schmerzen, unßers lieben Freündes gefährliches krank seyn, darauß vernohmen, Jch kann nicht schreiben wie Leid mir Vor Jhm ist, der himmel weiß Es! der Mein herz und gedanken hierüber sihet, und meine Seüfzer höret, die Jch um Seine erhalttung Ausschütte, wie seer mir Sein zustand zu herzen gehet, wie Jnnig Er Mich Rühret! Ach! wie so billich! Einen Solchen Freünd der so voller Geist und Gottseeligkeit ist, der Einen Seel, Ehr, Glükk und wohlstand so Eyfrich in Allen begebenheiten vertheydigt, und befördert, der zu Meinen Unfählen so Empfindlich und mitleidig gewesen, so gar auch in den lezten kleinen Unlust Sich so Sorgfälttig und Innig erzeiget, Einen solchen, Sag Jch! in solchen Schmerzen und Nöhten wissen, und nicht bewegt werden? Müste Jch nicht Mein weiches sondern Ein hartes Tyg-

---

31 Das Spiel mit Identitäten über die Namen ist offensichtlich, aber auch spielerische Kommunikationsverweigerungen lassen sich nachweisen: *HochGeehrter Herr, Jch bitte um Verzeihen daß Jch Jhm dismahls keine Antwort schikke, habe Sie wohl geschrieben, Allein Es ist durch Mittel Des* Aeoli *dem* Neptuno *worden, was dem* Foebo *vermeynt war* […]. C. R. v. Greiffenberg an S. v. Birken, 15. 7. 1666, Briefwechsel [Anm. 6], Brief 25, S. 28, Z. 3-5. Hervorhebung im Original.

32 Vgl. exemplarisch den Brief 3a. von C. R. v. Greiffenberg an Daniel Wülfer, 27.7./6.8. 1665, Briefwechsel [Anm. 6], S. 8f.

33 C. R. v. Greiffenberg an S. v. Birken, ⟨17. 5. 1666⟩, Briefwechsel [Anm. 6], Brief 23, S. 24f. Z. 4-8: *Ein Neuer unlust deme ganz gleich so Jch vor 8 tagen wegen Meiner lieben Frau Poppin gehabt, sezt Mein gemüht in betrübliche unruh, in dem Jch Mein liebste Freundin in ÖesterReich Auf Einer beschwärlichen Reis, zu der Jch Stark gerathen, gefährlich krank Muß wissen Er weiß wie Empfindlich Jch bin, in Freündschafftsunglükken, Also wird Er Mich dißmahl vor Entschuldigt halten, daß jch so öd geschrieben* […].

34 Dazu ausführlicher GNÄDIGER [Anm. 19], S. 254-257.

her Herz haben. Ach! Ja Jch bin bewegt, und Eüsserst bewegt! Jch kann vor Unmuth nichts thun oder Anheben! Jch lasse bücher und Schreiberey, Arbeit und Geschäfft Alles liegen, Jch weiß nichts zu thun, biß Jch weiß wie Es Jhm geht? Ach dieses hab Jch Alle weil besorgt, Es möchte Einmahl Also gehen! was Mich Am Meysten schrekkt ist das, daß er zu den leibes schmerzen, auch Gemühts Unruhe hat, Wann Mann Jhm nur diese benehmen konte, und daß Er das gar zu starke verlangen nach dem sterben unterliesse, Es ist doch gleichwohl Sünde, so gar unnatürlich nach dem tode thun, und die gröste verhinderung An der genesung, der lust zum leben, ist halbes leben, Ach! Meine Allerliebste Sie mache Jhm zuwissen, Jch lasse Jhn mit weinenden Augen Um Die Wunden Christi bitten, Er solle doch Uns Seinen liebsten Freünden zu lieb, Sich, so viel An Jhm ist, bey Leben erhaltten. [...] Jch lasse Jhn beschweren bey Aller Freündschafft die Er zu Uns trägt, Er Solle Sie in dieser *Extremitet* erzeigen, in deme, daß Er Sich willig und Fröhlich zu leben Entschliest! und Selber So viel Möglich, mir denn Verlust, Eines so wehrten Freündes verhütten hilfft, welchen Jch schwerlich, und ohne Eüssrstem Unlust gar nicht, überleben könte.[35]

Krankheit, Gemütsunruhe und Selbstmordgefährdung können in dem Brief als Indizien für Sigmund von Birkens Melancholie gewertet werden, ohne dass explizit semantisch davon die Rede wäre.[36] Bemerkenswert sind die Reaktionen Catharina Regina von Greiffenbergs auf den offenbar lebensgefährlichen Zustand des Freundes. Sie reagiert mit emotionaler Ansteckung, ist buchstäblich schmerzhaft bewegt und scheint nicht ungefährdet zu sein, in einen für sie symptomatischen Zustand paralysierender *Unlust* zu geraten. Besonders auffällig erscheint in diesem Kontext die Verknüpfung mit dem Sündendiskurs zum Selbstmord.[37] Was dem Thema Virulenz verleiht, ist dabei nicht nur die Frage der Schuld vor Gott, sondern vor allem auch die Problematisierung dessen, was ein solcher Todesfall für den Freundeskreis bedeuten würde. Ein Nachfühlen oder gar die Nachfolge in den Tod können trotz der eigentlichen Glaubensgewissheit der Autorin dennoch nicht völlig ausgeschlossen werden. In anderen Briefen artikuliert sie wiederholt direkt oder indirekt ihre eigene Todessehnsucht und bedenkt dabei sehr genau die

---

35 C. R. v. Greiffenberg an S. Popp, 21. 3. 1669, Briefwechsel [Anm. 6], Brief 45a, S. 93f., Z. 4-22; 30-33, Hervorhebung im Original.

36 Die Dominanz der *melancholia adusta* konstatiert TERSCH [Anm. 10], S. 154f.

37 Ein elaboriertes Beispiel der schriftliterarischen Auseinandersetzung mit seiner Selbstmordgefährdung liefert Adam Bernd, der sein Leiden in einer individuellen Selbstmordtheorie reflektiert. Vgl. WAGNER-EGELHAAF, Martina: Melancholischer Diskurs und literaler Selbstmord. Der Fall Adam Bernd. In: Trauer. Verzweiflung und Anfechtung. Selbstmord und Selbstmordversuche in mittelalterlichen und frühneuzeitlichen Gesellschaften. Hg. v. Signori, Gabriela. Tübingen 1994 (Forum Psychohistorie 3), S. 282-310.

kommunikativen Wege und den Diskussionsstand innerhalb der Freund-
schaftskonstellation.

Aus einem späteren zweiten Brief an Susanna Popp erschließt sich, dass
Sigmund von Birken im Mai immer noch an schweren Depressionen litt und
Catharina Regina von Greiffenberg, die inzwischen nach Nürnberg gekommen war, mied, um sie mit seiner Schwermut nicht zu bedrücken.[38] Darunter
leidet sie aber ebenso wie unter einer möglichen melancholischen Ansteckung und bemüht sich deshalb mit Hilfe der Freundin als Vermittlerin dringend um eine Begegnung mit dem Freund, um mit ihm vertraulich ins Gespräch kommen zu können. Reflexe auf diese Unterredung, in der es Catharina
Regina von Greiffenberg offenbar gelungen ist, die Schwermut des Freundes
etwas zu lindern, finden sich in dem Brief an Sigmund von Birken vom
17. Mai 1669:

> Nächste Wehmütige Endekung Seines Unglükkes hat Mich Dermassen
> Jnnig gerühret, daß Jch seithero unAufhörlich Darauff gedenke, wann Es
> üm so viel Alß Jch Mittleiden damit habe, geringer wurde, solltte Er
> nicht viel mehr fühlen Davon! Ach! Um Gottes Wihlen Mein Freünd Er
> lasse Sich die schwermühtigkeit und Zweyfel-forcht nicht gar zu seer
> Einnehmen, damit die Hoffnung und vertrauen zu Gott nicht verdunkelt
> und geschwächt werden, Die Ja in diesem Jamerthall unßer gröster Trost
> seyn, Er lasse Sich den Sannd von Perlen, den Unlust von der Allersüs-
> sesten Jesus-lust nicht Abwendig machen, [...].[39]

Der Brief bezeugt zwar erneut Catharina Regina von Greiffenbergs emotio-
nales Einfühlungsvermögen, aber weniger deutlich als gegenüber der Freundin
artikuliert sie hier die Gefahr der eigenen melancholischen Ansteckung.[40] Ver-

---

38 C. R. v. Greiffenberg an S. Popp, ⟨15. 5. 1669⟩, Briefwechsel [Anm. 6], Brief 47a,
   S. 100f., Z. 2-12: *Es taurt Mich ja von herzen daß Jch Jhn jmer in Unruh wissen
   Muß, Ach! Der Höchste lasse Mich doch diesen Gebetts-Sieg auch Einmahl erhalt-
   ten daß Er Glükklich und vergnügt lebe, Er darff gar nicht Besorgen daß Mir Seine Ansprache Seiner Schwermühtigkeit halben Wenniger Angehehm seyn werde,
   Ach! Ja wohl nicht das* Contrari. *Jch Bin Viel Jnniger und weichmühtiger gegen
   Meine Freünde wan Sie Betrübt seynd, Alß sonsten, und gegen Jhnen gar, da gehet
   Mir alles Viel tieffer zuherzen weil Jch weiß daß Jhnen Meine Unsterne auch nicht
   indifferent seyn, Zwar Gott lob jez weiß Jch von keinen hie, seither der liebe Herr
   von Bürken bey Meinen Allerliebsten Gemahl gewesen, ist Er ganz wieder lustig
   und Freüdig, hat alle Muken vergessen die Jhme Meine wiederwärttigen inn kopf
   gesezt, Er ist zwar Allzeit gutt, sonderlich gegen Mir, Allein wan Er durch die ver-
   fluchten leüthe Also gestichelt, und wieder die Reise Angereizt wird, so wird Er
   schwermühtig und unlustig, welches mir gleich unerträglich ist* [...]. Hervorhebungen im Original.

39 C. R. v. Greiffenberg an S. v. Birken, ⟨17. 5. 1669⟩, Briefwechsel [Anm. 6], Brief 47,
   S. 102, Z. 1-6.

40 Da dieser Brief in Nürnberg quasi von Haus zu Haus geschrieben wird, erklärt sich
   die Distanziertheit möglicher Weise daraus, dass in der face-to-face-Kommuni-

gleichsweise distanziert, ersinnt sie lediglich für den Freund ganz praktische Maßnahmen gegen seine Schwermut, denn am Ende des Briefes schlägt sie ihm eine Spazierfahrt in Geselligkeit an der frischen Luft vor, was durchaus zeitgenössischen Therapievorschlägen unter dem Gesichtspunkt der *Kurtzweil* entspricht.[41] Die Argumentation konzentriert sich außerdem auch hier auf die Frage des richtigen Gottvertrauens, das über die *schwermühtigkeit* und die *Zweyfel-forcht* hinweghilft. Der Überlieferungszusammenhang des Briefes, dem zwei auf denselben Tag datierte Gelegenheitsgedichte mit den Titeln »Trost der Hoffnung, in Eüsserster Wiederwärtigkeit!« und »Die Unvergnügte Zufriedenheit!«[42] beigefügt waren, dokumentiert außerdem, dass die Autorin neben freundschaftlichen Unternehmungen auch ihre literarische Kommunikation als Therapeutikum gegen Melancholie betrachtet hat.[43]

Vorläufig lässt sich sagen, dass Catharina Regina von Greiffenberg offenbar eine grenzenlose ›Empathie‹[44] nicht nur mit ihrem *Innig-Freund* Sigmund von Birken, sondern auch mit Susanna Popp verband. Das Trio bildet eine Art emotionale Kommunikations- und Leidensgemeinschaft (*emotional community*[45]), in der sich die Gefühle des anderen im jeweils eigenen Emp-

---

kation viele Dinge zur Sprache gebracht wurden, die in dem Brief nur angedeutet, aber nicht ausgeführt werden. Das Problem beschreibt LAUFHÜTTE aus editorischer Perspektive, vgl. LAUFHÜTTE 2003 [Anm. 27], S. 208.

41 Dazu insgesamt STEIGER [Anm. 9]; speziell zur *ars iocandi* SCHMITZ, Heinz-Günter: Physiologie des Scherzes. Bedeutung und Rechtfertigung der ›Ars Iocandi‹ im 16. Jahrhundert. Diss. Marburg 1968; sowie zur Musiktherapie vgl. den Beitrag von Jacomien PRINS in diesem Band.

42 Die Texte entstanden wohl beide an demselben Abend, als sie den Brief an Birken verfasste. Vgl. BLACK/DALY [Anm. 22], S. 20.

43 Vgl. zur Überwindung von Melancholie durch Dichtung entweder durch Lektüre oder Schreiben HORSTMANN, Ulrich: Die Kunst des Großen Umsonst: Melancholie als ästhetische Produktivkraft. In: Kunstgriffe. Auskünfte zur Reichweite von Literaturtheorie und Literaturkritik. FS Herbert Mainusch. Hg. v. HORSTMANN, Ulrich u. Zach, Wolfgang. Frankfurt am Main u. a. 1989, S. 127-138; VÖLKER, Ludwig: Muse Melancholie – Therapeutikum Poesie? Beispiele und Thesen aus literaturwissenschaftlicher Sicht. In: Melancholie. Hg. v. Prorektor für Forschung und wissenschaftlichen Nachwuchs. Münster 1998 (Spektrum Literatur 1), S. 5-26; sowie insgesamt WAGNER-EGELHAAF 1997 [Anm. 9].

44 Bisher wurde der Empathie-Begriff lediglich mit den geistlichen Dichtungen der Autorin in Verbindung gebracht. Vgl. zuletzt TATLOCK, Lynne: Empathic Suffering: The Inscription and Transmutation of Gender in Catharina Regina von Greiffenberg's *Leiden und Sterben Jesu Christi*. In: Wolfenbütteler Barock-Nachrichten 34/1 (2007), S. 27-50.

45 Zur Begriffsbestimmung vgl. die Einleitung von ROSENWEIN, Barbara: Emotional Communities in the Early Middle Ages. Ithaca, London 2006, S. 1-31.

finden widerspiegeln bzw. diese Gefühle eigentlich erst in der wechselseitigen Performanz von Briefschreiben und Brieflektüre erzeugt werden.[46]

Selten äußert sich Catharina Regina von Greiffenberg ausführlicher über ihre persönliche emotionale Verfassung. Lediglich in Ausnahmefällen wird ihr dominant melancholisches Einfühlungsvermögen, von einer autoaggressiv ausgerichteten melancholischen Disposition durchkreuzt:

> Jch schwebe jetzt Eben in dem tüffesten Meer-Abgrund Meines Unglükks Also daß Mir fast wie den Ertrinkenden sehen und höhren vernufft Sinnen und kräfften vergehen, doch brinnt das glaubens und vertrauen lichtlein noch in meinem Herzen! Jch halte diese wochen vor den rechten Mitelpunkt Meines unglükks, weil Alle Unstern zusammen treffen, überlebe und überstrebe Jch diesen harten Strauß so beschieht Es durch Gottes krafft, der mich zu was vorbehält, [...].[47]

Obwohl ihre akute Situation dringend eine freundschaftliche Unterredung mit Sigmund von Birken erfordert, weist Catharina Regina von Greiffenberg ein mögliches Treffen zurück, weil sie *vor unlust Sterben möchte, und zu Allem unfehig*[48] ist. Auch langfristigere Gesprächstermine kann sie dem Freund nicht endgültig zusichern, weil sie nicht weiß, ob sich ihr Zustand verbessern oder gar verschlechtern wird.

In zahlreichen anderen Briefen finden sich zunächst beiläufig eingestreut wirkende Bemerkungen über ähnliche Zustände. Kopfschmerzen, Unlust, Schlaflosigkeit und schlechtes Schreiben funktionieren dabei als Signalwörter, die einen wesentlich komplexeren emotionalen Zustand indizieren, der aber dem Freund nicht erläutert werden muss, weil er nicht zuletzt aus eigener Erfahrung weiß, was sich dahinter für ein Verhaltensspektrum verbirgt:[49] Es reicht vom Ausleben körperlichen Leidens über aktiv betriebene Selbstisolation bis hin zur Todessehnsucht, ermöglicht aber auch auf der anderen Seite gleichsam Exzesse der Lebenslust und überbordende Kreativität. Unter genau diesem Ambivalenzkonflikt zwischen Schwermut und Lebensfreude leidet Catharina Regina von Greiffenberg offenbar während ihrer Ehe. Der

---

46 Sigmund von Birken beschreibt diese mitfühlende Verbindung treffend als Verschränkung von Freude und Unglück: *Tod und Gott, das bäste Verlangen: deren jener zu diesem führet, und dieser jenem entführet. Jch bitte üm die Gnade, daß ich sagen möge: Es erfreue mich etwas, das Euer Gnaden betrübet; und es betrübe mich etwas, das Euer Gnaden erfreuet. was mich erfreuet, ist, daß dero Gemahl nicht nach Wien eilet: und daß Euer Gnaden so sehr nach Wien streben, das ist es, das mich betrübet.* S. v. Birken an C. R. v. Greiffenberg, 20. 6. 1666, Briefwechsel [Anm. 6], Brief 24, S. 27, Z. 8-11.

47 C. R. v. Greiffenberg an S. v. Birken, ⟨6. 10. 1665⟩, Briefwechsel [Anm. 6], Brief 5, S. 10f., Z. 1-5.

48 Ebd., Z. 9f.

49 Erwähnt wird neben Migräne häufig auch ein Augenleiden. Vgl. LAUFHÜTTE, Einleitung in: Briefwechsel [Anm. 6], S. XXV.

weltliche Lebensstil ihres Mannes, häufige Gäste, laute Unterhaltungen, Spiel- und Jagdgesellschaften sowie Ärger mit den Bediensteten rauben ihr die Ruhe für ihre täglichen Andachten und ihre literarische Produktion. Mit den Freunden dagegen fungieren ähnliche Unternehmungen und Formen der Kurzweil sogar als Stimuli für ihre Kreativität und das *Deoglori*-Projekt. So schreibt sie an Siegmund von Birken:

> Wohl-Edel Ehren Vester, / HochgeEhrter Herr! / Deßen Angenehme Zeilen, Alß lautter Heyl= und Trost-Kwellen, hab Jch mit Freüden erhaltten. Sie kammen gleich zu recht, weil Sie Mich noch, im besagten unlust-*Labyrint*[50], Angetroffen, und Sich Alß Ein Angehmer Faden *presentirten*, Mich Auß Solchen Außzuwinden, das bey-spiel Christi, und vorbott Ehester haubt-Erlösung kann Auß der Gesinds-Bosheit-Angst herauß bringen, Allein die Täglichen wieder-hohlungs-Streiche, wollen Den geduuls-Faden schier Abreissen, zumahlen, wann Mann Von dem ganzen last-Gewicht, so Viel Undank Alß Unruh und bey Eüsserster Sorg und bemühung, gleichwohl, noch unverschulde übele nachred hat, und das Alles hinterruks, und von den Eygnen Nächsten verwandten, welches meine gröste beschwernus ist! Freylich würket hiebey der *Satan*! Und glaube gewiß, daß Sein Ziel ist, Dieses werk so Jch unterhanden, zu hindern, und Mich Auf zureiben, weil Er Mir so unaufhörliche verstöhrungen erweket, und so unermüdet in Mich sezet, das Erste wird Jhm nicht gelingen, wann Es Gott geEndet haben will, das lezte Acht Jch nicht. wann Es Jhme auch Angehet, wird Er doch dadurch nicht Finden, sondern nur verlühren was Er sucht. Nemlich Meine Seele, die Jhme dadurch Auf Ewig Entrissen wurde! Jch kann je nicht unterlassen, Mich inn= und das zuwunschen, was das höchste wunsch ziel ist. Nemlich die Seelige Ewigkeit! Und das, je Eher, je lieber![51]

Um dieses Ziel zu erreichen imaginiert sich Catharina Regina von Greiffenberg als Maria Magdalena, die ewig Jesus zu Füssen sitzt. Nach Luise GNÄDIGER denkt sich die Autorin ein virtuelles Kloster eines Herzensordens aus, in dem sie Maria Magdalena und Martha als Exponentinnen des Neuen Testaments in ihrem Selbst verkörpern und vereinigen kann.[52] Äußerlich bleibt sie aber der Konstellation des weltlichen Lebens und Leidens relativ wehrlos ausgeliefert, wie sich aus den weiteren Ausführungen in dem Brief erschließt:

---

50 Zum Labyrinth als Melancholie-Topos vgl. SIEGERIST, Christoph: Labyrinth und Melancholie. Aspekte einer sozialpsychologischen Konfiguration in der deutschen Barockliteratur. In: Lese-Zeichen. Semiotik und Hermeneutik in Raum und Zeit. FS Peter Rusterscholz. Hg. v. Herwig, Henriette u. a. Tübingen, Basel 1999, S. 112-131.

51 C. R. v. Greiffenberg an S. v. Birken, 1. 10. 1671, Briefwechsel [Anm. 6], Brief 80, S. 193f., Z. 2-17. Hervorhebungen im Original.

52 Vgl. GNÄDIGER [Anm. 19], S. 258f.; TATLOCK 2007 [Anm. 45],S. 35f.

> Meine wiederwärttigkeiten seyn so wenig schreibwürdig, Alß Sie nicht
> genug zubeschreiben seyn! Sie seyn Zwar nicht wichtig, doch macht die
> Mänge Sie so schwer daß Sie Fast nicht zuertragen, Mann bilde Jhm zu
> gleich das unruhigste, und langweiligste Leben, von der welt Ein! in
> welchem die Gottseeligkeit (gleichsam) Eine Sünde, die Tugend Eine
> Schand, die weysheit verwiesen, die künste verbahnt, die Bücher Ein
> Gifft, und die Gottes-gedanken gleich Alß verboten seyn, wo mann Sich
> unaufhörlich bemühen Muß, daß mann den jenigen, die Eines Aufs
> höchste kwählen und betrüben (dem Gesinde) das Leben unterhaltten
> kann, wovor Sie lautter Gifft und Gallen geben, [...].[53]

Catharina Regina von Greiffenberg beklagt, dass sich die Dinge um sie
herum verkehren: Gottseligkeit in Sünde, Tugend in Schande, Bücher in Gift.
Zentrale Werte wie Weisheit, Kunst und Glauben sind ihr verboten und sie
fühlt sich von Narren, Schweinen und Spielern umgeben. Ihr Leben ist buchstäblich durch die äußeren Umstände *vergällt*. Selbst die Natur wirkt in diesem Negativszenario mit: Weil es unablässig regnet, kann sie aus der Situation, die zwischen permanenter Belästigung und Langeweile[54] oszilliert, nicht
in die Einsamkeit der Natur flüchten und schwebt in *lautter unlust-Lufft*.[55]

Am schwerwiegendsten aber ist, dass sie tausendfach ihr *Trost-Brod*[56] weder berühren noch zu sich nehmen konnte, womit sie auf ihre begrenzten

---

53 Wie Anm. 51, Z. 26-32.
54 Die soziale Dimension der Langeweile betrachtet Wolf LEPENIES als wesentlichen
   Stimulus für die Entstehung barocker Schäferdichtung: »Mehr noch als im Salon,
   in welchem die Langeweile bekämpft wurde, indem man schrieb statt handelte, Literatur an Stelle von Kriegen betrieb und auch die ›negativen‹ Emotionen kollektiv
   ertrug und in der Gruppe entschärfte, war es am Hof nötig der Langeweile Herr zu
   werden« (S. 65). »Die literarische Produktion der Salons ist verarbeitete Langeweile« (S. 72). Vgl. LEPENIES, Wolf: Melancholie und Gesellschaft. Frankfurt
   a. M. 1969. Das Spezifische an Catharina Regina von Greiffenbergs Werken ist im
   Kontrast zu LEPENIES Zeitdiagnose, dass sie sich gerade nicht säkularen Themen,
   sondern der Passionsmystik zuwendet und lediglich punktuell einer bukolisch anmutenden Sprache bedient, sie *de facto* jedoch permanent mit den Grenzen der
   Versprachlichung ihrer religiösen Erfahrungen ringt, was zu beachtlichen Wort-
   schöpfungen geführt hat. Dazu insgesamt BENTHIEN [Anm. 17]; punktuell HERZOG
   [Anm. 30], S. 543ff.; zu den Sprachschöpfungen MÖLLER, Hilke: Thränensamen
   und Steckdosenschnauze. Linguistische Beschreibung von Neubildungen Catharina Reginas von Greiffenberg und Wolfdietrich Schnurres. Diss. Zürich 1975; zu
   erotischen und alchemistischen Dimensionen des mystischen Sprechens vgl. ALT-
   HAUS, Thomas: Einklang und Liebe. Die spracherotische Perspektive des Glaubens
   im geistlichen Sonett bei Catharina Regina von Greiffenberg und Quirinus Kuhl-
   mann. In: Religion und Religiosität im Zeitalter des Barock. In Verbindung mit
   Barbara Becker-Cantario u. a. hg. v. Breuer, Dieter. Wiesbaden 1995 (Wolfenbütteler Arbeiten zur Barockforschung 25), S. 779-788; SATA [Anm. 17].
55 Wie Anm. 51, Z. 37.
56 Wie Anm. 51, Z. 38.

Möglichkeiten für Andachtsübungen anspielt. Neben dem virtuellen Martha- und Maria-Dienst beschließt sie daher alle ihre Beschäftigungen, sogar die scheinbar banalsten Verrichtungen, als religiöse Übungen zu vollziehen. Dabei nimmt die Haarpflege als Andachtsgelegenheit erneut nach dem Muster Maria Magdalenas einen besonderen Stellenwert ein.[57]

Neben der Betonung ihrer religiösen Vereinsamung entschuldigt sich Catharina Regina von Greiffenberg in dem zitierten Brief außerdem bei Sigmund von Birken keine Texte geschickt zu haben, fügt aber dem Brief drei Andachtsbetrachtungen[58] bei, was bezeugt, dass sie trotz aller Bedrängnis hartnäckig am *Deoglori*-Projekt arbeitet. Am Ende artikuliert sie relativ verdeckt ihre Todessehnsucht kombiniert mit der Bitte ihrer Freundin Susanna Popp davon nichts zu sagen oder zu schreiben, damit diese keiner weiteren emotionalen Ansteckung ausgesetzt werde. Wesentlich stärker als in dem Brief an die Freundin, in dem sie die Sündhaftigkeit von Selbstmordgedanken offen kritisiert hat, tritt sie hier in eine ästhetisch stilisierte Form der Subjektivität zurück, die sich nicht zuletzt in ihrem neu erfundenen Namen: *Coris*[59] niederschlägt.

Trotz der stilisierten, teilweise maskierten Sprache wird auch hier wieder deutlich, dass die äußeren Umstände ihres Lebens die Autorin in melancholische Zustände versetzten, vor allem, und das ist die besondere Qualität dieses Briefes, weil sie die exzessive Lebenslust ihrer Umwelt als Versuchung durch den Teufel erlebt und sich dadurch am Schreiben und Meditieren gehindert fühlt. Ihr religiöses Sendungsbewusstsein und das damit verknüpfte literarische Schaffen dienen in dieser Situation sowohl der Selbstdistanzierung und Schmerzbewältigung als auch in gegenläufiger Bewegung einer gesteigerten Selbsterfahrung, die genau aus diesem Schmerz ihre Identität und Autorschaft schöpft.[60]

---

57 Dazu gehören Haare flechten, Haare waschen etc. Vgl. GNÄDIGER [Anm. 19], S. 259-261 inkl. eindrücklicher Beispiele aus den Passionsandachten.

58 Es handelt sich um die 5., 6. und 7. Passionsandacht. Vgl. Catharina Regina von Greiffenberg: Sämtliche Werke in zehn Bänden. Hg. v. BIRCHER, Martin u. KEMP, Friedhelm. Millwood, N.Y. 1983, Bd. 9.

59 Ab August 1669 unterschreibt Catharina Regina von Greiffenberg ihre Briefe mit *Coris*. Der Name kann als Neuerfindung des Selbst im Rahmen des Herzensordens gewertet werden, denn *Cor*, Herz verweist auf ihre Reinheit (Taufname Catharina, die Reine) mit der sie Jesu Herzdienerin ist. Vgl. dazu Nachwort der Gesamtausgabe [Anm. 59], Bd. 1, S. 499; sowie GNÄDIGER [Anm. 19], S. 256f.

60 Auf die Notwendigkeit des barocken Subjekts, sich im Schmerz zu zerstören und auf diesem Weg autopoetisch immer wieder neu zu ›erfinden‹, verweist SINN, Christian: »In aeusserster Widerwaertigkeit«. Die erkenntnistheoretischen Grundlagen barocker Schmerzgedichte am Beispiel C. R. von Greiffenberg. In: Schmerz und Erinnerung. Hg. v. Borgards, Roland. München 2005, S. 57-67.

Sigmund von Birken hat von Anfang an das kreative Potenzial in der melancholischen Disposition der Freundin erkannt und dies in einem frühen Brief metaphorisch als Dornen- und Schmerzgeburt[61] umschrieben:

> Jch habe von innersten Unmutsstacheln mich gestupst fühlen müssen, auf Anhörung so unverhoffter Zeitung, daß an stat der angewünschten und gehofften Rosenblüte, das neidische Glück seine stechenden dornen hervorgekehret: die aber, weil sie Rosenvorboten zu seyn pflegen, oder auch deren Begleitere, mich die annahende Freudenblüte hoffen gemacht. Eins muß ich bekennen: diese dornen haben allbereit Rosen gebohren, die geistigste Sonneten und Lieder; und es wäre ja Schade, wann diese Trübsal ausen= und folgbar diese schönste Kinder ungebohren geblieben wären. doch sind es zugleich dornen, oder gleichsam in dornen gekleidte Kinder, weil man, sie anschauend, sich zugleich der Schmerzen erinnert, mit denen dero höchsttreffliche Mutter sie gebohren. Weil aber ie keine Geburt ohne Schmerzen geschehen kan, so müssen diese von jener getröstet, und jene üm dieser willen, nit verabscheuet werden.[62]

Fazit

Aus Sigmund von Birkens Sicht wäre Catharina Regina von Greiffenberg demnach möglicher Weise ohne die ›melancholischen‹ Lebensumstände, den immer währenden Impuls des Schmerzes vielleicht keine Autorin geworden.[63] Ihre schwermütige Gefühlsdisposition hat sie – wie ich anhand weniger Briefe versucht habe zu zeigen – in zahlreichen direkten oder indirekten Selbstexplikationen artikuliert. Sie war zur melancholischen Einfühlung in die emotionale Welt ihrer *Innig-Freunde* Susanna Popp und Sigmund von Birken ebenso befähigt, wie den von ihr selbst erlebten Ambivalenzkonflikt in Gedichten und religiösen Werken auszutragen. Die literarischen Texte, auf

---

61 Mit der Geburtsmetaphorik ist ein spezifisches *gender*-Paradigma in der Mystik Catharina Regina von Greiffenbergs angesprochen. Vgl. dazu PUMPLUN, Cristina M.: Metaphernreihen in Catharina Regina von Greiffenbergs *Geburtsbetrachtungen* zwischen Assoziation und Konstruktion. In: Jahrbuch des Wiener Goethe-Vereins. 100/101 (1996/1997), S. 193-201; TATLOCK, Lynne; LINDEMANN, Mary u. SCRIBNER, Robert: Sinnliche Erfahrung und spirituelle Autorität. Aspekte von Geschlecht in Catharina Regina von Greiffenbergs Meditationen über die Empfängnis Christi und Marias Schwangerschaft. In: Geschlechterperspektiven: Forschungen zur Frühen Neuzeit. Hg. v. Wunder, Heide u. Engel, Gisela. Königstein/Taunus 1998 (Aktuelle Frauenforschung), S. 177-190; sowie TATLOCK 2007 [Anm. 45].

62 S. v. Birken an C. R. v. Greiffenberg, 12. 8. 1665, Briefwechsel [Anm. 6], Brief 4, S. 9f., Z. 2-11.

63 Eine Tendenz zur Serienproduktion von monströsen Ausmaßen sieht WIETHÖLTER, Waltraud: »Schwartz und Weiß auß einer Feder« oder Allegorische Lektüren im 17. Jahrhundert: Gryphius, Grimmelshausen, Greiffenberg. Teil II. In: DVjs 73 (1999), S. 122-151, hier S. 134.

die im Rahmen dieses Beitrags nur punktuell verwiesen wurde, legen ein eindrückliches Zeugnis darüber ab, wie Catharina Regina von Greiffenberg offenbar aus den negativen Umständen poetische Impulse und vor allem ein religiöses Sendungsbewusstsein schöpfen konnte. Angesichts permanenter Anfeindung, Krankheitsgefährdung und Todesaffinität boten sich der Autorin und ihrem Freundeskreis Schrift und Glaube nicht nur als Therapeutika, sondern auch als ideale Medien gesteigerter Selbsterfahrung an.[64] Jenseits ›melancholischer Attitüden‹ im Sinne autoreferentieller Stilisierung erweisen sich melancholische Dispositionen sowie ihre autobiographischen und literarischen Artikulationsformen als ein kommunikativer Gestus, mit dem sich ein Autorinnen-Ich erstaunliche Geltung verschaffen kann.[65] Eine systematische Erschließung ähnlicher Selbstexplikationen von Autorinnen und Künstlerinnen im Zusammenspiel mit Analysen zu Codierungsformen von Melancholie in ihren Werken könnte zur Revision andronormativer Sichtweisen auf den Konnex von Melancholie, Genie und Geschlecht beitragen.[66]

---

64 Poesie wird dabei auch zum »magischen Medium« einer häretisch anmutenden Selbsterlösung. Vgl. KEMPER, Hans-Georg: Ketzereien aus Rechtgläubigkeit (Greiffenberg). In: KEMPER, Hans-Georg: Deutsche Lyrik der frühen Neuzeit. Bd. III: Barock-Mystik. Tübingen 1988, S. 245-278.

65 Zur Rechtfertigung von Frauendichtung durch die Herausgeber und Catharina Regina von Greiffenberg selbst vgl. SCHÖNDORF, Kurt Erich: Catharina Regina von Greiffenberg. Ein Beitrag zu ihrem kulturellen Umfeld und dichterischen Schaffen. In: Aus dem Schatten treten. Aspekte weiblichen Schreibens zwischen Mittelalter und Romantik. Hg. v. SCHÖNDORF, Kurt Erich u. a. Frankfurt a. M. u. a. 2000 (Osloer Beiträge zur Germanistik 28), S. 173-198, hier bes. S. 180-184. Die thematisch einschlägige Arbeit von Silke R. FALKNER stand mir nicht zur Verfügung. Vgl. FALKNER, Silke R.: Zur schreibenden Frau im Barock: Catharina Regina von Greiffenbergs sozialhistorische Produktionsbedingungen und ihre literarische Bewältigung. Ann Arbor, Mich. 2000 (Microfilm, Diss. Montreal 1998).

66 Ansätze finden sich bei HEIPCKE, Corinna: Autorhetorik. Zur Konstruktion weiblicher Autorschaft im ausgehenden 18. Jahrhundert. Frankfurt a. M. u. a. 2002 (Studien zur Neueren Literatur 11), hier bes. Abschn. 4 »Vom ›Genie‹ zum ›weiblichen‹ Genie: Die Selbstdarstellungen der Lyrikerinnen Anna Louisa Karsch, Philippine Engelhard und Susanne von Bandemer«, S. 111-157; sowie REITER, Anette: Mein wunderliches verrücktes Unglück. Melancholie bei Annette von Droste-Hülshoff. Magisterarb. Regensburg 2003 (Regensburger Skripten zur Literaturwissenschaft 25).

Antje Wittstock
Die Inkubation des Textes
Krankheit, Melancholie und Schreiben bei
Alain Chartier und Georg Wickram*

This paper deals with the idea that a text is ›born‹ out of the author's suffering, sickness and melancholy growing as a kind of abscess or incubation of a virus. This concept usually refers to the aesthetics of the modern age and is linked to the notion of modern genius and the concept of uglyness. With the example of Alain Chartier's »Livre de l' Espérance« and Georg Wickram's »Irr reitend pilger«, I'm going to argue that the prologues and the narrative structures not only contain metareflexive statements on the genesis of the text. But that they also show patterns of melancholy and sickness which also constitute the idea of authorship.

When I first tooke this taske in hand, […] this I aymed at; to ease my minde by writing, for I had *gravidum cor, foetum caput,* a kind of Impostume in my head, which I was very desirous to be unladen of […]. I was not little offended with this maladie, shall I say my Mistris *Melancholy,* my *Ægeria,* or my malus *Genius* […].[1]

Als Robert Burtons »Anatomy of Melancholy« im Jahre 1621 veröffentlicht wurde, lieferte er damit nicht nur ein umfassendes Kompendium von verfügbarem Kultur- und Textwissen über die Melancholie. Mit der autopoietischen Aussage, er habe über die Melancholie geschrieben, um sie damit zu bekämpfen, bedient er sich auch eines gängigen Bildes für die Motivation, einen Text abzufassen: Die Vorstellung, dass Literatur nicht nur rezeptiv und ›konsumiert‹, sondern vor allem auch in produktiver Ausübung als Therapeutikum bei Krankheit und vor allem Schwermut hilft, gehört fast topisch zum

---

* Für Frau B.
1 Burton, Robert: The Anatomy of Melancholy. 3 vols. Volume I: Text. Edited by Faulkner, Thomas C.; Kiessling, Nicolas K.; Blair, Rhonda L. With an Introduction by J. B. Bamborough. Oxford ⁴1997, S. 7: ›Als ich meine Aufgabe zuerst anging […] zielte ich darauf ab, mir schreibend den Kummer zu vertreiben, denn ich hatte ein schweres Herz und ein umwölktes Haupt, eine Art Abszeß, von dem ich wünschte, befreit zu werden, und ich vermochte mir keine bessere Art der Entfernung vorzustellen als diese […] Diese Krankheit, soll ich sagen meine Herrin Melancholie, meine Egeria, oder mein böser Geist, hat mir nicht wenig Verdruß bereitet.‹

Kulturwissen über Melancholie.[2] Auch Burtons ›schweres Herz‹ und das ›umwölkte Haupt‹ sind nicht nur durch den expliziten Verweis auf die ›Herrin Melancholie‹ von Beginn an fester Bestandteil der verschiedenen Diskurse über die Schwarze Galle. Während dieser Zusammenhang von Melancholie und Literatur[3] hinlänglich bekannt und vielfach untersucht wurde[4], soll in dem vorliegenden Beitrag das Augenmerk auf ein weiteres Moment von Burtons Selbstaussage zur Genese seines Textes gelegt werden: Gemeint ist der Abszess (*Impostume*)[5], von dem er durch das Schreiben befreit werden will und den er im Spannungsfeld von »Mistris *Melancholy*«, der Quellnymphe und Geburtsgottheit *Ægeria* [6] und dem *malus Genius* verortet.

Dass ein Text aus Krankheit und körperlichem Leiden heraus entsteht, der Autor-Körper infiziert und krank ist und einen Text gleichsam bewusstseinsfern und vegetativ hervorbringt, scheint vorrangig eine Vorstellung moderner Ästhetik zu sein.[7] Dieses Bild von Kreativität, in dem Leiden und körperliche

---

2 Zur Literatur als Therapeutikum gegen Melancholie vgl. VÖLKER, Ludwig: Muse Melancholie, Therapeutikum Poesie. München 1978; WACHINGER, Burghart: Erzählen für die Gesundheit. Diätetik und Literatur im Mittelalter. Heidelberg 2001 (Schriften der Philosophisch-historischen Klasse der Heidelberger Akademie der Wissenschaften 23).

3 Selbstredend steht Melancholie auch in engem Verhältnis zu anderen Bereichen künstlerischer Produktivität, wie Bildender Kunst und Musik: Zu Melancholie und Kunst allg. vgl. WITTKOWER, Rudolf; WITTKOWER, Margot: Born under Saturn. The Character and Conduct of Artists. A documented History from Antiquity to the French Revolution. New York 1963. Zum Zusammenhang von Melancholie und Musik vgl. BANDMANN, Günter: Melancholie und Musik. Köln 1960; KÜMMEL, Werner: Melancholie und die Macht der Musik. Die Krankheit König Sauls in der historischen Diskussion. In: Medizinhistorisches Journal 4 (1969), S. 189-209; sowie den Beitrag von PRINS im vorliegenden Band. – Die folgenden Überlegungen beschränken sich jedoch auf den Bereich literarischer Texte.

4 Vgl. KRAUS, Alfred: Manisch-depressives Spektrum und Kreativität. In: Melancholie und Heiterkeit. Hg. v. Borchmeyer, Dieter. Heidelberg 2007 (Vorträge des Studium Generale der Ruprecht-Karls-Universität Heidelberg), S. 189-220.

5 Zu *Impostume* und dem Zusammenhang zu *apostem* (*abscess*) vgl. den Eintrag *Imposthume* in: Dictionary of the English Language [...] by Samuel Johnson. In two volumes. Vol. I. London 1755 (Reprint New York 1967).

6 *Ægeria*, auch *Egeria*, wurde als Schutzgöttin glücklicher Geburten angerufen und war nach der Romsage die Beraterin des Königs Numus Pompilius. Vgl. LEXIKON DER ALTEN WELT. Hg. v. Andresen, Carl u. a. Düsseldorf, Zürich 1990.

7 Zur Frage nach der kulturellen Konstruktion von Krankheit und deren Zuschreibungen in Bezug auf Literatur ist für den Bereich der Moderne eine Vielzahl von Publikationen erschienen. Als Auswahl vgl. ANZ, Thomas: Gesund oder krank? Medizin, Moral und Ästhetik in der deutschen Gegenwartsliteratur. Stuttgart 1989; Epochen / Krankheiten. Konstellationen von Literatur und Pathologie. Hg. v. DEGLER, Frank u. KOHLROß, Christian. St. Ingbert 2006 (Das Wissen der Literatur, Hg. v. Hörisch, Jochen u. Klinkert, Thomas. Bd. 1); KOTTOW, Andrea: Der kranke

Versehrtheit für die Entstehung von Texten produktiv gemacht werden, steht in Verbindung mit einer Ästhetik des Hässlichen und Kranken und dem modernen Geniebegriff; inbegriffen sind Momente von Gefährdung, Ansteckung, Kontrollverlust, Rausch und Ekstase, wie auch der Gedanke der durch die Limitation des kranken Körpers gleichzeitig potenzierten schöpferischen Kraft. Moderne Theorien von Kreativität postulieren einen kausalen Zusammenhang von Leiden bzw. Schmerz und dem Entstehen von Kunst und operieren mit dem Bild einer ›Inkubation‹ des Kunstwerks. Auch hier tauchen die Zurückgezogenheit und ›Verkapselung‹ des Kreativen, das Moment des Unbewussten und fast Vegetativen des ›Ausbrütens‹ auf, in dem sich dann das Produkt / der Text – wie unter Zwang – unerwartet und plötzlich entlädt.[8]

Während Robert BURTON wohl problemlos mit modernen Konzepten von Melancholie und Kreativität in Verbindung gebracht werden kann, will der vorliegende Beitrag dem Phänomen nachgehen, dass elementare Bestandteile und Strukturen dieser Metaphorik durchaus auch schon in Texten zu finden sind, die eher der so genannten Vormoderne zugerechnet werden bzw. in deren Übergangsbereich liegen.

Bei dem ersten Beispiel handelt es sich um Alain Chartiers »Le livre de l'espérance« von 1428,[9] dessen Text, wie der Prolog angibt, unter dem Einfluss von Leiden und Melancholie entstanden ist. Mit dieser Auffassung einer

---

Mann. Medizin und Geschlecht in der Literatur um 1900. Frankfurt a. M., New York 2006 (Kultur der Medizin. Geschichte – Theorie – Ethik. Hg. v. Frewer, Andreas. Bd. 20), bes. Kap. »Zum Verhältnis von Krankheit und Literatur«, S. 56-79, das ein Referat zentraler theoretischer Ansätze enthält. Schließlich bereits ›kanonisch‹ zum Zusammenhang von Krankheit und Literatur SONTAG, Susan: Krankheit als Metapher. Frankfurt a. M. 1996. Zu Krankheitsdarstellung in Literatur der Frühen Neuzeit vgl. KÜHLMANN, Wilhelm: Zur Bewältigung von Krankheitserfahrungen bei Andreas Gryphius und Petrus Lotichius Secundus. In: Andreas Gryphius. Weltgeschick und Lebenszeit. Hg. v. der Stiftung Gerhart-Hauptmann-Haus. Düsseldorf 1993, S. 13-32.

8 Aus neurowissenschaftlicher Perspektive dazu FLAHERTY, Alice W.: Die Mitternachtskrankheit. Warum Schriftsteller schreiben müssen. Schreibzwang, Schreibrausch, Schreibblockade und das kreative Gehirn. Aus dem Amerikanischen übersetzt von Käthe H. Fleckenstein. Berlin 2004, die – neben einer Darstellung der Thematik aus persönlicher Betroffenheit – einen Einblick in das Phänomen der Hypergrafie sowie eine umfangreiche Materialsammlung bietet. Wie ähnlich bzw. konstant die Metaphorik zur Beschreibung des kreativen Akts in historischer Perspektive ist, belegt das auch von FLAHERTY benutzte Bild vom Abszess, wenn sie ihr Schreiben reflektiert: »Mein Kopf war wieder voller Gedanken, aber diesmal konnte ich sie nicht artikulieren. Der Druck in meinem Kopf stieg weiter an, bis er einem klopfenden Abszeß glich, das ich mit aller Gewalt entleeren wollte.« FLAHERTY, S. 21.

9 Zitiert wird nach der Ausgabe CHARTIER, Alain: Le Livre de l'Espérance. Texte établi par François Rouy. Paris 1989 (Bibliothèque du XVe siècle).

›kreativen Form‹ von Melancholie ist einer der zentralen Vorstellungsbereiche benannt, in dem Leiden und Textproduktion verhandelt werden: Auch hier wird die Bedeutung von physischem sowie psychischem Leiden für die geistige Produktivität formuliert. Und auch die Konzentration und ›Verkapselung‹ des stetig auf sich selbst zurückgeworfenen Melancholikers ist von Bedeutung, die bei Chartier über das physiologische Muster der Humoralpathologie und der Wirkungsweise der für die Entstehung von Melancholie ›verantwortlichen‹ schwarzen Galle erklärt wird.

Das zweite Beispiel stammt aus Jörg Wickrams Verserzählung »Der Irr reitend pilger« von 1555.[10] Zwar ist bei Wickram von Melancholie nicht explizit die Rede; auch bei ihm entstehen Texte jedoch aus einem Zustand von Krankheit und Leiden heraus, manifestieren sich körperlich als *geschwulst* und entladen sich in einem zwanghaften Akt des Schreibens. Herausgegriffen ist so ein Moment der Textgenese, das den Autor-Körper affiziert – bzw. infiziert – zeigt und die Entstehung eines Textes als einen sich physiologisch manifestierenden Prozess darstellt.

Zwar sind die epistemologischen Voraussetzungen, unter denen es zu diesen unterschiedlichen Auffassungen von Kreativität kam und die historischen Kontexte, in die sie einzustellen sind, grundsätzlich verschieden. Dennoch zeigt der Blick auf verschiedene Konzeptualisierungen künstlerischer Produktivität, dass ihnen analoge Strukturen zugrunde liegen, die im Sinne von kognitiven Mustern oder *patterns* als konzeptuelle Metaphern aufgefasst werden können.[11]

Beispiel 1: *Par douleur ay commencé ce livre* (Alain Chartier)

Im Prolog des »Livre de l'espérance«, das Alain Chartier 1428 verfasste und unvollendet hinterließ, stellt der Autor die Entstehung seines Textes in den Zusammenhang von Trauer und Schmerz: Seit Jahren ins Exil verschla-

---

10 Zitiert wird nach der Ausgabe WICKRAM, Georg: Sämtliche Werke. Hg. v. Roloff, Hans-Gert. Bd. 6: Der irr reitende Pilger. Berlin, New York 1972 (Ausgaben deutscher Literatur des XV. bis XVIII. Jahrhunderts).
11 Damit folge ich der Begriffsbildung von LAKOFF und JOHNSON, die ›Bild‹ oder ›Metapher‹ nicht primär als literarische Figur oder ›figure of speech‹, sondern als kognitive Strukturen oder ›patterns‹ verstehen. Vgl. dazu grundlegend LAKOFF, Georges, Mark Johnson: Metaphors we live by. Chicago 1980 und KÖVECSES, Zoltan: Metaphor. A practical introduction. Oxford 2002. – Bezogen auf einen anderen Untersuchungsbereich – dem der bildlichen Gestaltung – vgl. die Arbeiten von Hans BELTING, der in Abgrenzung zu Gegenstand und Tradition von ›Kunstgeschichte‹ nach einer ›Bildgeschichte‹, das heißt einem anthropologisch fundierten Bildbegriff, fragt. Vgl. BELTING, Hans: Bild-Anthropologie. Entwürfe für eine Bildwissenschaft. München 2001 (Bild und Text. Hg. v. Boehm, Gottfried; Stierle, Karlheinz), sowie grundlegend BELTING, Hans: Bild und Kult. Eine Geschichte des Bildes vor dem Zeitalter der Kunst. München 1990.

gen, beklagt er das Unglück des französischen Reiches, in dem die Hervorragenden tot, Felder verwüstet, Städte verfallen und die Wissenschaften am Boden sind. Schmerz, Angst, Armut, Verlust und Zweifel haben ganz von ihm Besitz ergriffen und ihn vorzeitig altern lassen. Die Zeiten, in denen er aus Freude dichten konnte, gehören der Vergangenheit an. Dieser Text ist aus Schmerz heraus entstanden: *par douleur ay commencé ce livre*.[12] In einem Zustand ständiger Trauer, in dem Gegenwart und Zukunft düster erscheinen und in dem auch sein Begleiter, der personifizierte Verstand (*Entendement*), ganz gefangen ist, nähert sich dem Autor eine hässliche alte Frau – die Melancholie, wie er später erfahren wird: *Ceste vielle s'apelle Melencolie*[13]. Mager und blass, in zerlumpten Gewändern und mit gesenktem Blick umschließt sie ihn plötzlich und wortlos mit ihrem schwarzen Mantel: *A l'aproucher sans mot dire m'envelopa soudainement entre ses bras et me couvry visage et corps de ce maleureux mantel*[14]. Der unerbittliche Druck ihrer Arme presst sein Herz zusammen und auch sein Kopf ist gänzlich von ihr umhüllt, so dass er weder hören noch sehen kann. Bewusstlos und ohnmächtig trägt sie ihn zum ›Lager der Isolation‹, *au logeis d'enfermeté*[15], neben dem auch *Entendement*, dem sie fremdartige und magische Tränke eingeflößt hatte, benommen und lethargisch verharren muss.

Der sich anschließende kurze Exkurs klärt über das Wesen der Melancholie auf: Sie verwirre das Denken, trockne den Körper aus, verderbe die Körpersäfte, schwäche den Geist und führe den Menschen zu Trauer und Tod. Dabei seien es – Aristoteles zufolge – insbesondere die hervorragenden Geister, *lez haulx engins et eslevés entendemens des parfons et excellens hommes*[16], die Gefahr laufen, durch sie verwirrt und geschwächt zu werden, wenn sie zuviel und zu tief denken.

In Körper und Denken so hart eingeschlossen, *si durement enferme de corps et de pensee*[17], liegt der Dichter einige Tage mit fadem Mund und ohne Appetit da. Nach großer Schwäche, langem Fasten, bitteren Schmerzen und Betäubung seines Gehirns, das Melancholie in ihren Händen unerbittlich gequält hatte, bemerkt er, wie sich die Region, die in der Mitte des Kopfes in der Gegend der Einbildungskraft lokalisiert ist (auch Phantasie genannt), öffnet und in Fluss und Bewegung gerät: *senti ouvrir, crouller et remouvoir la partie qui au meilliu de la teste siet en la region de l'ymaginative, que aucuns appellent fantasie*[18]. In diesem Moment erscheinen an seinem Bett drei furchterregende Frauengestalten: Argwohn (*Defiance*), Unwille (*Indig-*

---

12 CHARTIER [ANM. 9], Po. I, 60, S. 2.
13 CHARTIER [ANM. 9], Pr. I, 33, S. 4.
14 CHARTIER [ANM. 9], Pr. I, 19-20, S. 3.
15 CHARTIER [ANM. 9], Pr. I, 25, S. 3.
16 CHARTIER [ANM. 9], Pr. I, 37-38, S. 4.
17 CHARTIER [ANM. 9], Pr. II, 2, S. 5.
18 CHARTIER [ANM. 9], Pr. II, 7-9, S. 5.

nation) und Verzweiflung (*Desesperance*), die durch ihre nun einsetzenden Reden den Text als allegorische Figurenrede konstituieren.[19]

Couvry de ce maleureux mantel: Melancholie und Textgenese bei Chartier

Im Hinblick auf die Bedeutung der Melancholie für die Entwürfe von Textgenese und Autorschaft weist der Prolog von Chartiers »Livre de l'espérance« zunächst den historisch-gesellschaftlichen Kontext, das heißt, die Missstände des französischen Reiches als Erfahrungsbereich für die Entstehung des Textes aus; konkreter Anlass und Schreibmotivation für das Verfassen des Textes sind jedoch der anhaltende Zustand von persönlicher Trauer und Depression, in dem sich der Autor befindet, und die als subjektives Erleben beschrieben werden. Demgegenüber trägt die Darstellung der Melancholie als hässliche alte Frau die typischen Attribute spätmittelalterlicher Melancholie-Personifikationen (vgl. Abb. 1, übernächste Seite).[20]

Während ein Großteil der im Text genannten Eigenschaften zum gängigen Merkmalskatalog mittelalterlicher Beschreibungen gehören und wesentlich auf das Erklärungsmuster der Humoralpathologie rekurrieren,[21] ist die Berufung auf die *doctrine de Aristote*, das heißt auf das pseudo-aristotelische »Problem« XXX,1, bemerkenswert. Die Referenz auf diesen Text, in dem

---

19 Diese Rede der *Monstres* bildet den ersten Teil des Textes. Erst vor der drohenden Gefahr des Todes reißt *Nature* den noch immer verstummten *Entendement* aus seiner Lethargie, der daraufhin ›Melancholie‹ und die Laster demaskieren kann. Nun endlich kann er sich den Tugenden zuwenden, deren Reden den zweiten Teil des Textes bilden.

20 Vgl. KLIBANSKY, Raymond; PANOFSKY, Erwin u. SAXL, Fritz: Saturn und Melancholie. Studien zur Geschichte der Naturphilosophie und Medizin, der Religion und der Kunst. Übers. v. Buschendorf, Christa. Frankfurt a. M. [3]1998, bes. Kap. »Dame Mérencolye«, S. 324-333 u. a. mit Bezug auf CHARTIER.

21 Die Humoralpathologie oder auch ›Lehre von den vier Säften‹ bildet die Basis der antiken und mittelalterlichen Konzeption vom Menschen und blieb für dessen Auffassung bis in die Frühe Neuzeit hinein bestimmend: Danach existieren im Menschen die vier Körpersäfte, Blut, Schleim, gelbe und schwarze Galle, aus deren extremem Ungleichgewicht Krankheit resultiert. In Analogie zu diesem Viererschema entsteht eine Charakterlehre, die den Säften charakterbildende Eigenschaften zuschreibt und daraus vier Typen (Sanguiniker, Phlegmatiker, Choleriker, Melancholiker) ableitet. – Zur Melancholie im Kontext der Vier-Säfte-Lehre vgl. die einschlägigen Darstellungen bei KLIBANSKY/PANOFSKY/SAXL [Anm. 20], S. 39-124 und S. 165-199; SCHÖNER, Erich: Das Viererschema in der antiken Humoralpathologie. In: Sudhoffs Archiv für Gesch. der Medizin und Naturwiss., Beiheft 4, Wiesbaden 1964; FLASHAR, Hellmut: Melancholie und Melancholiker in den medizinischen Theorien der Antike. Berlin 1966; sowie SCHÖNFELDT, Klaus: Die Temperamentenlehre in deutschsprachigen Handschriften des 15. Jahrhunderts. Diss. Heidelberg 1962.

Melancholie und geistige Exzellenz in Verbindung gebracht werden,[22] und der als einer der Schlüsseltexte für die spätere Auffassung vom melancholischen Genie zu bezeichnen ist, ermöglicht dem – sich ebenfalls melancholisch gerierenden – Autor, die selbstbewusste Zuordnung zum Kreis der *haulx engins*. Während in dem »Problem« XXX,1 jedoch keine Begründung für die Disposition zur Melancholie geliefert, sondern ausschließlich ein kausaler Zusammenhang von Melancholie und geistiger Exzellenz konstatiert wird, bezieht Chartier mit dem Hinweis auf die geistige Überanstrengung eine Begründung ein, die ihrerseits dem medizinischen Melancholiediskurs entstammte und hier zum festen Bestandteil gehörte.[23]

Besonders interessant im Rahmen der vorliegenden Fragestellung erscheint die Darstellung der Textgenese. Denn bei Chartier ist es nicht, wie in spätmittelalterlichen Texten häufig der Fall, eine Traumvision des Dichters, in der ihm die Personifikationen erscheinen,[24] sondern hier sind es ein Zustand von Krankheit, Schwäche und – als auslösendes Moment – ein An- bzw. ›Überfall‹ der körperlich und szenisch präsenten Melancholie. Von ihr überwältigt und ganz von ihrem dunklen Mantel umgeben, stehen dem Autor weder seine Sinne (Augen und Ohren) noch sein Verstand (der gelähmte *Entendement*) zur Verfügung; ihrer gänzlich beraubt, regt sich schließlich die Phantasie: Heraus strömen drei Personifikationen, deren allegorische Figurenrede den weiteren Text konstituiert.

---

22 Diese These findet sich mit folgender Frage formuliert, die das »Problem« XXX,1 eröffnet: »Warum sind alle hervorragenden Männer, ob Philosophen, Staatsmänner, Dichter oder Künstler, offenbar Melancholiker gewesen?« Zit. nach KLIBANSKY/PANOFSKY/SAXL [Anm. 20], S. 59. Theophrast, dem dieser Text zugeschrieben wird, binnendifferenziert die Gruppe der Melancholiker und stellt davon einige heraus, die er als *Perittoi* (περιττοί), das heißt als außergewöhnliche Menschen, bezeichnet. Diesen *Perittoi* eignet eine überdurchschnittliche Labilität, die sich in außergewöhnlichen Taten äußern kann. Die Melancholie wird somit nicht als einmaliger Erregungszustand aufgefasst, sondern als grundsätzliche Disposition, die die *Perittoi* von Natur aus ›abnorm‹ macht: »Deshalb sind alle Melancholiker hervorragende Menschen, nicht durch Krankheit, sondern durch Naturanlage.« Zit. nach KLIBANSKY/PANOFSKY/SAXL [Anm. 20], S. 76.
23 So heißt es z. B. in »De Melancholia«, einem medizinischen Traktat von Constantinus Africanus über den Zusammenhang von Melancholie und anstrengender Lektüre: »Und es verfällt in Melancholie, wer sich überanstrengt beim Lesen philosophischer Bücher, Bücher über Medizin und Logik oder Bücher, die einen Einblick [Theorie] in alle Dinge gestatten […] Ebenso wie die körperliche Überanstrengung zu schweren Krankheiten führt, von denen die Ermüdung die leichteste ist, so führt geistige Überanstrengung zu schweren Erkrankungen, deren schwerste die Melancholie ist.« Zit. nach KLIBANSKY/PANOFSKY/SAXL [Anm. 20], S. 148.
24 Vgl. dagegen HOFFMANN, Edward Joseph: Alain Chartier. His work and reputation. Reprint der Ausgabe New York 1942, Genève 1975, S. 186-197.

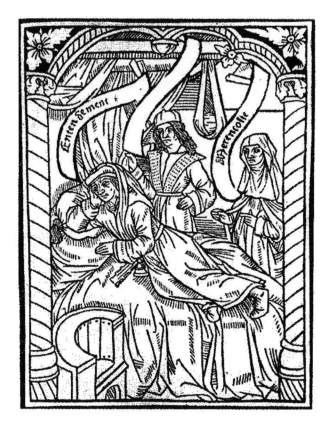

Abb. 1 »Merencolie und Entendement besuchen den Dichter«,
Paris 1489[25]

Die Lokalisierung der Geisteskräfte in einzelnen Regionen des menschlichen Gehirns gehört zu tradiertem, mittelalterlichem Wissen und wird bis in die Frühe Neuzeit in der sog. Gehirnkartographie dokumentiert, wie das Beispiel eines ›Caput physicum‹ von Albrecht Dürer zeigt (vgl. Abb. 2).[26]

25 Titelblatt der Druckausgabe »Fais Maistre Alain Chartier«, Paris 1489. In: KLI-
BANSKY/PANOFSKY/SAXL [Anm. 20], Tafel 62. Bemerkenswert an dieser Darstellung ist, dass im Titelholzschnitt zwar die Zuordnung von alter Frau und Melancholie gelungen ist. Schwierigkeiten bereitete dagegen offensichtlich die – nur aus dem Text abzuleitende – Verbindung des Verstandes ›Entendement‹ mit der Gestalt des gut gekleideten jungen Mannes. Zur Abbildung und dem Hinweis auf die Ähnlichkeit mit dem Bildschema ›Die Philosophie erscheint Boethius‹ vgl. KLIBANSKY/PANOFSKY/SAXL [Anm. 20], S. 328, Anm. 27.
26 Die Lokalisierung der Geisteskräfte im Rahmen einer Phrenologie ist gängiger Bestandteil von (meist medizinischen) Traktaten. Sie gehen zurück auf die aristo-

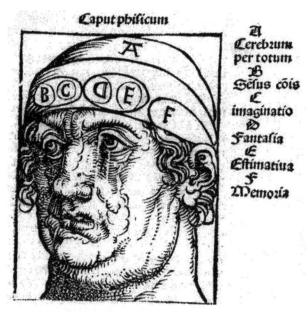

Caput pbiſicum

A **Cerebzum per totum**
B **Sēſus cōis**
C **imaginatio**
D **Fantaſia**
E **Eſtimatiua**
F **Memozia**

Abb. 2   Albrecht Dürer: Willibald Pirckheimer als ›Caput physicum‹[27]

Singulär in der Darstellung bei Chartier erscheint hingegen die Umsetzung und Verdichtung des gelehrten Wissens in einem literarischen Bild, in dem die Melancholie den Autor einschließt, seinen Körper und Geist einkapselt, den Verstand betäubt und das Hirn so lange ›bearbeitet‹, bis die Phantasie in Bewegung gerät. Dabei erscheinen bei Chartier Melancholie und das damit verbundene Leiden dezidiert als auslösendes Moment für die Aktivierung der Phantasie, wobei dieses ›Öffnen‹ und ›Fließen‹ nicht im Sinne moderner Konzeptionen von Kreativität, respektive Genialität, als ›Schöpferisch-Neues‹ zu verstehen ist, sondern im Kontext mittelalterlicher Wahrnehmungstheorie[28]

---

telische Seelenlehre unter besonderer Berücksichtigung der Schriften »De anima« oder »IV Naturalia« von Avicenna und erklären die Grundlage des menschlichen Denkens und Empfindens mittels einer präzisen Lokalisierung im Gehirn. Auch bei der Abbildung von Dürer handelt es sich um die Illustration eines Handbuchs, dem »Trilogium anime« des Franziskaners Ludovicus de Prussia, gedruckt bei Anton Koberger, Nürnberg, 6. März 1498. Für den Hinweis auf den ›Caput physicum‹ von Albrecht Dürer danke ich Frau Dürten Hartmann.

27 In: SCHOCH, Rainer u. a.: Albrecht Dürer. Das druckgraphische Werk. 3 Bde. Bd. III: Buchillustrationen. München u. a. 2004, S. 128-130, S. 129.

28 Zur Wahrnehmungstheorie vgl. CAMILLE, Michael: Before the Gaze. The Internal Senses and Late Medieval Practices of Seeing. In: Visuality before and beyond the Renaissance. Seeing as others saw. Hg. v. Nelson, Robert S. Cambridge 2000, S. 197-223; sowie mit weiterführenden Literaturhinweisen BUMKE, Joachim: Die

steht. Diese operiert mit einem hirnanatomischen Modell, der sogenannten
›Ventrikellehre‹, der zufolge Sinneseindrücke vom Pneuma bis zum Gehirn
geleitet und dort in einem mehrschrittigen Prozess durch verschiedene Hirn-
kammern geschleust und währenddessen zu Bildern verarbeitet werden. Für
die Frage nach der Entstehung von sprachlichen Bildern ist dabei bedeutsam,
dass die *imaginatio* auch ohne direkten (visuellen) Sinnesreiz kreativ tätig
werden, das heißt, Bilder auch nach bereits früher produzierten und aufgeru-
fenen herstellen kann.[29]

Während Chartier in seinem Text mit der Lokalisierung der *region ymaginative, que aucuns appellent fantasie* sowie der bei ihm narrativ umgesetzten
Vorstellung, unter Ausschluss unmittelbarer Sinnesreize Bilder (hier die
Personifikationen) zu produzieren, auf tradiertes Wissen rekurriert, scheint
sich für das Bild einer die Phantasie aktivierenden Melancholie im literarischen oder gelehrten Kontext keine Vorlage finden zu lassen.

Beispiel 2: *Da binn ich für und für mit umb gangen* (Jörg Wickram)

Im Jahr 1555 widmet der Stadtschreiber Georg Wickram seinem Vetter
Georg Tüffe den Text »Der irr reitend pilger«. Bevor die Verserzählung an-
fängt, gibt der Erzähler in der Vorrede Auskunft über die Entstehung des
Textes, denn: *es würdt euch gewißlichen nit ein klein wenig verwunderen /
Wo ich mit einem solchen fremden Argument har kumme.*[30]

Vor nicht langer Zeit hat er *ein groß unnd schwer leger gehabt, / in welchem ich ein semlich groß hauptwe erlitten / so gros / das ich vor schmertzen
mein selbs gar nit befunden.*[31] In diesem Ausnahmezustand, der zu einem
temporären Verlust seiner selbst führt, bleibt er länger als acht Tage. Während dieser Zeit ist er so schwach, dass ihm Nahrung und Flüssigkeit nur über
eine Feder eingeflößt werden können. Körperlich völlig ausgeschaltet, funk-
tioniert nur noch sein Geist: *nicht desto weniger / so hab ich dannoch meine
besundere gedancken gehabt / und in solcher onmacht unnd schwachheit /
mit reimen und lieder tichten umb gangen.*[32] Zu diesen ›Liedern‹ gehört auch
das folgend Argument, das heißt die Geschichte vom »Irr reitend pilger«, die

---

Blutstropfen im Schnee. Über Wahrnehmung und Erkenntnis im ›Parzival‹ Wolframs von Eschenbach. Tübingen 2001 (Hermaea N.F. 94), S. 35-54.

29 Zu den produktions- und rezeptionsästhetischen Implikationen dessen vgl. Laude,
Corinna: Walthers ›Enzwischen‹ und Neidharts Spiegelraub. Beobachtungen zur
poetologischen Funktion von Leerstellen im Minnesang. In: Der mittelalterliche
und der neuzeitliche Walther. Beiträge zu Motivik, Poetik, Überlieferungsgeschichte und Rezeption. Hg. v. Bein, Thomas. Frankfurt a. M. 2007 (Walther-
Studien 5), S. 213-232.

30 WICKRAM [ANM. 10], S. 5.

31 WICKRAM [ANM. 10], S. 5.

32 WICKRAM [ANM. 10], S. 5.

266

in seinen Gedanken kreist: *Da binn ich für und für mit umb gangen / Ist mir nit anderst gewesen / dann als ob ich einem in die fåderen redet / der selbig mir diss alles verzeichnet.*[33]

Dank Gottes Hilfe gesundet er von seiner Krankheit. Zwar kann er sich an die erlittenen Schmerzen nicht mehr erinnern; dafür hat er nun aber eine so große Geschwulst, dass er sich nur noch schreibend betätigen kann und die nachfolgende Geschichte vom »Irr reitend pilger« notiert:

> Als mir nůn Gott wider zůo vermügligkeit geholffen / und mich gar grosse geschwulst ankummen / also das ich nichts anders dann schreiben und sunst kein ander arbeit volbringen künden / Ist mir eben zů gedancken kummen / diss gedicht für die hand zů nemen.[34]

Geschrieben im Kontext einer (todesähnlichen) Ausnahmeerfahrung und von der Problematik des unzeitigen Todes handelnd, widmet der Autor Wickram den Text als Memento mori seinem Vetter, von dem er weiß, dass auch er des Todes gewärtig ist:

> Und dieweil ich gůt wissen trag / das ir ein sundere neigung hand / offtermals die letste stund zů betrachten / Hab ich gedacht diss mein bůchlin nit bass anzůlegen / dann eben an dem da ichs wußt angelegt und angenem sein.[35]

das ich nichts anders dann [...] schreiben künden: Der stilisierte Schreibprozess bei Wickram

Ob dieser Darstellung der Textgenese des »Irr reitend pilger« eine reale Krankheitserfahrung Wickrams zugrunde liegt[36] oder nicht, soll hier nicht weiter Gegenstand der Überlegungen sein. Vielmehr erscheint daran von Interesse, dass mit dem Entstehungsprozess des »Irr reitend pilger«, wie ihn die Vorrede inszeniert, in zentralen Aspekten auf die bereits oben umrissene Metaphorik ›Ein Text entsteht aus Leiden‹ rekurriert wird und grundlegende Elemente ihrer Bildlichkeit aufgerufen sind.

Auch bei Wickram wird keine Angabe gemacht, woher das *Hauptweh* und das *leger* kommen; sie sind quasi grundlos und plötzlich da. Die acht Tage währende Krise kommt einem ohnmachts- oder todesähnlichen Zustand gleich, in dem alles Körperliche ausgeschaltet ist und sich nur Geschichten wie automatisch selbst zu generieren scheinen. Unterstützt wird dieser Entstehungsprozess durch den von außen eingeführten Federkiel, dessen Bedeu-

---

33 WICKRAM [ANM. 10], S. 5.
34 WICKRAM [ANM. 10], S. 5.
35 WICKRAM [ANM. 10], S. 5.
36 Vgl. die Einschätzung von Elisabeth WÅGHÄLL NIVRE im nachfolgenden Forschungsbericht.

tung hier zwischen dem realen – zweckentfremdeten – Schreibwerkzeug und dem metaphorischen Inspirationsutensil oszilliert.[37]

In der anschließenden produktiven Phase nach überstandener Krise ist die Entstehung des Textes (bzw. der Texte) abgeschlossen; die unterdessen entstandene Geschwulst blockiert jegliche andere Tätigkeit. Zwar liefert der Text keine Angaben zu Art und Lokalisierung der Geschwulst und erstellt keine explizite Kausalität zwischen den Elementen ›Errettung aus der Krankheit durch Gott‹ – ›Geschwulst‹ – ›Schreibzwang‹. Sie werden jedoch als unmittelbare Reihung genannt und scheinen somit direkt miteinander verknüpft zu sein.

Die während der Krise gedichteten ›Verse und Lieder‹ entstehen als Reime und als poetisch durchformte Sprache – wie auch der »Irr reitend Pilger« eine Verserzählung ist. In der sich anschließenden schriftlichen Fixierung ›ergießen‹ sich diese Texte automatisch und unreflektiert wie aus einem Speicher: *gleich als ob ich einem in die federen redet.* Daneben tritt die zum Ende der Vorrede vorgebrachte Bitte des Autors, die Qualität der „Reime", das heißt des Textes, zu entschuldigen: Der Autor sei noch *sehr blôd gewesen als ich sie* [die Reime, A.W.] *gemacht.*[38] Neben der gängigen Captatio benevolentiae, sich für die – vermeintliche – Unbeholfenheit im Ausdruck vorab zu entschuldigen, weist *blôd* im Sinne von ›krank‹, ›schwach‹, ›gebrechlich‹ auf eine Einschränkung körperlicher Natur hin,[39] so dass die kalkulierte Komposition des Textes gebrochen scheint. Dieses vermeintliche Defizit des Textes wird durch das ausführliche *Memento mori* des Autors aufgefangen, das die Omnipräsenz des Todes beschwört und die Schreibmotivation ausweist:

---

37 Eine bekannte bildliche Darstellung dieser Thematik findet sich auf dem Kupferstich »Der Traum des Doktors« von Albrecht Dürer (ca. 1497): Ein Dämon nähert sich dem schlafenden Doktor und versucht – allerdings mittels eines Blasebalgs – in sein Ohr ›einzublasen‹. Für den Bereich der Literatur sei auf Hans Sachs' »Gespräch der Philosophie« verwiesen, in dem Melancholie, auch hier in der Personifikation der hässlichen Alten, dem Jüngling in das Ohr ›einbläst‹. – Zum Bild der Feder vgl. SCHULZ-GROBERT, Jürgen: [...] die feder mein pflug. Schreiberpoesie, Grammatik-Ikonographie und das gelehrte Bild des ›Ackermann‹. In: Autor und Autorschaft im Mittelalter. Kolloquium Meißen 1995. Hg. v. Andersen, Elizabeth u. a. Tübingen 1998, S. 323-333; WENZEL, Horst: Schwert, Saitenspiel und Feder. In: Literarische Leben. Rollenentwürfe in der Literatur des Hoch- und Spätmittelalters. FS Volker Mertens. Hg. v. Meyer, Matthias u. Schiewer, Hans-Jochen. Tübingen 2002, S. 853-870.

38 WICKRAM [Anm. 10], S. 10.

39 Vgl. den Eintrag *blöde* im Frühneuhochdeutschen Wörterbuch. Hg. v. Goebel, Ulrich u. Reichmann, Oskar. In Verbindung mit dem Institut für deutsche Sprache. Begr. v. Anderson, Robert R., Goebel, Ulrich u. Reichmann, Otto. Bd. 4: Bearbeitet von Schildt, Joachim. Berlin, New York 2001, Sp. 634-635.

> Darumb hab ich diss bůchlin gedicht / das wir armen madensåck und
> misthauffen / ein wenig uns darinn ersehen und bedechten / was wir ge-
> wesen / was wir sind / und was wir werden můssen.[40]

Wohl nutzt Wickram des Öfteren die Vorworte seiner Texte zu metatextli-
chen Reflexionen und autopoietischen Aussagen: Die hier vorgestellte Passage aus der Vorrede steht in seinem Werk jedoch merkwürdig singulär und
erfuhr wohl auch deshalb in der Forschung bislang nur wenig Beachtung:

Als wörtlich aufzufassende Aussage des Autors Wickram versteht Elisabeth WÅGHÄLL NIVRE die Krankheitsbeschreibung der Vorrede.[41] Zwar
fokussiert sie in ihrem Aufsatz auf eben jene »Textausschnitte, die nicht nur
das Erzählte, sondern auch das Erzählen an sich beleuchten« [um] »Spuren
einer Wickramschen Poetologie«[42], in Wickrams weniger bekannten Werken
zu identifizieren. Dazu gibt sie aber einleitend zu bedenken:

> Daß Wickram eine Vorstellung vom Text als fiktivem Konstrukt gehabt
> haben könnte, wird hier in einem erweiterten Zusammenhang hinterfragt
> werden, wobei die Gefahr der Überinterpretation des frühneuzeitlichen
> Textes wie die Gefahr, dem Autor Eigenschaften und Kenntnisse
> beizumessen, die er als ein einfacher Ratsdiener im sechzehnten Jahr-
> hundert nicht gehabt haben konnte, nicht aus dem Blick geraten darf.[43]

Das hier von WÅGHÄLL NIVRE vorgebrachte Bedenken angesichts einer
möglichen Überinterpretation der Texte spiegelt so einen methodischen Zugang zu Text und Autor, der beide auf der Folie von historisch Plausiblem
interpretiert. Anders formuliert etwa: Wieviel ›fiktives Konstrukt‹ können
wir bei einem ›einfachen Ratsdiener‹ des 16. Jahrhunderts erwarten? Gerade
diese geistes- und literaturgeschichtliche Verortung aber hat sich im Falle
Wickrams seit jeher als problematisch erwiesen, was sich insbesondere beim
Versuch seiner Zuordnung zum Humanismus zeigte. Genau dieser heiklen
Frage geht Jan-Dirk MÜLLER[44] nach, der am Beispiel des »Irr reitend Pilger«

---

40 WICKRAM [Anm. 10], S. 9.
41 Bei ihr heißt es dazu: »In der Widmung zum ›Irr reitend pilger‹ spricht Wickram
davon, daß er längere Zeit krank gewesen sei. Es ist also zu vermuten, daß seine Ge-
sundheitsprobleme die schriftstellerische Tätigkeit beeinflußt haben.« Darüber hinaus konstatiert sie für den Text »einige Marginalien in der Ich-Form, die jedoch, mit
wenigen Ausnahmen, die Handlung ergänzen und kommentieren, das Schreiben an
sich aber kaum thematisieren.« WÅGHÄLL NIVRE, Elisabeth: Georg Wickrams Überlegungen zur Schreibkunst. In: Vergessene Texte. Verstellte Blicke. Neue Perspektiven der Wickram-Forschung. Hg. v. Müller, Maria E. u. Mecklenburg, Michael. Unter Mitarbeit v. Sieber, Andrea. Frankfurt a. M. 2007, S. 91-107, S. 106.
42 WÅGHÄLL NIVRE [Anm. 41], S. 95.
43 WÅGHÄLL NIVRE [Anm. 41], S. 95.
44 MÜLLER, Jan-Dirk: Wickram ein Humanist? In: Vergessene Texte. Verstellte Blicke.
Neue Perspektiven der Wickram-Forschung. Hg. v. Müller, Maria E. u. Mecklenburg, Michael. Unter Mitarbeit v. Sieber, Andrea. Frankfurt a. M. 2007, S. 21-39.

problematisiert, inwiefern sich Wickrams Werk mit herkömmlichen Kategorien adäquat beschreiben lässt:

> Wickrams Position ist unter den gängigen literaturgeschichtlichen Eti-
> ketten offenbar nicht zu fassen. Wie viele seiner volkssprachigen Zeit-
> genossen schreibt er in einem geistigen Klima, das von einer umfassen-
> den Rezeption antiker und antikisierender Kultur geprägt ist, ohne mehr
> als punktuell an dieser Rezeption teilzuhaben.[45]

Eine textimmanente Lesart unternimmt Martin BAISCH:[46] Ihm zufolge
wird der Text durch zwei Aspekte gekennzeichnet: Erstens, dem Entstehen
aus Krankheit und im Angesicht des Todes und zweitens, dem Prinzip der
Wiederholung, welches den Text auf unterschiedlichen Ebenen durchzieht
und strukturiert:

> Kein Zweifel, dieses Werk ist, so die Inszenierung in der Vorrede, der
> Krankheit, dem Schmerz, der Schwäche abgetrotzt. Mehr noch: Bedin-
> gung der Möglichkeit literarischer Produktivität ist die Erfahrung der
> Endlichkeit menschlichen Lebens.[47]

Auch wenn BAISCH auf die Bildlichkeit der Vorrede nur am Rande eingeht
und man seine These im Zuge meiner Argumentation dahingehend umformu-
lieren könnte, dass dieser Text nicht trotz Krankheit und todesähnlichem
Zustand verfasst wurde, sondern gerade darin seinen Entstehungsgrund findet, erweist sich das für den »Irr reitend pilger« als konstitutiv herausgearbei-
tete Prinzip der Wiederholung für die vorliegende Fragestellung als besonders anschlussfähig. Denn diesen Wiederholungen, die für den Text als
Strukturmerkmal zu konstatieren sind, korrespondiert die – die Vorrede bestimmende – Bildlichkeit des in Siechtum ›verkapselten‹ Autor-Ichs, das *für
und für* [mit dem Text] *umb geht*. Die Metaphorik der Vorrede und die narrative Struktur des Textes sind so direkt aufeinander bezogen und werden
durch das Prinzip der Wiederholung geprägt.

Die ›Inkubation‹ des Textes

Ob die Genese des Textes explizit in den Zusammenhang zu Melancholie
gestellt wird, wie bei Chartier, oder, wie im Falle Wickrams, allein eine Situation des physischen und psychischen Leidens beschrieben ist: Die Analyse
beider Vorreden hat gezeigt, dass innerhalb der Metaphorik ›Ein Text entsteht aus Leiden‹ ähnliche Bilder und Strukturen vorliegen. Hierzu gehört die
Verkapselung des leidenden Autor-Ichs, das sich der Krankheit respektive

---

45 MÜLLER [Anm. 44], S. 37.
46 BAISCH, Martin: Jörg Wickram begegnet sich selbst. Autorschaft, Wissen und Wiederholung im »Irr reitenden Pilger«. In: Vergessene Texte. Verstellte Blicke. Neue
Perspektiven der Wickram-Forschung. Hg. v. Müller, Maria E. u. Mecklenburg, Michael. Unter Mitarbeit v. Sieber, Andrea. Frankfurt a. M. 2007, S. 247-260.
47 BAISCH [Anm. 46], S. 250.

Melancholie hilflos ausgeliefert sieht, sowie die Ausschaltung zentraler physischer Fähigkeiten, in der Texte automatisch entstehen, um sich dann plötzlich und wie unter Zwang gleichsam aufs Schreibmaterial zu ergießen.

Damit wird eine Bildlichkeit aufgerufen, die nicht nur im literarischen Kontext als Metapher für die Entstehung von Kreativität und Autorschaft existiert. Der folgende Exkurs zeigt, dass die grundlegenden Elemente auch in anderen Konzeptualisierungen von Kreativität konstitutiv sind. So wird die ›Verkapselung‹ des Melancholikers bereits im Kontext der Humoralpathologie formuliert[48] und durch die Wirkungen der schwarzen Galle erklärt: Sowohl die dem Melancholiker zugeschriebene außergewöhnliche Fähigkeit zur (geistigen) Konzentration als auch seine Neigung zu extremen Gefühlszuständen werden hier auf die außergewöhnliche Wirkungsweise des Körpersaftes, der Materie und Geist zusammenzieht und in Extremen wirkt[49], zurückgeführt. In der Moderne wird in psychologischen Theorien das Phänomen des stetig um sich bzw. in sich selbst Kreisens des Melancholikers, das auch als ›introspektiv‹ und bisweilen ›narzisstisch‹[50] bezeichnet wird, unter den Begriffen ›Inkludenz‹ und ›Remanenz‹ gefasst,[51] und vom ›Manisch-Depressiven‹ bzw. der ›bipolaren Depression‹ gesprochen.[52]

Schließlich arbeiten auch Kreativitätstheorien mit dieser Bildlichkeit:[53] Vertreter der sogenannten Phasentheorien postulieren eine ›Inkubations-

---

48 Zu Melancholie und Humoralpathologie vgl. meine Ausführungen in Anm. 22.

49 Im »Problem« XXX, 1 vergleicht Theophrast die Wirkung der schwarzen Galle mit der des Weins, welcher ebenso unterschiedliche und extreme Wirkungen hervorruft: »Wein in großer Menge genossen versetzt offensichtlich Menschen in solche Zustände, wie wir sie bei den Melancholikern finden, und ruft bei den Trinkenden die verschiedensten Charakterzüge hervor, indem er sie zum Beispiel jähzornig, menschenfreundlich, rührselig oder draufgängerisch macht; doch weder Honig noch Milch, noch Wasser, noch etwas anderes dieser Art hat eine solche Wirkung.« Zit. nach KLIBANSKY/PANOFSKY/SAXL [Anm. 20], S. 61.

50 Der Zusammenhang von Melancholie und Narzissmus ist insbes. für die Begriffsbildung bei Sigmund FREUD zentral. Vgl. FREUD, Sigmund: Trauer und Melancholie. In: Psychologie des Unbewußten. Studienausgabe Bd. III. Frankfurt a. M. 2000, S. 197-212.

51 Die Phase, während der »das Selbst sein Thema nicht mehr hat oder besitzt, sondern davon besessen ist«, das heißt, in der das Ich nur noch auf sich selbst rückverwiesen und kein Kontakt mit der Außenwelt mehr möglich ist, wird als ›Endokinese‹ bezeichnet. Vgl. TELLENBACH, Hubert: Melancholie. Zur Problemgeschichte, Typologie, Pathogenese und Klinik. Berlin u. a. 1961, S. 147.

52 Zum Zusammenhang von bi- und unipolarer Depression und Schreiben vgl. FLAHERTY [Anm. 8] bes. S. 43-56 und S. 158-168. Zum platonischen *furor*, aus psychologischer Perspektive resümiert, vgl. TELLENBACH [Anm. 51] S. 6-8.

53 Natürlich gilt es dabei mitzubedenken, dass viele dieser Selbstaussagen bzw. die oftmals darauf rekurrierenden Theorien von Kreativität selbst dieser Stilisierung unterliegen. Die folgende Beschreibung des Intellektuellen Peter Wust – um nur

zeit‹[54]. Diese bilde die Schaffensphase vor dem eigentlichen Höhepunkt und werde von den Betroffenen als die quälendste beschrieben.[55] Während dieser Zeit des ›Heranreifens‹ wird nicht aktiv an der Idee oder dem Problem gearbeitet, sondern die während der ersten Phase gesammelten Informationen sinken in das Unterbewusstsein ab und werden, dort schwebend, weiterverarbeitet. Innerhalb der unterschiedlichen Erscheinungsformen der Inspiration dominieren doch zwei wesentliche Kennzeichen: Zum einen überfällt sie den Kreativen plötzlich, zum anderen geht ihr eine latente, oft sehr lange Arbeitszeit bzw. Reifungsperiode voraus.

In der Literatur schließlich, um wieder in den Ausgangsbereich dieses Beitrags zurückzukehren, findet sich die der ›Inkubation‹ zum Teil ähnliche

---

eine Darstellung aus dem 20. Jh. anzuführen – bezieht sich beispielsweise dezidiert auf prominente Vorbilder und stellt sich so explizit in den Melancholie-Genie-Diskurs von Kreativität ein: »Alles, was ich produktiv erobern will, muß erst durch qualvolle Inkubationsfristen der Schwermut erkauft werden […] Dann gleich ich der rätselhaften Gestalt, die im Vordergrund von Dürers Bild [»Melencolia I«] sitzt – brütend, ohne den zeugnerischen Funken, wartend auf die Stunde, wo der Blitz wieder einschlägt und dann im Nu alles verwandelt.« WUST, Peter: Wege einer Freundschaft. Briefwechsel Peter Wust – Marianne Weber 1927-1939. Hg. v. Cleve, Walter Theodor. Heidelberg 1951, S. 21.

54 Der Begriff ›Inkubation‹ wird heute hauptsächlich im Bereich der Medizin verwendet und bezeichnet hier die Zeit zwischen der Ansteckung und dem Ausbrechen einer Infektionskrankheit. In der Psychoanalyse und Tiefenpsychologie wird nach Freud von ›psychischer Inkubation‹ gesprochen. Diese bezieht sich auf die mögliche Verdrängung von auf ein Trauma zurückgehenden Symptomen und deren erst viel späterem Auftreten. Schließlich bezeichnet ›Inkubation‹ auch den in der Antike praktizierten rituellen Schlaf im Tempel, um Belehrung oder Heilung durch den Gott zu erfahren. Zum Begriff der Inkubation in der Antike und deren Bedeutung als zentralem, religiösen Kult in antiken Religionen vgl. DER NEUE PAULY. Enzyklopädie der Antike. Bd. 5, Sp. 1006-1007.

55 Innerhalb der Phasentheorien, die per se nicht unumstritten sind, existieren mehrere Modelle, die letztlich alle auf das 4-Phasen-Modell von Henri POINCARÉ zurückgehen. Danach (hier in der Version von Graham WALLAS nach Henri POINCARÉ) wird der kreative Akt unterteilt in 1. Préparation (Vorbereitung), 2. Incubation (Heranreifen), 3. Illumination (Erleuchtung) und 4. Vérification (Überprüfung). Vgl. WALLAS, Graham: The Art of Thought. London, Toronto 1931. Zit. nach: Seminar: Theorien der künstlerischen Produktivität. Entwürfe mit Beiträgen aus Literaturwissenschaft, Psychoanalyse und Marxismus. Hg. v. CURTIUS, Mechthild unter Mitarbeit v. Böhmer, Ursula. Frankfurt a. M. 1976, S. 22. Zu den Schöpfungsphasentheorien, deren Forschungsgeschichte und kritischer Einschätzung vgl. den Überblick bei CURTIUS, S. 19-30. – In neurologischen Ansätzen wird Kreativität insbes. auf die Erregung der Schläfenlappen zurückgeführt. Vgl. FLAHERTY [Anm. 8]. Dabei findet der kreative (Schreib-)Akt nicht auf dem Höhepunkt der Erregung statt, sondern setzt im Moment des Abfalls, das heißt dem Absinken der Erregungskurve, ein.

Metapher der Perle als Bild für den literarischen Text[56]: Auch diese stellt in ihrer ursprünglichen Form eine Verunreinigung, nämlich ein Schmutzkorn, dar, das als Produkt eines lebenserhaltenden Abwehrmechanismus des sonst schutzlosen Weichköpers der Muschel zur Pretiose heranwächst.

Fazit

Impostume, geschwulst, Inkubation. Zwar gehört es zur Eigenschaft von Bildern, dass sie über einen je eigenen semantischen Umfang verfügen und nicht völlig deckungsgleich sind; die gemeinsame Schnittmenge in dieser Metaphorik literarischer Kreativität ist hier jedoch die Vorstellung von Versehrtheit und Krankheit, durch deren körperliche Begrenztheit die schöpferische Kraft konzentriert und potenziert wird: Das Autor- bzw. Erzähler-Ich ist teilweise zum Vegetativen reduziert und der Text generiert sich wie von selbst. Gleichgültig, ob die Genese des Textes und der Akt des Schreibens in Zusammenhang mit der Metaphorik einer (eitergefüllten) Geschwulst, eines infizierenden Virus oder eines Schmutzkorns gestellt wird: Die Konnotationen der Texte oszillieren hier zwischen Krankheit, Leiden und Verunreinigung auf der einen und schöpferischer Potenz, literarischem Werk und Pretiose auf der anderen Seite. Damit aber beinhaltet diese Metaphorik gleichzeitig ein Spannungsfeld, das letztlich auch für die Dialektik des modernen Melancholiebegriffs konstitutiv ist.[57]

---

56 Zur Metapher der Perle in der Literatur vgl. OHLY, Friedrich: Die Perle des Wortes. Zur Geschichte eines Bildes für Dichtung. Frankfurt a. M. 2002, bes. S. 343-383: Kap. »Dichtung als notwendige Frucht eines Leidens.« OHLY sieht die Metapher als Produkt der Moderne, die – ihm zufolge – nicht nur deshalb erst im 16. Jahrhundert in dieser Bedeutung entstehen konnte, als bekannt wurde, dass Perlen aus infizierten Muscheln entstehen und nicht als ›göttlicher Tau‹ vorliegen. Vor allem setzt er die Entstehung der Metapher in Beziehung mit der »Subjektivität des Dichters [...], die beim Aufkommen der Neuzeit sich mit den Konzepten einer Pathologie des Dichters unter dem ›furor poeticus‹, der Erleidenskraft des Enthusiasmus und schließlich einer sich genial verschwärmenden Melancholie manifestiert hat.« OHLY, S. 346-347.

57 Wenngleich bereits vorher Reflexe auf das der schwarzen Galle attestierte kreative Potential auszumachen sind, wird der moderne Melancholiebegriff gemeinhin erst mit dem Florentiner Neuplatoniker Marsilio Ficino und seinen Schriften in Verbindung gebracht, der in der zweiten Hälfte des 15. Jahrhunderts lebte. Damit jedoch zeigen sich nicht nur die Grenzen historischer Argumentation, wie im Falle Chartiers, sondern auch für Wickram würde sich die Frage stellen, inwieweit dieser mit dem Konzept von Ficino vertraut gewesen sein konnte. Vgl. meine Dissertation zum Transfer von Ficinos Melancholiebegriff im deutschsprachigen Raum, die 2009 erscheint.

Auswahlbibliographie

ACKERMANN, Christiane u. RIDDER, Klaus: Trauer – Trauma – Melancholie. Zum »Willehalm« Wolframs von Eschenbach. In: Trauer. Hg. v. Mauser, Wolfram u. Pfeifer, Joachim. Würzburg 2003 (Freiburger Literaturpsychologische Gespräche, Jahrbuch für Literatur und Psychoanalyse 22), S. 83-108.

Allegorie und Melancholie. Hg. v. van Reijen, Willem. Frankfurt a. M. 1992 (edition suhrkamp 1704, N. F. 704).

ANZ, Thomas: Freuden aus Leiden. Aspekte der Lust an literarischer Trauer. In: Trauer. Hg. v. Mauser, Wolfram u. Pfeifer, Joachim. Würzburg 2003 (Freiburger Literaturpsychologische Gespräche, Jahrbuch für Literatur und Psychoanalyse 22), S. 71-82.

AUSTERN, Linda Phyllis: No Pill's Gonna Cure My Ill: Gender, Erotic Melancholy and Traditions of Musical Healing in the Modern West. In: Musical Healing in Cultural Contexts. Ed. by Gouk, Penelope. Aldershot 2000, pp. 113-136.

BABB, Lawrence: The Elizabethan Malady. A study of Melancholia in English Literature from 1580 to 1642. East Lansing 1951.

BADER, Günter: Melancholie und Metapher. Tübingen 1990.

BANDMANN, Günter: Melancholie und Musik. Ikonographische Studien. Köln 1960 (Wissenschaftliche Abhandlungen der Arbeitsgemeinschaft für Forschung des Landes Nordrhein-Westfalen XII).

BAUER, Gerhard: Formen der Melancholie in Literatur und bildender Kunst. In: Melancholie. Sinnaspekte einer Depression. Hg. v. Jaspert, Bernd. Hofgeismar 1994 (Hofgeismarer Protokolle 307), S. 39-72.

BLANK, Walter: Der Melancholiker als Romanheld. Zum deutschen ›Prosa-Lancelot‹, Hartmanns ›Iwein‹ und Wolframs ›Parzival‹. In: *Ist mir getroumet mîn leben?* Vom Träumen und vom Anderssein. FS Karl-Ernst Geith. Hg. v. Schnyder, André. Göppingen 1998 (GAG 632), S. 1-18.

BLANK, Walter: Der Melancholikertypus in mittelalterlichen Texten. In: Mittelalterliche Menschenbilder. Hg. v. Neumeyer, Martina. Regensburg 2000 (Eichstätter Kolloquium 8), S. 119-145.

BÖHME, Hartmut: Albrecht Dürer. Melencolia I. Im Labyrinth der Deutungen. Frankfurt a. M. 1991 (Fischer-Taschenbücher 3958).

BOST, Harald: Der Weltschmerzler. Ein literarischer Typus und seine Motive. St. Ingbert 1994 (Saarbrücker Beiträge zur Literaturwissenschaft 46).

BRANN, Noel: The Debate over the Origin of Genius During the Italian Renaissance: The Theories of Supernatural Frenzy and Natural Melancholy in Accord and in Conflict on the Threshold of the Scientific Revolution. Leiden 2002.

BRANN, Noel: Melancholy and the divine frenzies in the French Pléiade, their conflicting roles in the art of beaux exercices spirituels. In: The Journal of Medieval and Renaissance Studies 9 (1979), S. 81-100.

BRANN, Noel L.: The Renaissance Passion of Melancholy: The Paradox of its Cultivation and Resistance. Diss. Stanford 1965.

BRAUN, Werner: Melancholie als musikalisches Thema. In: Die Sprache der Musik. FS Wolfgang Niemöller. Hg. v. Fricke, Jobst Peter. Regensburg 1989, S. 81-98.

BREUER, Ulrich: Herz und Kleid. Melancholie der Kommunikation in Johann Beers Romandiologie. In: Johann Beer. Schriftsteller, Komponist und Hofbeamter 1655-1700. Beiträge zum Internationalen Beer-Symposion in Weißenfels Oktober 2000. Hg. v. van Ingen, Ferdinand u. Roloff, Hans-Gert. Redaktion: Wels, Ute. Bern u. a. 2003 (Jahrbuch für Internationale Germanistik, Reihe A: Kongressberichte 70), S. 487-504.

BREUER, Ulrich: Melancholie und Reise. Studien zur Archäologie des Individuellen im deutschen Roman des 16.-18. Jahrhunderts, Münster u. a. 1994 (Facies Nigra. Studien zur Melancholie in Kunst und Literatur 2).

BUTLER, Judith: Melancholisches Geschlecht/Verweigerte Identifizierung. In: BUTLER, Judith: Psyche der Macht. Das Subjekt der Unterwerfung. Frankfurt a. M. 2001 (edition suhrkamp 1744, N. F. 744), S. 125-141.

CLASSEN, Albrecht: Death Rituals and Manhood in the Middle High German Poems *The Lament*, Johannes von Tepl's *The Plowman*, and Heinrich Wittenwiler's *Ring*. In: Grief and Gender. 700-1700. Ed. by Vaught, Jennifer C. New York 2003, pp. 33-47.

DABEZIES, André: Faust et ses désirs: une essai de lecture théologique du ›Volksbuch‹ de 1587. In: Faust ou la mélancholie du savoir. Textes réunis par Masson, Jean-Yves. Paris 2003 (Littéature et idée), pp. 21-34.

DEINERT, Wilhelm: Ritter und Kosmos im Parzival. Eine Untersuchung der Sternkunde Wolframs von Eschenbach. München 1960 (MTU 2).

EMING, Jutta: ›Trauern Helfen‹. Subjektivität und historische Emotionalität in der Episode um Gahmurets Zelt. In: Inszenierungen von Subjektivität in der Literatur des Mittelalters. Hg. v. Baisch, Martin u. a. Königstein/Taunus 2005, S. 107-121.

ENTERLINE, Lynn: The tears of Narcissus: melancholia und masculinity in early modern writing. Stanford, Calif. 1995.

FISCHER, Gottfried u. HAMMEL, Andreas: Trauer und Melancholie. Vom Neurose- zum Trauma-Paradigma. In: Trauer. Hg. v. Mauser, Wolfram u. Pfeifer, Joachim. Würzburg 2003 (Freiburger Literaturpsychologische Gespräche, Jahrbuch für Literatur und Psychoanalyse 22), S. 53-70.

FLASHAR, Hellmut: Melancholie und Melancholiker in den medizinischen Theorien der Antike. Berlin 1966.

FLASHAR, Hellmut: Melancholie. In: Historisches Wörterbuch der Philosophie 5 (1980), Sp. 1038-1040.

FLÜELER, Christoph: Acedia und Melancholie im Spätmittelalter. In: Freiburger Zeitschrift für Philosophie und Theologie 34 (1987), S. 379-398.

FORSTER, Edgar J.: Unmännliche Männlichkeit. Melancholie – ›Geschlecht‹ – Verausgabung. Wien u. a. 1998 (Nachbarschaften. Humanwissenschaftliche Studien 7).

FREUD, Sigmund: Trauer und Melancholie. In: Sigmund FREUD: Psychologie des Unbewußten. Frankfurt a. M. 2000 (Studienausgabe Bd. 3), S. 193-212.

FRIEDRICH, Volker: Melancholie als Haltung. Berlin 1991.

FRÖMMING, Götz: Satan und Saturn. Die Historia von D. Johann Fausten. In: Z. Zeitschrift für Kultur- und Geisteswissenschaften 13 (1996), pp. 21-34.

GOWLAND, Angus: The Worlds of Renaissance Melancholy: Robert Burton in Context. Cambridge 2006 (Ideas in Context 78).

HAAGE, Bernhard Dietrich: *Amor hereos* als medizinischer Terminus technicus in der Antike und im Mittelalter. In: Liebe als Krankheit. Vorträge eines interdisziplinären Kolloquiums. 3. Kolloquium der Forschungsstelle für europäische Lyrik des Mittelalters. Hg. v. Stemmler, Theo. Mannheim 1990, S. 31-73.

HAAGE, Bernhard Dietrich: Melancholie und Liebe in der Antike und im Mittelalter. In: Melancholie. Sinnaspekte einer Depression. Hg. v. Jaspert, Bernd. Hofgeismar 1994 (Hofgeismarer Protokolle 307), S. 6-38.

HAAS, Alois M.: Schwermütigkeit. Ein Wort der deutschen Mystik, in: Verborum amor. FS Stefan Sonderegger. Hg. v. Burger, Harald u. a. Berlin, New York 1992, S. 273-296.

HAGEN, Edward H.: Depression as bargaining: the case postpartum. In: Evolution and Human Behavior 23 (2002), S. 323-336.

HEGER, Henrik: Die Melancholie bei den französischen Lyrikern des Spätmittelalters, Bonn 1967 (Romanistische Versuche u. Vorarbeiten 21).

HORSTMANN, Ulrich: Die Kunst des Großen Umsonst: Melancholie als ästhetische Produktivkraft. In: Kunstgriffe. Auskünfte zur Reichweite von Literaturtheorie und Literaturkritik. FS Herbert Mainusch. Hg. v. Horstmann, Ulrich u. Zach, Wolfgang. Frankfurt a. M. u. a. 1989, S. 127-138.

JACKSON, Stanley W.: Melancholia and Depression from Hippocratic Times to Modern Times. New Haven 1986.

JAEGER, C. Stephen: Melancholie und Studium. Zum Begriff ›Arbeitsæli-keit‹, seinen Vorläufern und seinem Weiterleben in Medizin und Literatur. In: Literatur, Artes und Philosophie, Hg. v. Haug, Walter u. Wachinger, Burghart. Tübingen 1992 (Fortuna vitrea 7), S. 117-141.

JEHL, Rainer: Melancholie und Acedia. Ein Beitrag zur Anthropologie und Ethik Bonaventuras. Paderborn u. a. 1984 (Münchener Universitätsschriften: Veröffentlichungen des Grabmann-Institutes zur Erforschung der mittelalterlichen Theologie und Philosophie N. F. 32).

KEMPER, Hans Georg: Träume eines melancholischen »bidermans« (H. Sachs). In: Kemper, Hans Georg: Deutsche Lyrik der frühen Neuzeit. Bd. 1. Epochen- und Gattungsprobleme, Reformationszeit. Tübingen 1987, S. 246-281.

KLIBANSKY, Raymond; PANOFSKY, Erwin u. SAXL, Fritz: Saturn und Melancholie. Studien zur Geschichte der Naturphilosophie und Medizin, der Religion und der Kunst. Übers. v. Buschendorf, Christa. Frankfurt a. M. 1992 (stw 1010).

KOCH, Elke: Inszenierungen von Trauer, Körper und Geschlecht im *Parzival* Wolframs von Eschenbach. In: Codierungen von Emotionen im Mittelalter / Emotions and Sensibilities in the Middle Ages. Hg. v. Jaeger, C. Stephen and Kasten, Ingrid. Berlin, New York 2003 (Trends in Medieval Philology 1), S. 143-158.

KOCH, Elke: Trauer und Identität. Inszenierung von Emotionen in der deutschen Literatur des Mittelalters. Berlin, New York 2006 (Trends in Medieval Philology 8).

KOCH, Ernst: Die höchste Gabe in der Christenheit. Der Umgang mit Schwermut in der geistlich-seelsorgerischen Literatur des Luthertums im 16. und 17. Jahrhundert. In: Krisenbewußtsein und Krisenbewältigung in der Frühen Neuzeit – Crisis in Early Modern Europe. FS Hans-Christoph Rublack. Hg. v. Hagemeier, Monika u. Holtz, Sabine Frankfurt a. M. u. a. 1993.

KONETZKE, Claudia: Minne und Melancholie. Zur Konzeption der Tristanfigur Gottfrieds von Straßburg. Diss. Bielefeld 1999 (Mikrofiche-Edition).

KONETZKE, Claudia: *triuwe* und *melancholia*. Ein neuer Annäherungsversuch an die Isolde-Weißhand-Episode des »Tristan« Gottfrieds von Straßburg. In: Körperinszenierungen in mittelalterlicher Literatur. Kolloquium am Zentrum für interdisziplinäre Forschung der Universität Bielefeld (18. bis 20. März 1999). Hg. v. Ridder, Klaus u. Langer, Otto. Berlin 2002 (Körper, Zeichen, Kultur 11), S. 117-138.

KRAß, Andreas: Schwarze Galle, schwarze Kunst – Poetik der Melancholie in der »Historia von D. Johann Fausten«. In: Zeitsprünge. Forschungen zur Frühen Neuzeit 7 (2003), S. 537-559.

KRAUS, Alfred: Manisch-depressives Spektrum und Kreativität. In: Melancholie und Heiterkeit. Hg. v. Borchmeyer, Dieter. Heidelberg 2007 (Vorträge des Studium Generale der Ruprecht-Karls-Universität Heidelberg), S. 189-220.

KRISTELLER, Paul Oskar: The philosophy of Marsilio Ficino. New York 1943.

KRISTEVA, Julia: Schwarze Sonne. Depression und Melancholie. Aus dem Franz. übers. von Bernd Schwibs u. Achim Russer. Frankfurt a. M. 2007.

KÜCHENHOFF, Joachim: Trauer, Melancholie und das Schicksal der Objektbeziehungen. Eine Relektüre von S. Freuds »Trauer und Melancholie«. In: Jahrbuch der Psychoanalyse 36 (1996), S. 90-117.

KÜMMEL, Werner F.: Melancholie und die Macht der Musik: Die Krankheit König Sauls in der historischen Diskussion. In: Medizinhistorisches Journal 4 (1969), S. 189-209.

KÜSTERS, Urban: Klagefiguren. Vom höfischen Umgang mit der Trauer. In: An den Grenzen höfischer Kultur: Anfechtungen der Lebensordnung in der deutschen Erzähldichtung des hohen Mittelalters. Hg. v. Kaiser, Gert. München 1991, S. 9-75.

LAMBRECHT, Roland: Der Geist der Melancholie – Eine Herausforderung philosophischer Reflexion. München 1996.

LAMBRECHT, Roland: Melancholie. Vom Leiden an der Welt und den Schmerzen der Reflexion. Reinbek bei Hamburg 1994 (rowohlts enzyklopädie 541).

LEPENIES, Wolf: Melancholie und Gesellschaft. Frankfurt a. M. 1969.

LIEBERTZ-GRÜN, Ursula: Das trauernde Geschlecht. Kriegerische Männlichkeit und Weiblichkeit im »Willehalm« Wolframs von Eschenbach. IN: GRM N. F. 46 (1996), S. 383-405.

LOBSIEN, Verena: Das manische Selbst: Frühneuzeitliche Versionen des Melancholieparadigmas in der Genese literarischer Subjektivität. In: Geschichte und Vorgeschichte der modernen Subjektivität, Hg. v. Fetz, Reto Luzius u. a. Berlin 1998 (European Cultures. Studies in Literature and the Arts 11.1), S. 713-744.

LÜTKE NOTARP, Gerlinde: Von Heiterkeit, Zorn, Schwermut und Lethargie. Studien zur Ikonographie der vier Temperamente in der niederländischen Serien- und Genregraphik des 16. und 17. Jahrhunderts. Münster 1998 (Niederlande-Studien 19).

LYONS, Bridget Gellert: Voices of Melancholy. Studies in literary treatments of melancholy in Renaissance England. New York 1971.

MATEJOVSKI, Dirk: Das Motiv des Wahnsinns in der mittelalterlichen Dichtung. Frankfurt a. M. 1996 (stw 1213).

MAURER, Friedrich: Leid. Studien zur Bedeutungs- und Problemgeschichte, besonders in den grossen Epen der staufischen Zeit. Berlin, München 1951 (Bibliotheca Germanica 1).

Melancholie. Epochenstimmung – Krankheit – Lebenskunst. Hg. v. Jehl, Rainer u. Weber, Wolfgang E. J. Stuttgart 2000 (Irseer Dialoge 1).

Melancholie. Genie und Wahnsinn in der Kunst. Galeries nationales du Grand Palais, Paris / Neue Nationalgalerie, Staatliche Museen zu Berlin 2005/6. Katalog zur Ausstellung. Hg. v. Clair, Jean. Ostfildern-Ruit 2005.

Melancholie und Heiterkeit. Hg. v. Borchmeyer, Dieter. Heidelberg 2007 (Vorträge des Studium Generale der Ruprecht-Karls-Universität Heidelberg).

Melancholie in Literatur und Kunst. Hürtgenwald 1990 (Schriften zur Psychopathologie, Kunst und Literatur 1).

Melancholie. Sinnaspekte einer Depression. Hg. v. Jaspert, Bernd. Hofgeismar 1994 (Hofgeismarer Protokolle 307).

MIDELFORT, H. C. Erik: A History of Madness in Sixteenth-Century Germany. Stanford Ca. 1999.

MIDELFORT, H. C. Erik: Sin, Melancholy, Obsession: Insanity and Culture in 16th Century Germany. In: Understanding Popular Culture. Europe from the Middle Ages to the Nineteenth Century. Hg. v. Kaplan, Steven L. Berlin u. a. 1984, S. 113-145.

MIKLAUTSCH, Lydia: *Waz touc helden sölh geschrei?* Tränen als Gesten der Trauer in Wolframs »Willehalm«. In: ZfG N. F. 10 (2000), S. 245-257.

MÜLLER, Maria E.: Der andere Faust. Melancholie und Individualität in der Historia von D. Johann Fausten. In: DVjs 60 (1986), S. 572- 608.

MÜNKLER, Marina: *allezeit den Spekulierer genennet.* Curiositas als identitäres Merkmal in den Faustbüchern des 16. und 17. Jahrhunderts. In: Faust-Jahrbuch 2 (2005/2006), S. 61-81.

MÜNKLER, Marina: Ubi Melancholicus – Ibi Diabolus. Die Historia von D. Johann Fausten. In: Humboldt-Spektrum 11/2 (2004), S. 30-35.

OBERMÜLLER, Klara: Melancholie in der deutschen Barocklyrik. Bonn 1974.

OPITZ, Claudia: Männliche Melancholie? Zum Verhältnis von Körper, Krankheit und Geschlecht in der Renaissance. In: Körperkonzepte / Concepts du corps: Interdisziplinäre Studien zur Geschlechterforschung / Contributions aux études genre interdisciplinaires. Hg. v. Frei-Gerlach, Franziska. Münster u. a. 2003, S. 167-178.

PANOFSKY, Erwin: Die Kulmination des Kupferstichs. Albrecht Dürers »Melencolia I«. In: PANOFSKY, Erwin: Das Leben und die Kunst Albrecht Dürers. München 1977.

PFEIFFER, Helmut: Melancholie des Schreibens. Girolamo Cardano und sein *De vita propria.* In: Materialität der Kommunikation. Hg. v. Gumbrecht, Hans Ulrich unter Mitarbeit von Elsner, Monika. Frankfurt a. M. 1988 (Suhrkamp-Taschenbuch Wissenschaft 750), S. 218-236.

PÖRNBACHER, Hans: Melancholie in der Literatur der Barockzeit. In: Melancholie. Epochenstimmung – Krankheit – Lebenskunst. Hg. v. Jehl, Rainer u. Weber, Wolfgang E. J. Stuttgart 2000 (Irseer Dialoge 1), S. 76-84.

RIDDER, Klaus: Parzivals schmerzliche Erinnerung. In: LiLi 29 (1999), S. 21-41.

RÖCKE, Werner: Die Faszination der Traurigkeit. Inszenierung und Reglementierung von Trauer und Melancholie in der Literatur des Spätmittelalters. In: Emotionalität. Zur Geschichte der Gefühle. Hg. v. Benthien, Claudia u. a. Köln u. a. 2000 (Literatur – Kultur – Geschlecht, Kleine Reihe 16), S.100-118.

RÖCKE, Werner: Liebe und Melancholie. Formen sozialer Kommunikation in der ‚Historie von Florio und Blanscheflur'. Berlin 1994.

ROHR, Günther W.: Willehalms maßlose Trauer. In: LiLi 29 (1999), S. 42-65.

SCHIESARI, Juliana: The Gendering of Melancholia. Feminism, Psychoanalysis, and the Symbolics of Loss in Renaissance Literature. Ithaca 1992.

SCHIPPERGES, Heinrich: Melancolia als ein mittelalterlicher Sammelbegriff für Wahnvorstellungen. In: Studium Generale 20 (1967), S. 723-736.

SCHLEINER, Winfried: Melancholy, Genius, and Utopia in the Renaissance. Wiesbaden 1991 (Wolfenbütteler Abhandlungen zur Renaissanceforschung 10).

SCHMIDT, Annette u. MEES, Ulrich: Trauer. In: Emotionspsychologie. Ein Handbuch. Hg. v. Otto, Jürgen H. u. a. Weinheim 2000, S. 209-220.

SCHMIDT, Jochen: Faust als Melancholiker und die Melancholie als strukturbildendes Element bis zum Teufelspakt. In: Jahrbuch der deutschen Schillergesellschaft 41 (1997), S. 125-139.

SCHMIDT, John: Die Geschichte des Genie-Gedankens in der deutschen Literatur, Philosophie und Politik 1750-1945. Darmstadt 1985.

SCHMITT, Wolfram: Zur Phänomenologie und Theorie der Melancholie. In: Melancholie in Literatur und Kunst. Hürtgenwald 1990 (Schriften zur Psychopathologie, Kunst und Literatur 1), S. 14-28.

SCHMITZ, Heinz-Günter: Phantasie und Melancholie. Barocke Dichtung im Dienst der Diätetik. In: Medizinhistorisches Journal 4 (1969), S. 210-230.

SCHNEIDERS, Siegfried: Literarische Diätik. Studien zum Verhältnis von Literatur und Melancholie im 17. Jahrhundert. Aachen 1997 (Studien zur Literatur und Kunst 1).

SCHÖNFELDT, Klaus: Die Temperamentenlehre in deutschsprachigen Handschriften des 15. Jahrhunderts. Diss. Heidelberg 1962.

SCHUSTER, Peter-Klaus: Melencolia I: Dürers Denkbild. 2 Bde. Berlin 1991.

SIEBER, Andrea: Lancelot und Galahot – Melancholische Helden? In: Aventiuren des Geschlechts. Modelle von Männlichkeit in der Literatur des 13. Jahrhunderts. Hg. v. Baisch, Martin u. a. Göttingen 2003 (Aventiuren 1), S. 209-232.

SIEBER, Andrea: Zwischen *phantasey* und *vernunfft*. Strategien der Selbstthematisierung in Hans Sachs' lyrischen Streitgesprächen. In: Inszenierungen von Subjektivität in der Literatur des Mittelalters. Hg. v. Baisch, Martin u. a. Königstein/Taunus 2005, S. 309-323.

SIEGERIST, Christoph: Labyrinth und Melancholie. Aspekte einer sozialpsychologischen Konfiguration in der deutschen Barockliteratur. In: Lese-Zeichen. Semiotik und Hermeneutik in Raum und Zeit. FS Peter Rusterscholz. Hg. v. Herwig, Henriette u. a. Tübingen, Basel 1999, S. 112-131.

SILLEM, Peter: Saturns Spuren. Aspekte des Wechselspiels von Melancholie und Volkskultur in der frühen Neuzeit, Frankfurt a. M. 2001 (Zeitsprünge. Forschungen zur Frühen Neuzeit 5).

SØHOLM, Kirsten Molly: Historia von D. Johan Fausten. Ein Beispiel barocker Melancholie. In: Augias 43 (1992), S. 3-27.

STAROBINSKY, Jean: Geschichte der Melancholiebehandlung. Von den Anfängen bis 1900. Basel 1960 (Documenta Geigy, Acta psychosomatica 4).

STEIGER, Johann Anselm: Melancholie, Diätetik und Trost. Konzepte der Melancholie-Therapie im 16. und 17. Jahrhundert. Heidelberg 1996 (Studien zur Literatur und Kunst 1).

STRASSER, Petra: Trauer versus Melancholie aus psychoanalytischer Sicht. In: Trauer. Hg. v. Mauser, Wolfram u. Pfeifer, Joachim. Würzburg 2003 (Freiburger Literaturpsychologische Gespräche, Jahrbuch für Literatur und Psychoanalyse 22), S. 35-52.

TELLENBACH, Hubertus: Melancholie. Problemgeschichte, Endogenität, Typologie, Pathogenese, Klinik. Berlin u. a. [4]1983.

TELLENBACH, Hubertus: Schwermut, Wahn und Fallsucht in der abendländischen Dichtung. Hürtgenwald 1992 (Schriften zu Psychopathologie, Kunst und Literatur 4).

TERSCH, Harald: Melancholie in österreichischen Selbstzeugnissen des Humanismus. Ein Beitrag zur historischen Anthropologie. In: Mitteilungen des Instituts für Geschichtsforschung 105 (1997), S. 130-150.

THEUNISSEN, Michael: Vorentwürfe von Moderne. Antike Melancholie und die Acedia des Mittelalters. Berlin, New York 1996.

TOMASEK, Tomas: Überlegungen zum *truren* im »Tristan« Gottfrieds von Straßburg. In: LiLi 29 (1999), S. 9-20.

VÖLKER, Ludwig: »Melancholey redet selber«. Überlegungen zum melancholischen Rollenspiel in der deutschen Literatur der frühen Neuzeit. In: Die Affekte und ihre Repräsentation in der deutschen Literatur der frühen Neuzeit. Hg. v. Krebs, Jean-Daniel. Bern 1996, S. 29-47.

VÖLKER, Ludwig: Muse Melancholie – Therapeutikum Poesie? Beispiele und Thesen aus literaturwissenschaftlicher Sicht. In: Melancholie. Hg. v. Prorektor für Forschung und wissenschaftlichen Nachwuchs. Münster 1998 (Spektrum Literatur 1), S. 5-26.

WACHINGER, Burghart: Erzählen für die Gesundheit. Diätetik und Literatur im Mittelalter. Heidelberg 2001 (Schriften der Philosophisch-historischen Klasse der Heidelberger Akademie der Wissenschaften 23).

WACK, Mary Frances: Lovesickness in the Middle Ages. The Viaticum and Its Commentaries. Philadelphia 1990.

WAGNER-EGELHAAF, Martina: Die Melancholie der Literatur. Diskursgeschichte und Textfiguration. Stuttgart 1997.

WAGNER-EGELHAAF, Martina: Melancholischer Diskurs und literaler Selbstmord. Der Fall Adam Bernd. In: Trauer. Verzweiflung und Anfechtung. Selbstmord und Selbstmordversuche in mittelalterlichen und frühneuzeitlichen Gesellschaften. Hg. v. Signori, Gabriela. Tübingen 1994 (Forum Psychohistorie 3), S. 282-310.

WALKER, Andreas: Die Melancholie der Philosophie. Wien 2002 (Passagen Philosophie).

WATANABE-O'KELLY, Helen: Melancholie und die melancholische Landschaft. Ein Beitrag zur Geistesgeschichte des 17. Jahrhunderts. Bern 1978.

WEBER, Wolfgang: Im Kampf mit Saturn. Zur Bedeutung der Melancholie im anthropologischen Modernisierungsprozeß des 16. und 17. Jahrhunderts. In: Zeitschrift für historische Forschung 17 (1990), S. 155-192.

WELLS, Marion A.: The Secret Wound. Love-Melancholy and Early Modern Romance. Stanford 2007.

WENZEL, Horst: Melancholie und Inspiration. In: Walther von der Vogelweide. Hg. v. Mück, Hans-Dieter Stuttgart 1989 (Kulturwissenschaftliche Bibliothek 1), S. 133-153.

WENZEL, Siegfried: 'Petrarch's Accidia'. In: Studies in the Renaissance 8 (1961), S. 36-48.

WENZEL, Siegfried: The Sin of Sloth: Acedia in Medieval Thought and Literature. Chapel Hill ^{2}1967.

WITTKOWER, Rudolf; WITTKOWER, Margot: Born under Saturn. The Character and Conduct of Artists. A documented History from Antiquity to the French Revolution. New York 1963.

WITTSTOCK, Antje: Melancholie und asketisches Arbeitsethos bei Bartholomäus Sastrow. In: Konzepte von Produktivität im Wandel vom Mittelalter in die Frühe Neuzeit. Hg. von Laude, Corinna und Heß, Gilbert. Berlin 2008, S. 119-140.

ZEINER, Monika: Der Blick der Liebenden und das Auge des Geistes. Die Bedeutung der Melancholie für den Diskurswandel in der Scuola Siciliana und im Dolce Stil Nuovo. Heidelberg 2004 (Germanisch-romanische Monatsschrift: Beiheft 27).

ZIKA, Charles: Cranach's *melancholia* paintings. Witchcraft and sexual disorder in the sixteenth century. In: Geschlecht, Magie und Hexenverfolgung. Hg. v. Ahrendt-Schulte, Ingrid. Bielefeld, Gütersloh 2002 (Hexenforschung 7), S. 227-272.